扫描书中二维码，观看高清手术视频

手术视频目录

实用耳鼻咽喉头颈外科诊疗

主　编　牟忠林　房居高

副主编　冯　勃　钟时勋

编　委

牟忠林	海南医学院，海南省人民医院耳鼻咽喉头颈外科主任医师，教授，国务院特殊津贴专家
房居高	首都医科大学附属北京同仁医院耳鼻咽喉头颈外科主任医师，教授
冯　勃	中国人民解放军总医院耳鼻咽喉头颈外科主任医师，教授
钟时勋	重庆医科大学附属第一医院耳鼻咽喉科主任医师，教授
陈赛明	海南医学院第一附属医院耳鼻咽喉头颈外科副主任医师
冯　永	中南大学湘雅医院耳鼻咽喉头颈外科主任医师，教授
冯勇军	海南医学院第二附属医院耳鼻咽喉头颈外科主任医师
何琪懿	海南医学院第一附属医院耳鼻咽喉头颈外科副主任医师
黄丽辉	首都医科大学附属北京同仁医院，北京市耳鼻咽喉科研究所研究员
黄继红	海南医学院第一附属医院耳鼻咽喉头颈外科副主任医师
米晓辉	中国人民解放军91458部队医院耳鼻咽喉头颈外科副主任医师
苏炳泽	海南医学院第一附属医院耳鼻咽喉头颈外科副主任医师
涂　蓉	海南医学院第一附属医院医学影像学主任医师，教授
魏　欣	海南省人民医院耳鼻咽喉头颈外科主任医师
周学军	海南医学院第一附属医院耳鼻咽喉头颈外科主任医师

参与编写人员

程晓华　黄家军　胡伟群　蒋　璐　李治群　李智群　阮　昊　宋　杰
万江花　王丽萍　王晓凤　冼德生　杨　洋　臧　雷　赵　颖

秘　书　汪奕龙　朱　恋

人民卫生出版社

图书在版编目（CIP）数据

实用耳鼻咽喉头颈外科诊疗/牟忠林,房居高主编. —北京:人民卫生出版社,2017

ISBN 978-7-117-23998-1

Ⅰ.①实⋯　Ⅱ.①牟⋯②房⋯　Ⅲ.①耳鼻咽喉病-诊疗②头-疾病-诊疗③颈-疾病-诊疗　Ⅳ.①R762②R65

中国版本图书馆 CIP 数据核字(2017)第 012411 号

| 人卫智网 | www.ipmph.com | 医学教育、学术、考试、健康,购书智慧智能综合服务平台 |
| 人卫官网 | www.pmph.com | 人卫官方资讯发布平台 |

实用耳鼻咽喉头颈外科诊疗

主　　编：牟忠林　房居高
出版发行：人民卫生出版社（中继线 010-59780011）
地　　址：北京市朝阳区潘家园南里 19 号
邮　　编：100021
E - mail：pmph @ pmph. com
购书热线：010-59787592　010-59787584　010-65264830
印　　刷：北京汇林印务有限公司
经　　销：新华书店
开　　本：889×1194　1/16　　印张：18
字　　数：570 千字
版　　次：2017 年 4 月第 1 版　2017 年 4 月第 1 版第 1 次印刷
标准书号：ISBN 978-7-117-23998-1/R · 23999
定　　价：198.00 元

打击盗版举报电话：010-59787491　E-mail：WQ @ pmph. com
（凡属印装质量问题请与本社市场营销中心联系退换）

序

　　近十余年来，随着国家经济提速，医学同各行各业一样也得到了长足发展，耳鼻咽喉头颈外科领域在大学科发展思想的引领下，学科规模、技术水平、服务范围以及国内外学术交流水平等均达到了历史的新高，促进了新的学术思想和新技术在全国范围内有了更大规模的普及。《实用耳鼻咽喉头颈外科诊疗》一书顺应时代的发展需求，切新技术推广普及之脉搏，继承中有发展，进步中有新意，以耳科学、鼻科学、咽科学、喉科学、气管食管学、头颈外科学为基础框架，结合学科技术进步的热点和难点，比较系统地介绍了耳鼻咽喉头颈外科常见病、多发病诊断治疗技术，同时也简明扼要地阐述了本领域内一些较为复杂或少见疾病的最新诊疗技术。全书 57 万字，配有精美图片 300 余张及精彩的手术视频。图文并茂，浅显易读。

　　本书编写队伍由从事耳鼻咽喉头颈外科学临床、教学和科学研究工作的中青年专家组成，他们是改革开放后期成长起来的一批技术骨干，既有坚实的理论基础，又有比较丰富的临床经验。基于编写人员的时代特点，全书注重防治结合，突出了临床的实用性，不仅对从事耳鼻咽喉头颈外科临床工作的医师具有指导作用，对于其他学科的专业医师以及医学院校在读学生也具有重要参考价值。

　　我乐见此书顺利出版发行，谨此数语，以为推介，愿为分享与共勉。

中国工程院院士

韩德民

2016 年 10 月　北京

主编简介

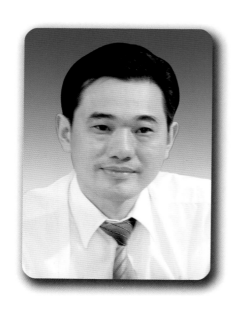

牟忠林

主任医师，教授、博士研究生导师，现任海南医学院党委委员，兼研究生院院长。曾任海南省人民医院副院长。

主要从事耳科学、鼻科学基础与临床工作。2010年获得国务院特殊津贴。海南省委省政府直接联系重点专家。海南省有突出贡献的优秀专家。海南省耳鼻咽喉头颈外科学分会第三届主任委员，海南省医师协会耳鼻咽喉科医师分会第一届会长，海南省残疾人康复协会第一届理事会常务副会长。2012年海南省高新技术产业发展突出贡献人物。

参编七年制全国高等医药临床医学专业教材《耳鼻咽喉科学》、五年制医学教材《耳鼻咽喉头颈外科学》（高等教育出版社）等教材、专著7部；以申请人获得国家自然基金等资助课题10项；在美国 *Acta* 等权威杂志发表的论文多篇。

主编简介

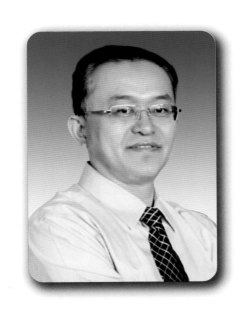

房居高

主任医师，教授、博士研究生导师，首都医科大学附属北京同仁医院耳鼻咽喉头颈外科副主任兼头颈外科主任，兼首都医科大学附属北京安贞医院耳鼻咽喉头颈外科中心主任。

曾在国际著名的美国纽约 Sloan-Kettering 癌症中心、美国休斯敦 MD Aderson 癌症中心进修学习。主要从事头颈肿瘤的外科及综合治疗，擅长咽喉癌及鼻颅底肿瘤的微创外科及功能手术、甲状腺外科手术等。曾荣获"中国名医百强榜"头颈外科和甲状腺外科 2 科的上榜名医。发表论文 60 余篇，其中 SCI 收录 10 余篇。主编及参与编写著作 10 部，参与编写 2 部高校耳鼻咽喉头颈外科教材；获多项省部级科技进步奖。承担多项国家自然基金等国家级课题。兼任中华耳鼻咽喉头颈外科学会头颈学组副组长，中国医师协会耳鼻咽喉头颈外科分会头颈组副组长，中国抗癌协会头颈肿瘤专业委员会常委副秘书长，中国残疾人康复协会理事及无喉者康复专业委员会秘书长，中国医疗保健促进会常务理事。任《中华耳鼻咽喉头颈外科》《中国耳鼻咽喉头颈外科》《国际外科学》《国际耳鼻咽喉科学》等杂志编委。

前　言

随着时代的进步，影像和内镜技术及新材料被广泛应用。医学影像学迅猛发展，三维图像、仿真内镜、实时动态图像已愈加逼真，越来越接近解剖学的3D高清晰图像；分子生物学研究的不断深入，使遗传性聋等遗传性疾病的诊治有了长足的发展；多种植入式人工助听装置逐步应用于临床；还有不断发展的能反映组织和器官功能信息和分子信息新技术，临床大数据的广泛应用，都对本学科精准医疗的发展起到重要作用。上述成就使我们萌发了编写本书的强烈愿望。

在本书编写过程中，我们始终遵循"五性"（思想性、科学性、先进性、启发性、实用性）和"三基"（基本理论、基本知识、基本技能）的原则，努力从专业角度拓展、提高临床医师的基本功。我们参阅了国内外耳鼻咽喉头颈外科领域的经典教材和文献，努力使本书做到结构清晰，图文并茂（配有图片300余张），言简意赅，更好地体现时代特色。尽管我们力求完美，但是由于水平和时间有限，书中纰漏和瑕疵在所难免，敬请各位领导、同仁批评指正。

本书编者均是来自临床、教学、科研一线的专家和学者，编写工作在百忙之中悉心完成，还有英国巴斯管理学院硕士牟雪菲、北京大学航空航天专业研究生袁越对本书文字核对、图片编辑做了细致工作。在此，对在本书编写过程中付出艰辛努力的全体同仁深表感谢。

牟忠林　房居高

2016 年 9 月 10 日

目　录

第三篇 鼻 科 学

第四篇 咽 科 学

第五篇　喉　科　学

第六篇　气管食管科学

第一篇

耳鼻咽喉头颈外科学总论

随着时代的发展、科技的进步以及内镜技术及新材料的广泛应用，多学科逐步融合，耳鼻咽喉科学也演变发展成为耳鼻咽喉头颈外科学，主要研究听觉、平衡、嗅觉诸感官与呼吸、吞咽、发声、语言诸器官的解剖、生理和疾病，属临床医学二级学科。本篇在宏观上介绍耳鼻咽喉头颈外科学的常用检查设备、影像学检查、常用药物、常用治疗技术、机器人手术系统和影像导航技术在耳鼻咽喉颅底外科学的应用。

第一章

耳鼻咽喉头颈外科常用检查设备

第一节　一般检查设备

目前耳鼻咽喉科基本检查设备包括：光源、额镜（头灯）、耳镜、音叉、前鼻镜、后鼻镜、间接喉镜、枪状镊、膝状镊、叮聍钩、压舌板、喷壶等。

（一）额镜

额镜是圆形聚光凹面镜，直径一般为 7.5cm，焦距 25~30cm，中央窥视孔大小约 1.25cm；床旁、手术室等处检查或手术时可使用自带光源、具有聚焦功能的头灯（图 1-1-1）。光源投射至额镜镜面，经对光反射聚焦到检查部位，检查者通过镜孔，观察反射光束焦点区域（图 1-1-2）。

戴额镜前，先调节双球状关节的松紧度，使镜面既能灵活转动又不松滑下坠为宜。然后将额镜戴于头部，拉直双球状关节，使镜面与额面平行，镜孔正对检查者平视时的右眼或左眼。将光源置于额镜镜面同侧，略高于受检者耳部，并距耳外侧 10~20cm，使光线投射到额镜镜面上，再调整额镜面，将光线反射聚焦到要检查的部位。检查者的视线则通过镜孔正好看到反射的聚焦光点，进行检查。

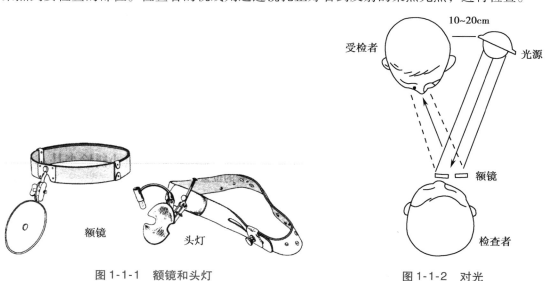

图 1-1-1　额镜和头灯

图 1-1-2　对光

正确使用额镜时，有几点需要注意：①光线与视线一致，随时保持瞳孔、镜孔、反光焦点和检查部位成一直线；②焦距远近适宜，约 25cm，调整光源的投射方向和额镜镜面的反光角度，并调整受检者的头位，使反射的最明亮焦点光准确照射到受检部位；③双眼平视以成立体像；④保持舒适姿势，切勿扭颈弯腰急转身来迁就光源和反射光线。

（二）其他常用检查器械

临床诊疗中，常用的检查器械有耳镜、鼓气耳镜、音叉、叮咛钩、前鼻镜、压舌板、后鼻镜（间接鼻咽镜）、间接喉镜、枪状镊、膝状镊、卷棉子、喷雾器、酒精灯、污物盆等（图 1-1-3）。近年来，已逐步使用照明更好、清晰度更高的头灯如冷光源头灯、LED 头灯，LED 放大镜（图 1-1-4）、电耳镜等，使用喷雾枪替代喷雾器。

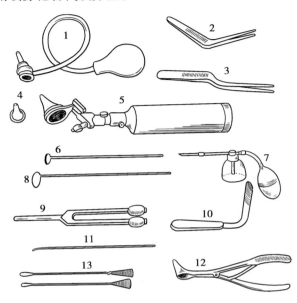

图 1-1-3　耳鼻咽喉头颈外科常用检查器械
1. 鼓气耳镜　2. 膝状镊　3. 枪状镊　4. 耳镜
5. 电耳镜　6. 后鼻镜　7. 喷壶　8. 间接喉镜
9. 音叉　10. 角形压舌板　11. 叮咛钩
12. 前鼻镜　13. 卷棉子

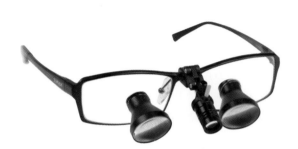

图 1-1-4　框架式 LED 放大镜

（冯　勃）

第二节　耳鼻咽喉头颈外科综合诊疗台

耳鼻咽喉头颈外科综合诊疗台专为耳鼻咽喉检查和治疗而设计，配检查椅、冷光源，集喷雾、吸引、吹气、聚光照明、自感应加温、自动排污功能于一体，有的还可选配阅片灯箱、显示器、显微镜及图像采集器、内镜标准接口等多种设备，不仅给医生的检查带来了极大便利，同时还可以进行常规治疗。

（一）基本结构和主要功能

由工作台、电动检查椅或治疗椅组成，分述如下。

1. 工作台　包括控制面板、聚光照明灯、喷雾枪、吸引枪、冷光源、自感应加温器等，还可配置阅片灯、监视器等（图 1-2-1）。主要功能：

（1）喷雾喷枪可将液体药物雾化成微小液滴，喷布于体腔或体表上，其优点是雾化微粒细小，分布均匀，刺激性小，操作简便。

（2）吸引负压可调性吸管，用于耳、鼻、咽、喉分泌物、脓液吸引。

（3）吹气为咽喉管吹气和恒温射流装置提供正压气源，用于咽喉管通气和外耳道的脓血、分泌物、异物的清理与上颌窦的冲洗。其特点为压力可调，流量随吹气

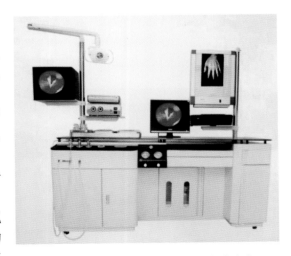

图 1-2-1　耳鼻咽喉头颈外科综合诊疗台

的压力变化而变化，以满足使用要求。

（4）聚光斑照明灯克服立式照明的活动范围小、发热、光线不集中、散射光干扰、亮度不足及不可调节等缺点，其特点是聚光、亮度可调、无热辐射、灯臂活动范围大。

（5）自感应加温用于间接喉镜的加温预热，当镜面放入接触感应加温区时，加温器会自动吹出热风，其优点是使用简便，无火灾隐患，温度适宜等。

（6）冷光源为内镜提供光源，亮度可调。

（7）自动排污将吸引过程中储存在污物瓶内的污物自动排出，自动清洗，其特点是自动监测、自动排放，免除人工清理污液瓶时直接接触引起的感染。

（8）阅片可阅读X线、CT、MRI等影像胶片。

工作台还设有常规器械物品分类放置区：①器械盘：放置清洁器械（压舌板、前鼻镜、后鼻镜等）；②插筒：放置间接喉镜、耵聍钩、卷棉子、镊子等；③罐：放置棉球、纱布、凡士林纱条等；④污染器械收集装置：将用过的器械分类放置在工作台内部的收集箱内；⑤放置常用药品：如75%乙醇溶液、3%过氧化氢溶液、1%麻黄碱溶液、1%～2%丁卡因溶液等。

2. 电动诊疗椅 为工作主体的配套设施，分可升降和旋转的电动检查椅和治疗椅两种。

（二）分类

按工位分为单工位和双工位两种，单工位工作台供一位医师操作使用，双工位工作台供两位医师在诊疗台左右两侧同时开展工作，也可用于临床教学。按式样又可分为书写台式和屏风式，前者是诊疗台和书写台的有机结合，集检查、治疗、病案书写等工作于一体，用于相对狭窄的场所，如小开间间隔的检查室或治疗室；后者则是诊疗台和屏风的有机结合，能充分利用有限的空间为临床医师营造一个相对独立的工作环境，适用于较宽敞的场所。

（米晓辉）

第三节 内镜检查

耳鼻咽喉头颈诸器官解剖部位隐匿，传统检查不易暴露。医用内镜是插入患者体内提供内部观察或图像来检查、诊治的医用电气设备，由冷光源、物镜、图像采集系统和目镜组成，分为硬管内镜和软管内镜两类。

（一）硬管内镜

耳鼻咽喉头颈外科常用的硬管内镜主要有鼻内镜、耳内镜、食管镜和支气管镜。鼻内镜常有0°、30°、70°、90°、120°等不同的视角镜，直径2.7～4.0mm（图1-3-1）。近年有可变视角的内镜，使用更方便。鼻内镜通过显示器对鼻腔和鼻咽部（图1-3-2），甚至鼻窦内部结构进行同步观察，使视野更加清晰。通过配套的手术器械对鼻腔、鼻窦疾病进行精细精准的治疗。

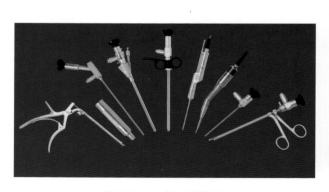

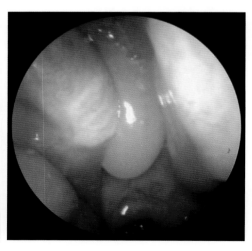

图1-3-1 鼻内镜器械　　　　　　　　　　　　　　图1-3-2 鼻内镜检查示鼻息肉

　　相较于鼻内镜，耳内镜管径更小，主要是检查外耳道、鼓膜，通过鼓膜可以观察到鼓室的情况，对外、中耳疾病有很大的诊断价值（图1-3-3）。手术时耳内镜术野清晰（图1-3-4），能观察到肉眼难以觉察的病变、是否有胆脂瘤残留等，使中耳手术更加精准、微创、安全。唯术者双手操作不便。

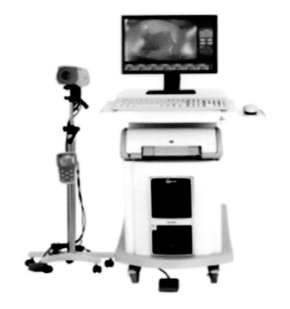

图1-3-3　耳内镜综合成像系统

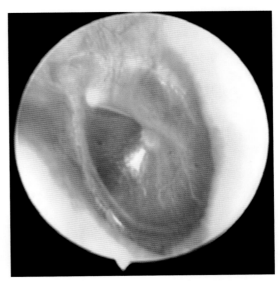

图1-3-4　正常鼓膜耳内镜图像，各标志清晰

（二）软管内镜

　　软管内镜主要包括纤维内镜、电子内镜等。纤维内镜主要包括纤维鼻咽喉镜、咽鼓管镜，有时使用纤维胃镜和纤维支气管镜。纤维鼻咽喉镜主要由内镜、冷光源和显像系统三个主要部分组成（图1-3-5）。电子内镜用微型图像传感器代替纤维束，电缆更细，成像更清晰（图1-3-6）。目前广泛使用的电子鼻咽喉镜等，大多配有治疗管道，可导入活检钳、激光光纤，便于检查和治疗。

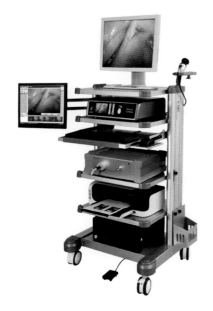

图1-3-5　纤维鼻咽喉镜

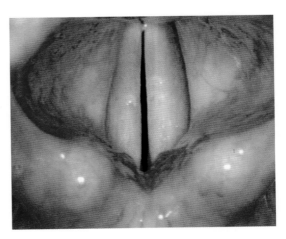

图1-3-6　电子鼻咽喉镜检查声带图像

（三）窄带成像

近年使用的窄带成像（narrow-bandingimaging，NBI），通过专用滤光片输出 420nm 和 520nm 的窄波，复合波长符合血红蛋白吸收的光谱。420nm 波长易于被黏膜层纤维组织吸收，520nm 波长则作用于黏膜下层血管，经过数字信号处理，辨别黏膜层病变，又可凸显黏膜血管分布，有助于早期发现微小病变。

（牟忠林）

第四节 其他专科检查设备

耳鼻咽喉头颈外科涉及耳神经外科学、听力学、前庭学、嗓音学等多分支学科，专科检查设备很多，参见相关章节。这里介绍最常用的纯音听力计和近年出现的 3D 手术显微镜及显示系统。

纯音听力计是利用电声学原理，通过电子震荡装置和放大线路产生各种不同频率和强度的纯音，经过耳机传输给受检者，以分别测试各频率的听阈强度的仪器（图 1-4-1）。声强以分贝（dB）表示，检查各频率的记录曲线（听力曲线）称听力图，为定性、定量和定位诊断提供依据。

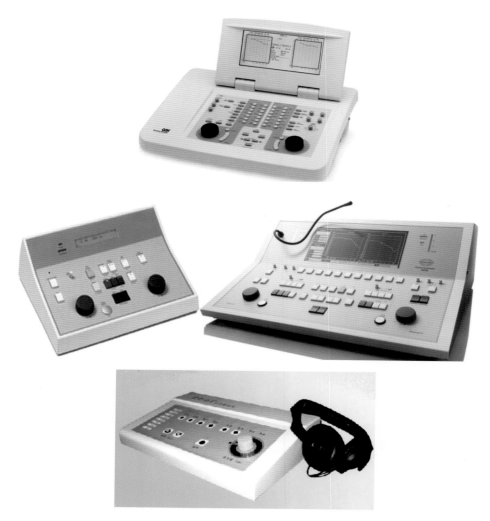

图 1-4-1　纯音听力计

有些特征性的纯音听力曲线对于判断耳聋原因有特殊意义（图 1-4-2），比如骨导听阈曲线 1000Hz 与 4000Hz 处高而 2000Hz 处突然下降且整体处在正常范畴是耳硬化的典型听力曲线；如果听力损失不是很重，且 4000Hz 或 3000Hz 处听力下降明显是噪声性聋的听力曲线特征。

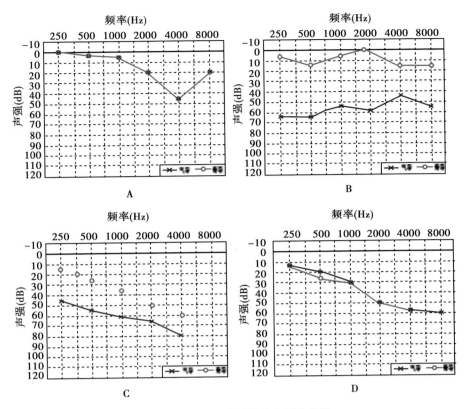

图 1-4-2　四种典型的纯音听力曲线
A. 噪声性聋　B. 传导性聋　C. 混合性聋　D. 感音神经性聋

手术显微镜是开展耳显微外科和耳神经外科的关键而又重要的设备，在部分进口手术显微镜的两个光路各加装一台摄像装置，获得的图像经过处理，即可在 3D 显示器上显示图像，观摩者戴上 3D 眼镜即可在屏幕上观看立体图片、视频示教及手术实况。国内已研制出外科手术立体显微摄像演示装置，由 3D 高清数码摄像机、3D 高清液晶显示器及调节支架构成，其中将 3D 高清数码摄像机原镜头改装并加上带有显微摄像镜头及聚焦光源的显微适配器（图 1-4-3）。

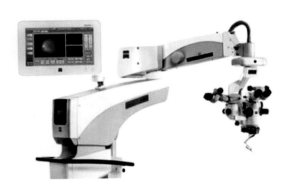

图 1-4-3　3D 手术显微镜及显示系统

（牟忠林　冯　勃）

第二章

耳鼻咽喉头颈外科的医学影像学检查

医学影像学检查主要包括 X 线、CT、MRI 和核素显像技术等，近 20 年发展迅速，主要表现为解剖和病理结构信息更清晰；三维图像、仿真内镜图像、实时动态图像越来越逼真，已经越来越接近解剖学的高清晰数字图像；同时还不断开发出能反映组织和器官的功能信息和分子信息的新技术，为临床的精准诊断起到重要作用。现就主要成熟的技术简介如下。

■ 第一节　X 线检查 ■

X 线影像是由不同灰阶构成的黑白图像，反映的是组织的密度差异和厚度差异的综合投影。正常鼻窦和乳突为含气骨，有良好的密度差，适合进行 X 线检查。但由于 X 线影像是重叠影像，因此，摄片时常需要从不同的角度进行，以尽量减少重叠，显示病变。

对缺乏密度对比的软组织器官和组织，如咽部，可以通过血管，人为引入高密度的对比剂，使之显影，称数字减影血管造影（digital subtraction angiography，DSA）。

由于 X 线影像是重叠影像，定位诊断困难，而 CT 和 MRI 的设备及技术发展迅速，图像清晰，且为切面图像，解剖细节清楚，诊断价值高。因此，X 线平片应用已逐步减少。

（一）耳颞部

耳颞部常规 X 线摄影包括许氏位（Schuller 位或侧斜位）和梅氏位（Mayer 位或轴位），前者可显示鼓室、鼓室盖、乳突小房、乙状窦前壁，其中内耳门、外耳门和鼓室重合投影在颞下颌关节后方，为一类圆形透光影（图 2-1-1）；后者可清楚地显示鼓室、乳突窦和乳突窦入口（图 2-1-2）。耳部 X 线平片目前临床上已基本被高分辨 CT 成像取代。

（二）鼻和鼻窦

常规 X 线摄影主要包括鼻窦华氏位（Water 位或枕颏位）和柯氏位（Caldwell 位或枕额位）。华氏位片可显示鼻腔、前组筛窦、上颌窦、眼眶及颧弓，柯氏位可显示额窦、前组筛窦和眼眶（图 2-1-3、图 2-1-4）。

鼻骨侧位可显示鼻骨，了解有无骨折和错位（图2-1-5）。

（三）咽部和喉部

咽部和喉部 X 线摄影主要摄侧位片，可显示咽后

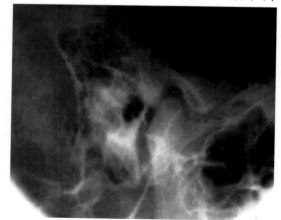

图 2-1-1　乳突许氏位

壁、颈前软组织、咽腔、软腭、舌根、会厌、甲状软骨、舌骨、喉室、声带和声门下区等结构。由于咽喉部结构多为软组织和软骨，X 线成像价值有限。钡剂和碘油造影，可以显示吞咽功能和腔内改变，有一定的价值。

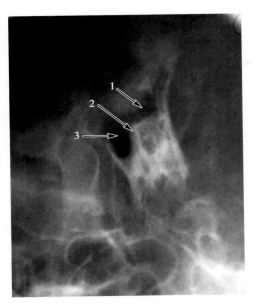

图 2-1-2 乳突梅氏位

1. 乳突窦 2. 骨桥 3. 上鼓室

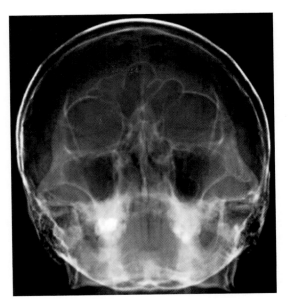

图 2-1-3 华氏位

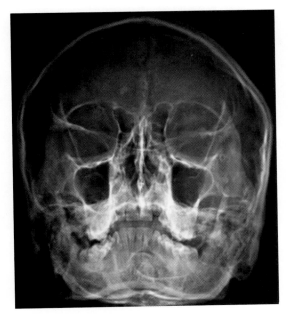

图 2-1-4 柯氏位

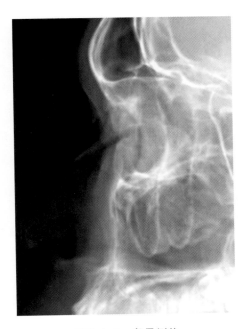

图 2-1-5 鼻骨侧位

（李治群 涂 蓉 万江花）

第二节 CT 检查

CT 是 X 线计算机体层成像（X-ray computed tomograghy）的简称。CT 图像是计算机的重建图像，反映一定层厚的组织对 X 线的吸收程度，与 X 线图像的黑白影像一样，一般组织密度越高，图像越趋向于白色，反之呈黑色。

与常规 X 线摄像相比，CT 图像有以下特点。

（1）切面图像：能更立体、精细地反映组织和器官的解剖结构。

（2）密度分辨率高：CT 平扫图像能清楚显示由软组织构成的器官，如：脑、眼眶、咽喉、听骨链等。增强扫描（通过静脉注入高密度对比剂以后再扫描）图像能更好地显示血管和小器官的解剖细节。

（3）具有强大的图像后处理功能：CT 图像是一系列像素组成的数字化图像，可以运用计算机软件进行各种后处理，包括二维重建技术和三维重建技术及其他分析、显示技术等。二维重建技术主要进行冠状位、矢状位的多平面重组（multiplanarreformation，MPR）和曲面重建（curved planar reformation，CPR），有利于显示病变与周围结构之间的解剖关系。三维重建技术有最大密度投影（maximum intensity projection，MIP）、最小密度投影（minimum intensity projection，minIP）、容积再现技术（volume rendering technique，VRT）、表面遮盖显示（surface shaded display，SSD）和 CT 仿真内镜（CT virtual endoscopy，CTVE）等等。三维重建技术主要是容积重建，它具有空间立体感强、解剖关系清晰的优点。而 CT 血管成像（CT angiography，CTA），可直接观察肿瘤的供血情况。这些技术的应用大大地拓宽了 CT 的临床应用领域，并提高了 CT 的诊断价值。

（一）CT 平扫

1. 耳颞部轴位（水平位）、冠状位、斜矢状位　耳颞部结构精细，且多为含气骨，密度对比较大。因此，临床多采用高分辨 CT（high resolution CT，HRCT）成像，可进行任意切面三维重建，显示听骨链、鼓室、迷路、乳突窦，甚至面神经管等结构及其微小病变（图 2-2-1、图 2-2-2）。

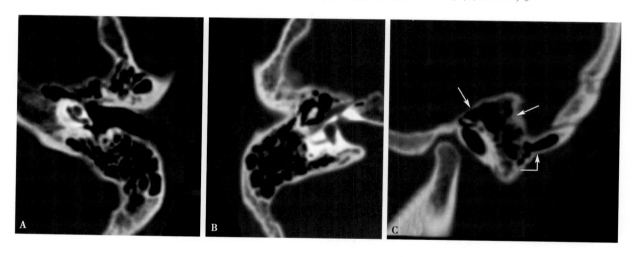

图 2-2-1　HRCT 显示耳颞部正常结构

A. 主要显示耳蜗、鼓室、外耳道、乳突气房等结构　B. 主要显示听骨链（锤砧关节）、鼓室、面神经鼓室段、外半规管和内耳道　C. 颞骨斜矢状位重建，显示右侧鼓室（细箭头）、乳突窦（粗箭头）及乳突小房（拐弯箭头）

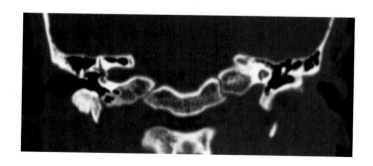

图 2-2-2　耳颞部 HRCT 冠状位重建图像

右侧主要显示外耳道、听小骨、半规管和内耳道；

左侧主要显示鼓室、听小骨和耳蜗

2. **鼻和鼻窦**　HRCT 成像是鼻和鼻窦最佳的检查方法，并可进行冠状位重建。冠状位图像可清晰显示窦口-鼻道复合体结构（筛漏斗、筛泡、中鼻甲、钩突、半月裂、中鼻道等），对临床鼻内镜手术具有重要的参考价值（图 2-2-3）。

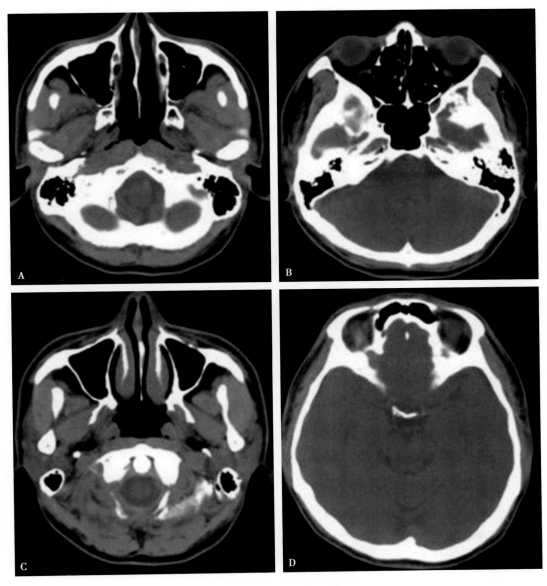

图 2-2-3　鼻窦轴位 CT

A. 主要显示双侧鼻腔、上颌窦、鼻咽部及乳突　B. 从前到后主要显示双侧筛窦、蝶窦、岩骨尖

C. 主要显示双侧下鼻甲、上颌窦、鼻咽部及寰椎、枢椎　D. 主要显示额窦及鞍区

3. **咽喉部**　CT 对于咽喉部病变有较高的诊断价值，可清晰显示咽腔、喉腔、咽喉壁各层结构、会厌、杓状会厌襞、梨状窝、声带、室带、咽旁间隙、喉旁间隙及其病变，还可显示淋巴结转移（图 2-2-4）。

（二）CT 增强扫描

CT 增强扫描主要用于头颈部肿瘤性病变的诊断和鉴别诊断，显示肿瘤的范围、边界、邻近侵犯及淋巴结转移，还可显示肿瘤的血供以及肿瘤与邻近血管之间的关系。

（三）CT 三维重建

头颈部 CT 三维重建主要技术有多平面重建（multi-planar reformation，MPR）、最大密度投影法（maximum intensity projection，MIP）、CT 仿真内镜法（CT virtual endoscope，CTVE）、曲面重建法

（curved planar reformation，CPR）、容积重建法（volumerendering，VR）等，MPR 可用于显示窦口-鼻道复合体、听骨链、内耳迷路、面神经、喉室等结构，也可用于显示肿瘤与周围结构的关系，还可显示头颈部骨折（图 2-2-5）。MIP 可用于显示肿瘤与邻近血管之间的关系，还可显示鼻和鼻窦、耳颞部、颌面部的骨折。CTVE 主要用于喉部，其图像酷似纤维喉镜所见，并能观察到纤维喉镜不易观察到的声门下区等部位。头颈部 CTA 用于显示肿瘤的供血血管，及肿瘤与邻近血管之间的关系，还可显示血管性病变的范围及周边关系（图 2-2-6）。VR 显示鼻骨骨折有独到之处，可以鉴别微小骨折和正常孔道（图 2-2-7）。

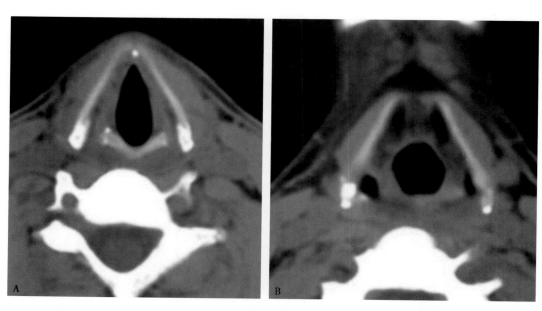

图 2-2-4 喉部冠状位 CT
A. 显示喉室腔、喉室壁、甲状软骨及杓状软骨
B. 显示口咽腔、梨状窝和甲状软骨等

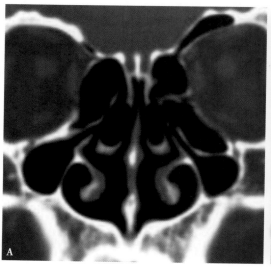
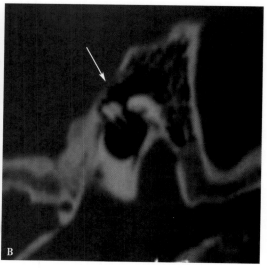

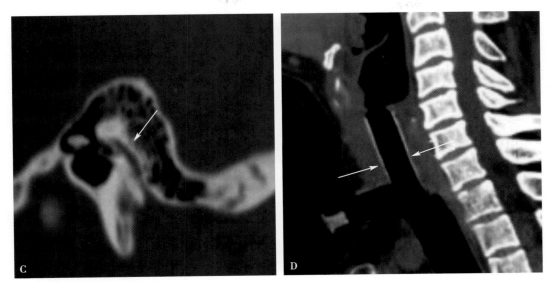

图 2-2-5　CT 三维重建图像

A. 鼻窦冠状位重建显示双侧窦口-鼻道复合体　B. 颞骨重建图像显示听骨链锤砧关节（箭头）

C. 面神经重建图像显示面神经乳突段（箭头）　D. 喉部重建图像显示喉部支架（箭头）

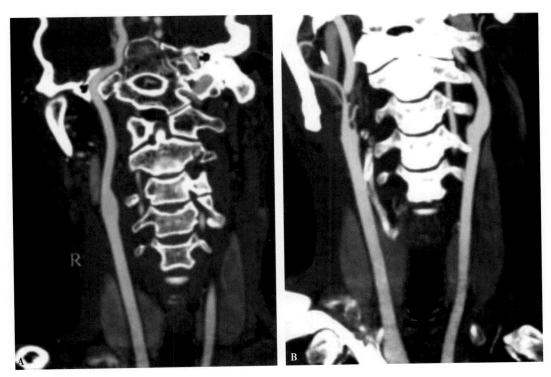

图 2-2-6　颈部 CTA 图像

A. 曲面重建（CPR）图像显示右侧颈总动脉和颈内动脉

B. 最大密度投影（MIP）图像显示双侧颈总动脉、颈外动脉和颈内动脉

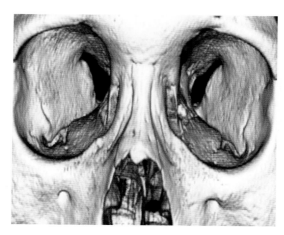

图 2-2-7 鼻骨 CTVR 3D 常见图像

（李治群 涂 蓉 万江花）

第三节 MRI 检查

磁共振成像（magnetic resonance imaging，MRI）是将人体置于特定磁场中，使人体内原子核（以氢质子为主）发生相应的矢量变化，在外界脉冲信号的作用下，产生共振现象，并将这些原子核共振释放出来的信息收集并经计算机处理，生成的数字影像。由于不同组织和病变共振后产生的信号不一样，就构成了能够用于临床诊断疾病的图像。

30 年来，MRI 设备的硬件性能不断进步，磁共振图像的成像速度越来越快、图像质量越来越高；软件功能越来越强大，不但能显示组织的解剖结构，还能反映组织的代谢、功能与分子特性，临床应用越来越广，很好地推动了临床诊断的发展。

MRI 图像与 CT 图像的不同之处在于 MRI 图像不是反映组织的密度，而是代表组织的 MRI 信号强度，这种信号强度是由多个参数共同决定的。这些参数主要有 T_1 弛豫时间、T_2 弛豫时间等信息，不同组织和不同病变有自身固有的 T_1 和 T_2 等参数值。

MRI 的最大优点是软组织分辨率高，明显优于 CT、超声等影像，特别有利于显示肿瘤、炎症及先天畸形等病变。

MRI 主要有多序列成像、多方位成像和多种功能技术成像等特点。一般要根据临床诊断需要，由 MRI 扫描技师或医师选择合适的序列或技术，这就要求临床提供尽可能具体的需求，才能达到最佳的诊断效果。

临床上最常用的序列，如 T_1 加权像（T_1 weighted imaging，T_1WI）和 T_2 加权像（T_2 weighted imaging，T_2WI）。同一组织在不同的参数加权像中的灰度是有差异的。T_1WI 主要反映组织的解剖信息，而 T_2WI 主要反映病变信息（图 2-3-1）。

MRI 的常用切面方位有横断面（轴位）、冠状位和矢状位，也可以根据解剖结构走行特点进行任意切面成像，成为显示器官和组织毗邻关系的最好工具（见图 2-3-1）。

头颈部 MRI 最常用的特殊技术有血管成像、扩散加权成像和水成像技术。磁共振血管成像（magnetic resonance angiography，MRA）是不用对比剂就可显示人体的 3、4 级分支血管，特别是脑血管。既是无创检查，又有可靠的成像质量，现在已经成为检查头颈部血管疾病的有效工具。磁共振扩散加权成像（diffusion weighted imaging，DWI）是一种功能成像，能够检测人体组织内水分子扩散运动，并能精确量化。通过组织内水分子的微观扩散运动状态来推测病变部位的病理成分。DWI 技术在头颈部可用于囊性病变（脓肿与囊肿）的鉴别诊断，对于头颈部肿瘤和肿大淋巴结的定性诊断也有一定价值。此外，磁共振水成像技术也可用于耳颞部，显示内耳迷路结构及其病变。

（一）MRI 平扫

1. **耳颞部**　耳颞部 MRI 平扫常用的主要序列有 T_1WI、T_2WI 和自由稳态进动序列（GE 公司设备称 FIESTA），用于显示内耳迷路和听神经、面神经等结构，扫描方位一般采取横断面和冠状面。特别是水成像技术（重 T_2WI），可以很好地显示内耳膜迷路结构。MRI 在显示面听神经和内耳迷路方面的价值已逐渐受到临床重视，但在显示听小骨和乳突等含气骨结构及其病变方面的价值不如 CT（图 2-3-2）。

2. **鼻和鼻窦**　MRI 是 CT 检查的重要补充，一般采用 T_1WI 和 T_2WI 序列，多方位扫描，结合脂肪抑制技术，可以很好地显示病变及其范围，有助于肿瘤与炎症、黏膜囊肿与黏液囊肿的鉴别（图 2-3-3）。

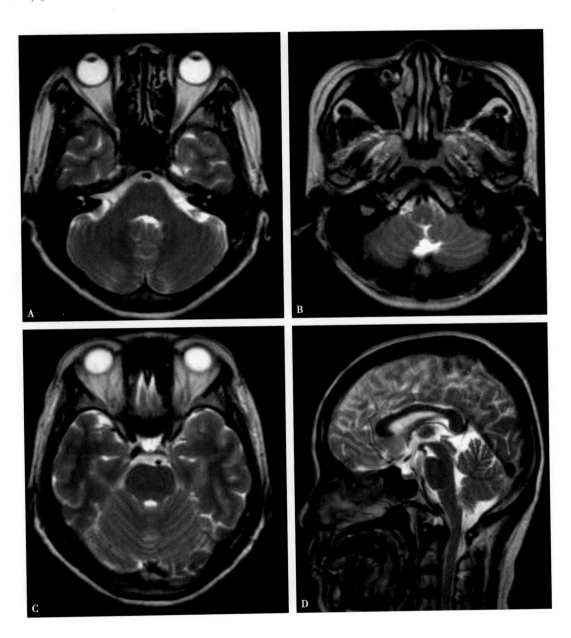

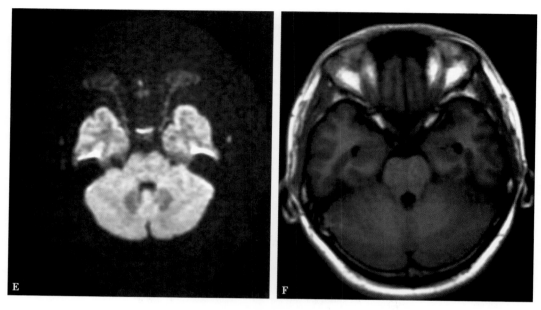

图 2-3-1 头颈部主要器官系列 MRI T$_2$WI 平扫图像

A. 轴位图像，从前到后可显示双侧筛窦、蝶窦、眼球、内耳道及听神经，乳突等 B. 轴位图像，可显示双侧鼻甲、上颌窦、鼻咽部及其黏膜等 C. 轴位图像，可显示双侧筛窦与蝶窦、鞍区及脑干等 D. 正中矢状位图像，可显示蝶窦及蝶鞍、鼻咽顶后壁、口咽腔等结构 E. 轴位 DWI 图，鼻咽部层面图像，黏膜线样高信号，鼻咽腔均为无信号 F. 轴位 T$_1$WI，同图 C 层面

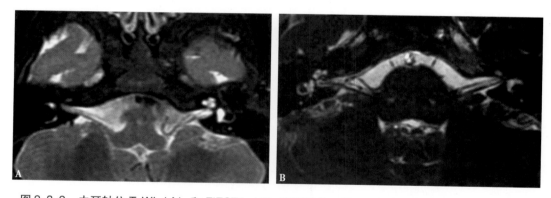

图 2-3-2 中耳轴位 T$_2$WI（A）和 FIESTA（B）序列图像，显示双侧内耳道、听神经及内耳结构

  3. 咽喉部 MRI 在咽部与喉部病变的显示与诊断方面明显优于 CT。常用序列有 T$_1$WI、T$_2$WI 和反转恢复序列（GE 公司的 STIR 序列），扫描层厚 3~5mm，结合脂肪抑制技术，必要时增强扫描，可清楚地显示病变，特别是肿瘤的边界、范围、邻近侵犯及转移，为临床分期提供重要依据（图 2-3-4）。

  （二）MRI 增强扫描

  MRI 增强扫描采用顺磁性对比剂如钆喷酸葡胺（Gd-DTPA），经肘静脉注射后，行矢、冠、轴多方位扫描。增强扫描可提高组织对比，评估病变组织的血供情况及与周围血管的关系，主要用于头颈部肿瘤的定位、定量、定性诊断和鉴别诊断。

  （三）MRI 水成像、血管成像及神经成像等技术

  MR 水成像技术可以显示内耳迷路及其病变，了解有无先天畸形。MR 神经成像可显示听神经和面神经与邻近神经之间的关系，特别用于迷走血管压迫听神经造成的耳鸣等疾病的诊断（图 2-3-5）。MR 血管成像可显示肿瘤与血管之间的关系，以及血管性病变（图 2-3-6）。

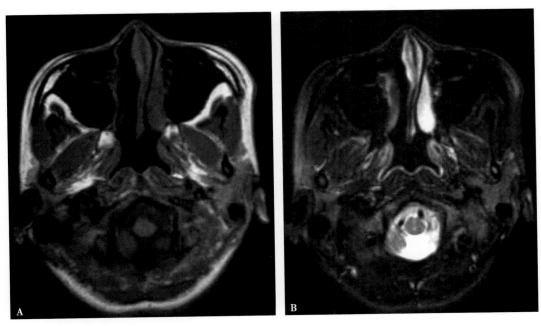

图 2-3-3　鼻窦 MRI

A. T₁WI，双侧上颌窦、鼻腔、鼻咽部、双侧咽隐窝及其侧后方的肌群等

B. T₂WI，显示结构同图 A，但显示鼻咽部黏膜层更清楚

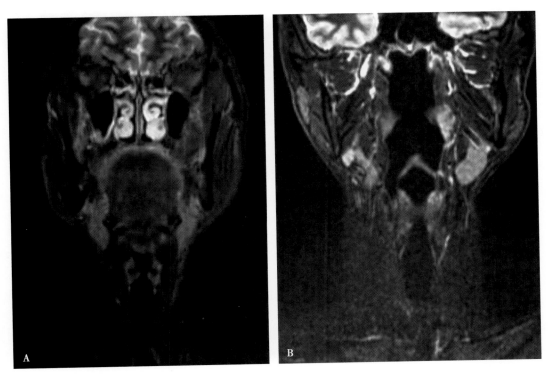

图 2-3-4　头颈部冠状位 MRI T₂WI

A. 从上到下，可显示双侧鼻腔及鼻甲、上颌窦、喉室腔及声带、室带

B. 从上到下，可显示鼻咽顶壁、会厌及会厌谷、气管等

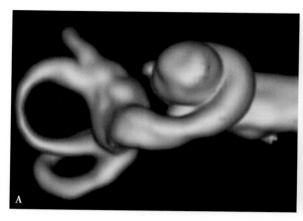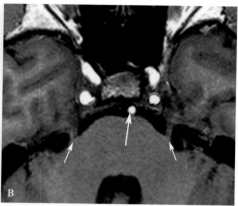

图 2-3-5 MR 水成像、血管成像及神经成像

A. MR 三维内耳水成像技术，可显示耳蜗、前庭及 3 个半规管

B. MRA 原始横切面图像，可显示基底动脉（长箭头）和三叉神经（短箭头）

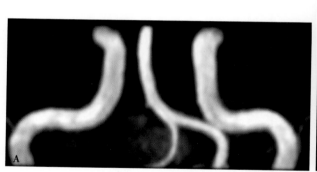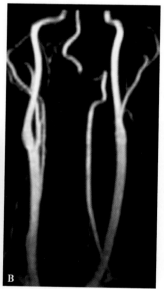

图 2-3-6 头颈部 MRA 图像

A. 3D MRA 显示颅底血管　　B. 2D MRA 显示双侧颈动脉及椎动脉系统

（李治群　涂　蓉　万江花）

第四节　放射性核素显像

　　放射性核素显像是用有放射性药物对人体显像的一种成像技术。主要包括单光子发射计算机断层显像（single photon emission computerized tomography，SPECT）和正电子发射计算机断层显像（positron emission tomography-computed tomography，PET-CT）。SPECT 的全身骨扫描，是检查恶性肿瘤骨转移的常用方法，能较 X 线早 6 个月发现病变（图 2-4-1），不足之处在于图像的解剖分辨率较差，特异性不高。PETCT 是将核医学的 PET 功能图像与 CT 的解剖图像融合后的图像，已达到在良好的解剖信息基础上，早期显示病变的作用。可用于良恶性肿瘤的鉴别，恶性肿瘤的分期、疗效评价、复发监测、放射治疗敏感性与耐受性评估以及肿瘤原发灶的寻找等（图 2-4-2）。

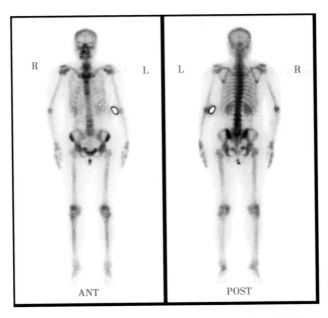

图 2-4-1　SPECT 全身骨显像，正常前位像和后位像

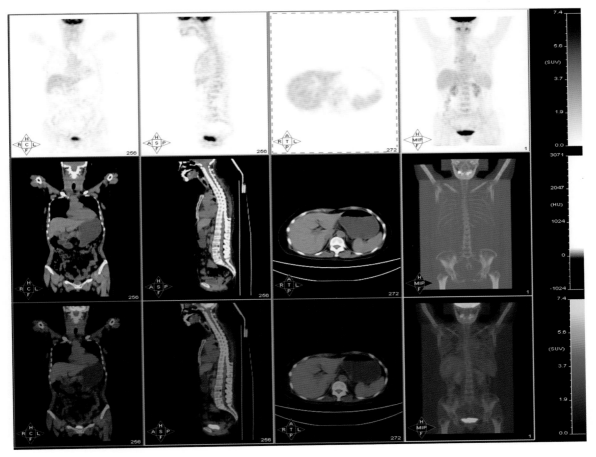

图 2-4-2　正常 PET-CT

第一排为躯干部位注射^{18}F-FDG 放射性核素后 PET 的冠状位、矢状位、轴位切面图像和正位像，除膀胱和脑以外，未见异常放射性药物浓聚；第二排为 CT 的冠状位、矢状位、轴位切面图像和大密度骨组织 3D 重建图像；第三排为 PET 和 CT 的融合图像（图像由浙江大学第一附属医院核医学科林丽莉医师提供）

（李治群　涂　蓉　万江花）

第三章

耳鼻咽喉头颈外科常用药物

------- ◾ 第一节　耳部常用药 ◾ -------

1. 3%过氧化氢滴耳液
（1）成分：3%过氧化氢。
（2）作用：具有清洁、消毒作用。
（3）用途：急、慢性化脓性中耳炎，外耳道炎。
（4）用法：洗耳，每日 2～3 次。

2. 0.25%～0.5%氯霉素可的松液
（1）成分：0.25%～0.5%氯霉素和可的松。
（2）作用：消毒、杀菌、消肿、抗过敏。对革兰阳性杆菌效果较好。
（3）用途：急、慢性化脓性中耳炎。
（4）用法：滴耳，每日 3 次。

3. 2.5%氯霉素甘油
（1）成分：2.5%氯霉素。
（2）作用：对革兰阴性细菌效果较好。
（3）用途：急、慢性化脓性中耳炎。
（4）用法：滴耳，每日 3 次。

4. 1%～3%酚甘油滴耳液
（1）成分：1%～3%酚甘油。
（2）作用：杀菌、镇痛和消肿。
（3）用途：急性中耳炎鼓膜未穿孔时及外耳道炎症。
（4）用法：滴耳，每日 3 次。

5. 4%硼酸乙醇滴耳液
（1）成分：4%硼酸。
（2）作用：有消毒、杀菌作用。在滴耳时有短时间刺痛感，应向患者说明。
（3）用途：慢性化脓性中耳炎及乳突根治术后（术腔未干）。
（4）用法：滴耳，每日 3 次。

6. 3%～5%碳酸氢钠甘油滴耳液
（1）成分：3%～5%碳酸氢钠。
（2）作用：碱性溶液，能溶解软化耵聍。
（3）用途：外耳道耵聍栓塞。
（4）用法：滴耳，每日多次，每次数滴，2～3 天使耵聍变软后再取耵聍或用水冲洗。

7. 酮（氟）康唑滴耳液

（1）成分：酮（氟）康唑。

（2）作用：酮康唑是咪唑类广谱抗真菌药，对各种念珠菌、酵母菌、皮肤真菌等均有较强的抑制作用。

（3）用途：与月桂氮䓬酮（氮酮）的透皮作用相结合，治疗真菌性耳炎，具有剂量小、疗程短、疗效好等优点。

（4）用法：滴耳。

8. 0.3%氧氟沙星滴耳液

（1）成分：0.3%氧氟沙星。

（2）作用：本药为氟喹诺酮类药物，主要抑制细菌 DNA 的合成，为广谱杀菌型抗菌药物。

（3）用途：细菌性中耳炎、外耳道炎、鼓膜炎。

（4）用法：成人 6~10 滴/次，2~3 次/天，滴耳，儿童适当减少用药滴数。

（陈赛明 宋 杰）

第二节 鼻部常用药

（一）鼻黏膜减充血药

鼻内局部应用，结合鼻黏膜血管壁的肾上腺能受体，减轻鼻黏膜肿胀。常用药物为 1% 麻黄碱（儿童浓度为 0.5%）和盐酸丁苄唑啉（羟甲唑啉）喷雾剂。

1. 麻黄碱滴鼻液

（1）成分：1% 盐酸麻黄碱。

（2）作用：减轻鼻黏膜水肿，改善鼻塞症状。

（3）禁忌证：虽然麻黄碱滴鼻液在缓解鼻塞时可起到立竿见影的疗效，但麻黄碱是 α 及 β 受体兴奋药，对心脏和中枢神经系统副作用较多，因此，高血压、冠状动脉粥样硬化性心脏病、甲状腺功能亢进、青光眼、前列腺肥大的患者应慎用。

（4）用法：必要时滴鼻。

2. 0.05%~0.1%盐酸丁苄唑啉（羟甲唑啉）喷雾剂

（1）成分：0.05%~0.1%盐酸丁苄唑啉（羟甲唑啉）。

（2）作用：盐酸丁苄唑啉为咪唑啉类衍生物，α 受体激动药，具有收缩鼻黏膜血管的作用，减轻充血，改善鼻塞症状。

（3）用途：急、慢性鼻炎，鼻窦炎，变应性鼻炎，肥厚性鼻炎。

（4）禁忌证：萎缩性鼻炎及鼻腔干燥者禁用；正在接受单氨氧化酶抑制药（如异烟肼、苯乙肼等）治疗的患者禁用。

（5）用法：成人和 6 岁以上儿童，一次一侧 1~3 喷，早晨和睡前各 1 次。

（二）肥大细胞稳定药

2%色苷酸钠滴鼻液

（1）成分：2%色苷酸钠

（2）作用：抑制变应性物质的释放。

（3）用途：变应性鼻炎。

（4）用法：滴鼻，每日 3 次。

（三）抗组胺类鼻喷剂

1. 盐酸左卡巴斯汀鼻喷雾剂

（1）成分：0.05%左卡巴斯汀。

（2）作用：抗组胺。

（3）用途：变应性鼻炎。

（4）用法：鼻腔喷雾，3 次/天。

2. 富马酸酮替芬气雾剂

（1）成分：富马酸酮替芬。

（2）作用：抗过敏、抗组胺。

（3）用途：变应性鼻炎。

（4）用法：鼻腔喷雾，2 ~ 3 次/天。

3. 盐酸氮䓬斯汀鼻喷雾剂

（1）成分：盐酸氮䓬斯汀。

（2）作用：抗过敏、抗组胺。

（3）用途：变应性鼻炎。

（4）用法：鼻腔喷雾，2 次/天

（四）糖皮质激素类鼻喷剂

1. 丙酸倍氯米松鼻喷雾剂

（1）成分：丙酸倍氯米松。

（2）作用：糖皮质激素类，局部抗炎与抗过敏。

（3）用途：变应性或血管运动性鼻炎。

（4）用法：鼻腔喷雾，成人每次吸用 2 喷，每日吸 3 ~ 4 次，严重者可增加剂量，但每日吸入量不宜超过 20 喷。儿童每次 1 ~ 2 喷，每日吸 2 ~ 4 次。

2. 丙酸氟替卡松鼻喷雾剂

（1）成分：0.05% 丙酸氟替卡松。

（2）作用：具有强效的抗炎活性，但是当局部作用于鼻黏膜时，未检测出其全身活性。

（3）用途：用于预防和治疗成人和儿童（12 岁及以上）的季节性变应性鼻炎和常年性变应性鼻炎。

（4）用法：仅用于鼻腔吸入。每日 1 次，每个鼻孔各 2 喷，维持剂量为每日 1 次，每个鼻孔 1 喷。应采用能够使症状得到有效控制的最小剂量。必须规律地用药才能获得最大疗效。

3. 糠酸莫米松鼻喷雾剂

（1）成分：0.05% 糠酸莫米松。

（2）作用：糖皮质激素类，局部抗炎与抗过敏。

（3）用途：变应性鼻炎。成人和儿童（3 岁及以上）

（4）用法：鼻腔喷雾，2 ~ 3 次/天。鼻腔喷雾，成人 2 ~ 3 次/天，12 岁以上每侧鼻腔 2 喷，每天 1 次，3 ~ 11 岁儿童每侧鼻腔 1 喷，每天 1 次。

4. 布地奈德鼻喷雾剂

（1）成分：布地奈德。

（2）作用：糖皮质激素类，局部抗炎与抗过敏。

（3）用途：治疗季节性和常年性变应性鼻炎，常年性非过敏性鼻炎；预防鼻息肉切除后鼻息肉的再生，以及对症治疗鼻息肉。

（4）用法：鼻腔喷雾，早晨一次喷入或早晚分两次喷入。

5. 曲安奈德鼻喷雾剂

（1）成分：曲安奈德。

（2）作用：糖皮质激素类，局部抗炎与抗过敏。

（3）用途：预防和治疗常年性及季节性变应性鼻炎。

（4）用法：鼻腔内喷雾治疗。用前应充分振摇，使均匀。成人和 12 岁以上的儿童：每天一次，每次各鼻孔两撤（220μg/天）。6 ~ 12 岁的儿童：每天一次，每次每鼻孔一撤（110μg/天）。应规律用药，通常需 1 周的治疗方可达到最大疗效。

（五）喷雾型鼻腔过敏原阻隔药

由壳聚糖盐酸盐与聚氧乙烯氢化蓖麻油等配制，喷入鼻腔，通过吸附作用，减少变应原吸入，用于变应性鼻炎的预防及辅助治疗。壳聚糖过敏者忌用。

（六）等渗或高渗透压盐水

冲洗鼻腔是治疗慢性鼻-鼻窦炎的有效手段，也是鼻内镜术后常用的辅助治疗方法。

（七）复方薄荷樟脑滴鼻剂

（1）成分：薄荷 1g，樟脑 1g，石蜡加至 100ml。
（2）作用：润滑鼻黏膜，刺激神经末梢，除臭，促进鼻黏膜的分泌功能。
（3）用途：萎缩性鼻炎，干燥性鼻炎。
（4）用法：滴鼻，每日 3 次。

（陈赛明　宋　杰）

第三节　咽喉部常用药

1. 复方硼砂溶液（朵贝尔溶液）

（1）成分：硼砂 1.5g，碳酸氢钠 1.5g，苯酚 0.3ml，甘油 3.5ml，蒸馏水加至 100ml。
（2）作用：为碱性溶液，有防腐、抗菌、消毒、收敛作用。
（3）用途：急、慢性咽炎，扁桃体炎等，用于清洁口腔。
（4）用法：稀释后漱口，每日数次。

2. 复方碘甘油

（1）成分：碘 1.25g，碘化钾 2.5g，薄荷油 0.5ml，蒸馏水 25ml，甘油加至 100ml。
（2）作用：消毒、润滑及温和刺激。
（3）用途：慢性咽炎及萎缩性咽炎，也适用于萎缩性鼻炎。
（4）用法：涂于咽后壁等患处，每日 2~3 次。

3. 度米芬喉片

（1）成分：每片含度米芬 0.5mg。
（2）作用：对葡萄球菌、链球菌有杀菌能力，局部消炎。
（3）用途：急、慢性咽喉炎，扁桃体炎等。
（4）用法：含化，每日数次，每次 1~2 片。

4. 碘喉片

（1）成分：每片含碘 0.001 3g。
（2）作用：消炎、抗菌，减轻局部炎症反应。
（3）用途：急、慢性咽喉炎。
（4）用法：含化，每日 4~6 次。每次 1 片。

5. 溶菌酶含片

（1）成分：本品系从鲜鸡蛋清中提取的一种能分解黏多糖的多肽酶，含片每片 20mg。
（2）作用：抗菌、抗病毒、止血、消肿及加快组织恢复功能。
（3）用途：急、慢性咽喉炎。
（4）用法：口含，每次 1 片，每日 4~6 次。

6. 碱式碳酸铋粉

（1）成分：碱式碳酸铋。

（2）作用：具有收敛，保护黏膜创面，促进愈合。

（3）用途：咽、食管黏膜损伤，食管镜检查术后。

（4）用法：将药物置于舌面，缓慢干吞下，不得用水冲服。每日4～6次。

7.1%丁卡因

（1）用途：常用的黏膜表面麻醉药。耳鼻咽喉手术及气管、食管镜检查时，黏膜表面麻醉用，禁用浸润麻醉。

（2）注意事项：

1）注射用麻醉药和表面麻醉药必须严格分别储备，瓶签分别标志，应在丁卡因溶液中加颜色（如伊红），以便区别。

2）以新鲜配制者最好，不宜久置。

3）使用时宜先试用小剂量，观察是否有药物过敏反应，然后方可用至适量，一次总量（成人）不超过60mg（6ml）。

4）使用丁卡因时，应加入少量肾上腺素，使毛细血管收缩，以减慢药物吸收，并可延长麻醉时间。

5）嘱患者切勿将药物咽下（食管镜检查除外）。

6）儿童及孕妇对该药耐受性较低，要慎用或不用。用药期间，医务人员密切注意患者之面色、表情、脉搏及呼吸等。

（3）中毒症状：头晕或眩晕、眼花、气闷、惊慌恐怖、面色苍白、口干、瞳孔散大或出现兴奋、幻觉、精神错乱、多话、狂笑以及脉搏微弱、血压下降、呼吸浅而不规则等症状。一旦发现中毒，立即停止用药，抽出鼻腔内丁卡因棉片，进行抢救。静脉注入地塞米松5mg；对兴奋或抽搐患者，可给予镇静药（如地西泮0.1～0.2mg/kg，静脉注射）或硫喷妥钠（用于控制抽搐，可用2%～2.5%，静脉缓慢注射，抽搐一经控制则立即停止注射，针头暂不拔出，以备抽搐再发时可继续注射，但用药总量一般不超过5mg/kg）。同时使患者平卧，头低位，安静，密切观察脉搏、心跳、呼吸、血压、神志，直至中毒反应消失。必要时采取人工呼吸、气管内插管、吸氧等措施。

（陈赛明　宋　杰）

第四章 ···

耳鼻咽喉头颈外科常用治疗技术

▪ 第一节　激 光 治 疗 ▪

（一）激光治疗的原理

激光对生物体的作用有 5 种：热作用、光化作用、机械作用、电磁作用和生物刺激作用。医学上主要利用激光的热作用和光化作用。激光的治疗作用包括理疗、针灸及手术。①激光理疗：弱激光直接照射病灶，可产生消炎镇痛、舒张血管、促进血液循环和新陈代谢等作用。常用于理疗的激光有 He-Ne 激光和 CO_2 激光。②激光针灸：激光穴位照射可以无痛、无菌的穿透皮肤，达到治疗目的。③激光手术：用高功率激光束代替手术刀行外科手术，其优势在于：出血少；准确率高，对靶组织周围损伤轻；术后组织肿胀轻、反应小；伤口愈合快、感染少、瘢痕较轻。

使用激光治疗时，应有严格的安全措施，接触激光的医护人员应佩戴防护眼镜，患者眼内涂眼药膏，术野周围用盐水纱布保护，尤其是气道给氧时，谨防击破气囊引起燃烧。

激光具有方向性好、亮度强、高单色和相干性好等特点，广泛应用于医学领域。耳鼻咽喉科常用激光器有 Nd∶YAG 激光器、CO_2 激光器、氩离子激光器和半导体激光器等。

1. Nd∶YAG 激光器　固体激光器，激光波长 $1.06\mu m$，为近红外不可见光，光束类型脉冲或连续波，输出功率 $1\sim100W$，穿透组织深度约 4mm，可完成凝固、切割、气化等，由直径 $300\sim700\mu m$ 的石英光导纤维传输。通过各种形状硬管或内镜进行腔内深在部位手术或治疗。

2. CO_2 激光器　气体激光器，属非接触式激光。激光波长 $10.6\mu m$，属中红外不可见光，穿透组织深度约 0.23mm，光束类型分为脉冲、超脉冲和连续波，通过导光关节臂传输，可经适配器与手术显微镜或各类内镜连接。常用输出功率 $2\sim30W$，可完成烧灼、凝固、切割、气化等。尤其是通过多关节的可折叠导光臂与显微镜瞄准器，使聚焦光斑更小，手术更加精确。

3. 氩离子激光器　气体激光器，激光介质是强电离的低压氩气，在可见光蓝光谱内，波长 $488\sim515nm$，由石英光导纤维传输。光束类型为连续波，激光效率 0.1%，输出功率 $1\sim10W$，穿透组织深度 0.84mm，与血红蛋白有特殊亲和力，适用于出血性疾病和血管瘤的治疗。

4. 砷铝镓半导体激光　为较新型激光器。激光波长 $810nm\pm25nm$，组织曝光方式可有连续、单脉冲、重复脉冲等，通过可弯曲光导纤维传输，输出功率 $0.5\sim20W$，可进行精确无血切割、气化、凝固等。

（二）耳鼻咽喉疾病的激光治疗

1. 耳部疾病的激光治疗

（1）激光手术用于外耳手术如耳廓假性囊肿，耳廓、外耳道及乳突外侧皮肤黑痣、疣、外耳良性肿瘤等，皮脂腺囊肿、耳前瘘管、副耳、耳廓及耳周皮肤微小病灶的鳞癌或基底细胞癌；中耳手术如鼓膜激光打孔、鼓室成形术、镫骨激光开窗等。

（2）局部照射治疗用于急性外耳道炎，外耳道疖，带状疱疹，耳廓湿疹、皮炎，耳前瘘管感染，皮脂腺囊肿感染，急、慢性分泌性中耳炎，化脓性中耳炎，手术切口感染以及放射治疗反应等。穴位照射辅助治疗严重耳鸣、梅尼埃病等。

（3）注意事项

1）耳廓、外耳道激光手术须按照无菌要求进行严格消毒铺巾，以免术后并发耳廓软骨化脓性感染。

2）外耳道内激光操作最好在手术显微镜下进行。

3）耳廓区域的局部照射治疗，需注意恰到好处地掌握激光剂量，避免造成耳廓软骨损伤。

2. 鼻部疾病的激光治疗

外鼻和鼻前庭疾患可采用低功率的 CO_2 激光照射治疗，慢性鼻炎、慢性鼻窦炎及鼻息肉可用 YAG 激光手术治疗，也可用于治疗鼻出血。

（1）激光手术用于外鼻部、鼻前庭皮肤痣、疣，血管瘤，前鼻孔闭锁，鼻腔粘连，鼻中隔毛细血管瘤、乳头状瘤，中鼻甲息肉样变与下鼻甲肥大，鼻息肉等。

（2）局部照射用于变应性鼻炎、鼻前庭炎、鼻前庭疖、鼻中隔血管扩张、黏膜糜烂，以及顽固性鼻出血、嗅觉失常等。

（3）注意事项：邻近眼球的外鼻部进行激光手术时，应尽可能保护患者的眼睛，可戴激光防护眼镜，或用生理盐水浸湿的纱布覆盖眼球；宜在鼻内镜监视下进行操作，光束尽可能集中，照射时间不宜过长，对鼻腔顶壁与顶外侧壁施行激光手术时，要注意避免损伤筛板及眶内容物。

3. 咽喉部疾病

（1）咽部手术及治疗如扁桃体、腺样体及咽部良性肿瘤的切除，慢性咽炎淋巴滤泡增生或肥厚咽侧索的气化及局部照射，早期鼻咽癌或放射治疗后残存病灶气化、炭化。

（2）喉部手术激光在喉部手术中的应用得益于20世纪70年代发明的激光显微操纵装置，通过专用的接合器将 CO_2 激光与双目手术显微镜相耦合，成功地解决了激光束直接进入喉腔的传输问题，保证了激光治疗的准确性。近年来，又成功研制激光纤维内镜，能更方便的操纵激光远距离准确清除病灶，具有术野清晰，不出血，术后恢复快，保留喉功能好等优点。为了更好的保护声带及周围正常组织，应采用脉冲式一定功率（4～6W）的激光，并避免反复照射喉部同一部位，采用跳跃式切割方式等。

常用于声带小结、声带息肉、喉瘢痕狭窄、喉部良性肿瘤、杓状软骨切除、T_1 期喉癌等治疗。尤其是 $T_{1～2}$ 期声门型喉癌激光治疗目前已成为首选方法（图4-1-1）。

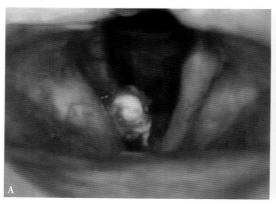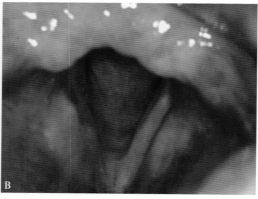

图4-1-1　喉癌（声门型）激光手术前后

A. 术前　B. 术后1年

（3）注意事项：咽喉部激光手术一次处理的区域要尽量局限，范围过大有可能引起喉水肿。如必须对较大范围的病变进行激光手术，应在术前施行气管切开术。激光治疗前应详细检查病变周围的血管走行，防止在操作时误伤咽喉部大血管。

（何琪懿　汪奕龙）

第二节 冷 冻 治 疗

（一）冷冻治疗的原理

冷冻疗法是指利用0℃以下的低温冷冻破坏组织的作用，冷冻病损部位以治疗疾病的方法。冷冻疗法很少引起组织缺损、变形和功能障碍等后遗症，瘢痕窄而浅。低温冷冻具有降低某些物质或生物体内分子运动速率、杀伤生物细胞的作用。

1. 冷冻治疗的机制

（1）冷冻可致细胞内、外形成冰晶引起细胞损害。

（2）冷冻可致蛋白质变性。

（3）急速降温时，细胞内各成分缩胀比例不均衡导致细胞破裂。

（4）冷冻还可致局部血液循环障碍。

临床上常用制冷剂有氟利昂和液氮。常用的冷冻器有相变冷冻器（液氮）和节流膨胀冷冻器（氟利昂）及热冷冻器，耳鼻咽喉科常用液氮相变冷冻器。

2. 冷冻治疗的方法

（1）接触法将冷冻头与病灶直接接触，为最常用的方法。

（2）喷洒法将制冷剂直接喷洒到患部。

（3）刺入法用冷刀头刺入病变组织内以破坏病灶。

（4）倾注法将制冷剂直接倾注到患处。

（二）耳鼻咽喉科头颈部的冷冻治疗

1. 耳廓假性囊肿的液氮低温冷冻疗法 先穿刺抽出全部囊液，将接触式冷冻探头置于囊肿部位，从 -30℃ 开始计时至 -85℃ 停止治疗，整个过程约需 30 秒。术后 1~3 天局部明显肿胀、渗液，然后结痂，7~10 天后逐渐愈合。

2. 慢性鼻炎的冷冻治疗 黏膜表面麻醉后将探头置于欲冷冻的下鼻甲黏膜上开始降温，冷冻温度至 -30℃ 左右开始计时，持续 30~45 秒停止治疗，复温后取出探头，待黏膜恢复正常（一般需 1~1.5 分钟）以后再重复冷冻 1 次。

3. 头颈部疾病的冰冻治疗 治疗头颈部良性肿瘤，如血管瘤、乳头状瘤、小纤维瘤、瘢痕疙瘩、血管瘤等。恶性肿瘤切除后对术腔做冷冻治疗可以减少复发，也可用于一些恶性肿瘤的姑息治疗。

（何琪懿 杨 洋）

第三节 微 波 治 疗

微波的治疗作用主要取决于内生热和热外效应。内生热可增强局部血液循环与淋巴循环，增强受照组织的代谢，改善营养状态，加速组织修复与再生过程，提高组织的免疫反应能力。热外效应机制还不明确，但对急性炎症及内分泌腺疾病进行治疗性辐射有较好效果。

（一）微波治疗的机制

1. 在临床医学上的电磁波的频率范围一般为 500~2500MHz。这一频率的电磁波可使机体产生微波生物热效应。

2. 低能量微波照射患处时，产热低，可使小动脉及毛细血管扩张，改善局部组织的血液循环，加强组织代谢。

3. 微波能使局部的白细胞核抗体增加、增强局部免疫能力，从而控制炎症的发展。此机制用于微波照射治疗。

4. 微波能量高时，产热高，可使蛋白质变性、组织凝固坏死进而脱落，此时微波具有组织凝固的作用，术中无出血且微波剂量的输出不受组织凝结的影响。其特点是加热部位均匀、深浅一致，无升温过程，作用范围局限，边界清楚，无焦痂、无出血，产生的烟雾少，手术视野清晰。此机制用于微波的手术治疗。近来推出了微波材料学工作站，可以配置多种加热方式可选。

（二）耳鼻咽喉头颈外科的微波治疗

1. **肥厚性鼻炎、变应性鼻炎的微波凝固治疗**　通过组织的内生热效应，使局部组织出现瞬间高温凝固、组织变性、血管闭塞，从而有效缩小鼻甲体积，改善鼻腔通气。

2. **头颈部复发性恶性肿瘤的微波辐射治疗**　恶性肿瘤与正常组织的含水量有显著差异，前者高于后者，对微波辐射的吸收也高于后者。微波辐射的这一特性为有效杀伤肿瘤细胞，最大限度保护正常细胞提供了可能。应用间隙性微波辐射，配合放射治疗和化学治疗，对头颈部复发癌的治疗有较好效果。

（何琪懿　杨　洋）

第四节　低温等离子射频消融治疗

（一）低温等离子射频消融治疗的原理

低温等离子射频消融治疗是利用频率为100kHz的射频作用于病变组织使组织内细胞分解从而在低温下（40~70℃）达到切割和消融的效果。其原理为电极和组织间形成等离子薄层，层中自由带电粒子被电场加速获得动能，并打断细胞间分子结合键，使之解体，从而使增生性病变组织缩小或消除增生组织，应用于慢性鼻炎、鼻息肉、鼻出血、慢性咽炎、会厌囊肿等治疗。

（二）耳鼻咽喉头颈外科的低温等离子射频消融治疗

1. **鼻部疾病的低温等离子射频消融治疗**　鼻部活动性出血包括鼻腔血管瘤等易出血的良性肿瘤的治疗。应先将其周围治疗后再治疗出血点，可用棉片压迫出血点，瞬间移开，立即将治疗头接触出血点即可止血。各种鼻炎主要是治疗鼻丘、中鼻甲、中鼻道外侧黏膜以及下鼻甲黏膜；慢性鼻炎行下鼻甲治疗时可选用治疗刀从后至前划一条白线，或点射4~5个点即可。治疗鼻腔疾病时，如水样分泌物较多，会影响效果，可以棉签揩干再进行治疗。目前，结合鼻内镜可进行射频消融鼻腔内治疗。

2. **咽喉、舌根部疾病的低温等离子射频消融治疗**　滤泡性咽炎可以纱布裹住舌，并嘱患者牵拉，用压舌板或间接喉镜下用弯治疗头选择明显肿大的滤泡，每次治疗4~5个即可。慢性扁桃体炎低温等离子射频消融术切除（图4-4-1），将治疗头插入扁桃体陷窝内直至周围发白为止，一般每侧治疗5~6个点即可。有些咽喉肿瘤、囊肿也可用低温等离子射频消融术切除（图4-4-2）。

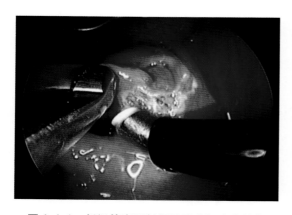

图4-4-1　低温等离子射频消融术切除扁桃体

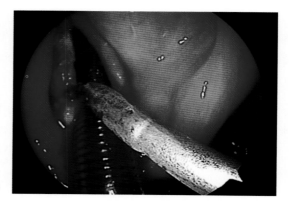

图4-4-2　低温等离子射频消融术治疗声门型喉癌

3. 耳部疾病的低温等离子射频消融治疗　副耳、外耳道小的赘生物切除等。近年来新兴的低温等离子射频手术装置，利用低温等离子射频的能量，以较低的温度来进行组织的切除。低温消融技术是通过到电解质在其电极周围形成一个高度聚集的等离子体区。低温等离子射频具有以下优越性：不直接破坏组织，对周围组织损伤小；由于电流不直接流经组织，组织发热少，治疗温度低；通过分子间的分离，使组织定点消融。

低温等离子系统近年来在耳鼻咽喉科领域已应用于阻塞性睡眠呼吸暂停低通气综合征、慢性鼻炎、变应性鼻炎、慢性扁桃体炎、扁桃体肥大及腺样体肥大等疾病的治疗，取得良好的效果。

（冯勇军）

第五章

机器人手术系统及影像导航技术在
耳鼻咽喉颅底外科的应用

随着科学技术的发展，尤其电子信息技术和机器人外科手术技术的发展使得影像学、放射外科和立体定向技术、机器人科学有机结合，衍生出多种新型的治疗手段。鼻内镜手术的广泛开展使一些颅底手术方式发生了变化，如鼻内镜下垂体瘤切除术、脑脊液鼻漏修补术、经蝶窦视神经减压术等，不仅手术径路简单、创伤小、视野清晰，而且并发症少，也拓宽了导航系统的应用。机器人外科手术系统是一种高级机器人平台，通过使用微创的方法，实施复杂的外科手术，是一种更加精细的微创手术方式（图5-0-1）。

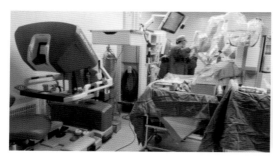
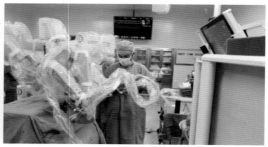

图 5-0-1 达芬奇手术机器人系统

达芬奇机器人手术系统为第二代机器人外科手术系统，是一种高级机器人平台。在耳鼻咽喉头颈外科手术中已开始应用，经口腔机器人手术（transoral robotic surgery，TORS）对于口咽癌患者的治疗效果良好，具有面颈部无瘢痕，创伤小、手术时间短、术后愈合快、出血少、住院时间短等优点；达芬奇机器人系统主要适用于包膜完整、在颈内动脉前侧且与颈内动脉有一定距离的咽旁间隙肿瘤。还可用于颈部及甲状腺肿物或扁桃体、口咽、耳部，在普外科、妇科、心胸外科、泌尿外科也有广泛的应用。

视频1 达芬奇机器人
经口舌根癌切除术

影像导航技术（imaging navigator，imaging guide）又称无框架立体定向外科（flameless stereotaxy）或计算机辅助手术（computer-assisted technology，computer-aided surgery，CAS）。患者头部任意一个点都可由其在三维模型上对应的 X-Y-Z 坐标表示，计算机将患者头部任意一个点在三维模型上对应的点的位置用十字交叉的中点在术前影像上指示出来。术前获取患者手术部位的影像信息（CT 或 MRI），并记录在计算机中。

麻醉后先进行配准（registration），在患者的实际位置与影像之间建立起一一对应关系；术中将手术器械末端所在的位置及手术路径在术前影像上实时显示出来。按照上述设计思想，耳鼻咽喉影像导航系统包括 3 部分：储存影像数据及进行数据处理的影像处理系统，数字化坐标定位（coordinatedigitizer）系统和专用的计算机软件。根据采用坐标定位技术的不同可将目前的影像导航系统分为 4 类。

1. 声导型影像导航系统将声波发射器安置在手术器械上，计算机通过测量声波发射器发射的声波传至麦克风所需要的时间来确定手术器械的位置。

2. 机械臂型影像导航系统将手术器械连接在机械臂远端，位置感受器安置在机械臂内部，内置感受器感知机械臂的运动，计算机可测算出与机械臂相连的手术器械末端的精确位置。

3. 电磁感应型影像导航系统将磁场放在手术相关区域的上方，电磁感应器通常与手术器械相连，计算机能通过探测磁场中电磁感应器的位置而精确测算手术器械的位置。

4. 光感应型影像导航系统根据发光标记、发光原理的不同，分为主动型与被动型 2 种。主动型光感应型影像导航系统的定位方法：将红外发光二极管安置于探针或手术器械上，通过探测红外发光二极管的位置，计算机可以对与之相连的探针或手术器械的位置进行精确定位；另一方面将红外发光二极管安置在头架上，头架与患者头部相连，患者头部运动也可在计算机上反映出来。由于探针或手术器械上的红外发光二极管要通过导线与电源连接。被动型光感应型影像导航系统的定位方法：将反光标志安装在手术器械或探针上，探测头可通过探测反光标志的反射光来进行定位。由于发光标记是被动地反射光、不用通过导线与电源连接。

导航系统作为一种工具，为耳鼻咽喉颅底外科手术中提高安全性发挥了重要的作用，导航定位技术为耳鼻咽喉颅底外科提供了精确的定位，和内镜的结合使得手术更加完美；外科机器人手术系统可以将原本复杂的手术精准地完成，且创伤更小，还能减少手术人员。

（牟忠林　房居高　光晓辉）

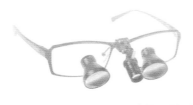

实用耳鼻咽喉头颈外科诊疗

第二篇

耳　科　学

　　作为听觉和平衡的重要外周器官，耳在语言交流和维系平衡能力方面都起着重要作用。研究耳科学和耳神经外科学有助于明确耳科疾病的发病机制、诊断和治疗方法，本篇将从耳部应用解剖和生理学入手，重点阐述耳症状学、临床检查方法以及常见疾病的诊疗要点。

第六章 ...

耳应用解剖及生理学概述

---◆ **第一节　耳应用解剖** ◆---

按解剖部位可将耳分为外耳、中耳、内耳三部分。外耳包括耳廓及外耳道。中耳包括鼓室、鼓窦、乳突及咽鼓管。内耳分骨迷路及膜迷路，膜迷路藏于骨迷路内，分为耳蜗、前庭及半规管。中耳及内耳皆位于颞骨内，其具体结构如外、中、内耳剖面图。

一、外　　耳

外耳包括耳廓、外耳道。外耳道起源于第一鳃沟，外胚层上皮向深部扩展成原始外耳道。围成外耳门的是第一鳃弓的后缘和第二鳃弓的前缘，从这两个鳃弓产生耳廓。

（一）耳廓

人的耳廓虽较某些低等哺乳动物的小并且多数不能活动，但仍有收集声波的功能。双侧耳廓协同集声对判断声源方向有帮助。其表面凹凸不平呈喇叭形，故有其自身的滤波特性，可随声波的入射角不同而改变声音的特性。

耳廓除耳垂外均由弹性软骨组成，外形似贝壳，一般两侧对称（图 6-1-1）。耳廓借韧带、肌肉、软骨和皮肤附着于头颅侧面，一般与头颅约成30℃夹角。耳廓卷向外面的游离缘名耳轮，起于外耳门（外耳道口）上方的耳轮脚。耳轮的前方有一与其大致平行的弧形隆起，名对耳轮，其上端分叉成为对耳轮脚。耳轮与对耳轮之间有一狭窄而弯曲的凹沟，名舟状窝或耳舟。对耳轮前方深大的窝名为耳甲，它被耳轮脚分为上下两部，上部名耳甲艇，下部名耳甲腔，耳甲腔通入外耳门。配戴助听器时，耳甲艇和耳甲腔是插入耳模的部位，尤其是耳模耳甲艇部分若未嵌入其内，使声音从其四周泄露将引起助听器啸叫。外耳门前方有一突起名耳屏。对耳轮前下端与耳屏相对的突起名对耳屏。耳屏与对耳屏间的凹陷名耳屏间切迹。对耳屏的下方无软骨的部分名耳垂。

耳廓的神经支配复杂，有来自脑神经的三叉神经、面神经、舌咽神经和迷走神经的分支，以及来自颈丛的耳大神经和枕小神经的分支。其中耳大神经是支配耳廓的主要神经，因此，在施行耳廓固定术、皱纹切除术和腮腺手术时，应尽可能保留耳大神经。

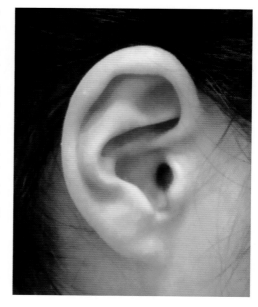

图 6-1-1　耳廓外形

耳廓血供丰富，由颈外动脉分支供应。耳廓前面主要由颞浅动脉分支供应，耳廓后面主要由耳后动脉的分支供应。耳后动脉有小分支穿过耳廓软骨与耳廓前面的颞浅动脉分支相吻合。耳廓静脉与动脉伴行，回流至颞浅静脉和耳后静脉。颞浅静脉汇入耳后静脉，最后汇至颈内静脉。耳后静脉汇入颈外静脉，有时耳后静脉经乳突导静脉与乙状窦交通，因此，外耳感染可以引起颅内并发症，但极罕见。

（二）外耳道

外耳道为一个一端封闭的管腔，由耳甲腔到鼓膜，系长约 25～35mm 的稍弯曲管道，外 1/3 为软骨部，内 2/3 为骨部。两部交界处管腔最窄称峡部。新生儿外耳道只有软骨部，骨部以后逐渐生长。

外耳道的皮肤较薄，与软骨膜和骨膜粘连较紧，所以当外耳道皮肤炎症肿胀时，疼痛较剧。软骨部皮肤含有类似汗腺构造的耵聍腺，能分泌耵聍，并富有毛囊和皮脂腺。

胚胎期如第一、二鳃弓发育障碍，可引起耳廓畸形，发生耳廓缺如、副耳廓、小耳、巨耳、耳前瘘管等。第一鳃裂未闭合，则可发生鳃裂囊肿或瘘管。瘘管内口位于峡部下壁，少数可通入中耳，外口位于胸锁乳突肌前缘下颌角平面。

外耳道的血液供应有颞浅动脉、耳后动脉及上颌动脉耳深支。颞浅动脉居耳轮脚前，切开皮肤后，易找到该动脉。

外耳的感觉神经分布较丰富，来自三叉神经、迷走神经、面神经、舌咽神经的分支和来自颈丛的耳大神经和枕小神经。

外耳的淋巴引流至耳廓周围淋巴结。耳廓前的淋巴流入耳前淋巴结与腮腺淋巴结，耳廓后的淋巴结流入耳后淋巴结，耳廓下部及外耳道下壁的淋巴流入耳下淋巴结、颈浅淋巴结及颈深淋巴结上群。

二、中　耳

中耳介于外耳与内耳之间，包括鼓室、咽鼓管、鼓窦、乳突 4 个重要部分。中耳是声波传导的主要部分，结构虽小，但极为重要。

（一）鼓室

鼓室为颞骨内的一个含气空腔，形似六面体小盒。位于鼓膜与内耳外侧壁之间，向前借咽鼓管与鼻咽部相通；向后借鼓窦入口与鼓窦、乳突气房相通，其容积为 1～2ml。鼓室分为 3 部分：位于鼓膜紧张部上缘平面以上的部分，名上鼓室；位于鼓膜紧张部上、下缘平面之间的部分，名中鼓室；位于鼓膜紧张部下缘平面以下的部分，名下鼓室。鼓室的上径约 14mm，前后径约 11mm，内外径 2～6mm，以鼓岬与鼓膜处内外径最短。

鼓室内容包括听小骨、肌肉、韧带、神经及血管。鼓室黏膜薄，血运丰富，覆盖鼓室骨壁、鼓膜内面及上述内容物表面，形成许多皱襞和小隐窝，隐窝开口皆向鼓室。

听小骨由锤骨、砧骨和镫骨连接而成听骨链（图 6-1-2），肌肉包括鼓膜张肌和镫骨肌，神经包括鼓室丛、面神经和鼓索神经，动脉血液主要来自颈外动脉，静脉流入翼静脉丛和岩上窦。

（二）咽鼓管

咽鼓管为沟通鼓室与鼻咽的通道，全长 31～38mm，平均 36mm，由骨部（外 1/3）和软骨部（内 2/3）构成（图 6-1-3）。

咽鼓管的鼓室端开口称为鼓室口，位于鼓室前壁的上部、鼓膜张肌半管之下。鼻咽端的开口称为咽口，位于鼻咽侧壁，在下鼻甲后端之后 1cm 处。咽鼓管在咽口处最宽，向外端逐渐变窄，在骨部和软骨部交界处最窄，称为峡部，内径 1～2mm，从峡部向鼓口处又逐渐增宽。小儿咽鼓管较短，管腔较大，管的长轴与水平面交角小，近于水平，故鼻咽部炎症易经此管侵入鼓室而引起急性中耳炎。

正常情况下，在静息状态时，咽鼓管由于软骨的被动弹性和周围组织的压力而关闭，在吞咽、打呵欠时，由于邻近有关肌肉的收缩，使咽鼓管软骨部张开。与咽鼓管功能有关的肌肉有腭帆张肌、腭帆提肌、咽上缩肌和咽鼓管咽肌。

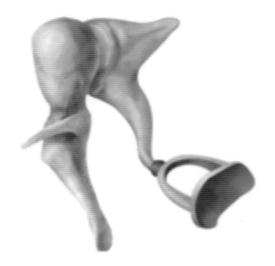

图 6-1-2　锤骨、砧骨和镫骨形成听骨链

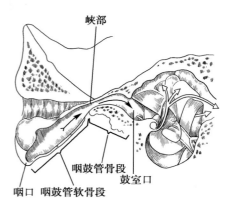

图 6-1-3　咽鼓管

（三）鼓窦

鼓窦为鼓室后上的含气腔，是鼓室与乳突气房间相互交通的枢纽。出生时即有，其变异较大，为乳突手术中应注意的重要标志。新生儿因乳突未发育，其位置较浅较高，居外耳道上方，距骨皮质仅 2 ~ 4mm。成人距乳突筛区 10 ~ 15mm，其大小及形状随乳突气化程度而不同，偶有因未发育或幼时炎症而无鼓窦，手术时应注意。鼓窦通上鼓室有 6mm 圆形口，称鼓窦口。

（四）乳突

乳突位于颞骨后下部。乳突中含有气房，这些气房有重要的临床意义。出生时鼓窦已经存在，而乳突尚未发育，呈海绵状骨质，周岁时乳突才初具规模。乳突的气化通常始于胚胎后期，在婴幼儿时期及儿童期继续进行。

大多数乳突气房来自鼓窦的气化，小部分直接从下鼓室向内侧气化，经面神经管垂直段到达乳突区，因此有时面神经垂直段骨管可有裂缝。成人正常乳突含有许多蜂窝状气房，气房的大小和多少因人而异，在乳突的前、上部者一般较大，在下部者一般较小。

乳突气房后界与乙状窦和小脑相邻，向上借鼓室盖与大脑颞叶相邻。根据乳突气化的情况可将乳突分为 4 种类型（图 6-1-4）。

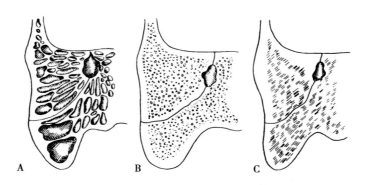

图 6-1-4　乳突类型

A. 气化型　B. 板障型　C. 硬化型

1. **板障型**　气房小而多，类似颅骨的板障结构，骨皮质较厚。
2. **气化型**　乳突全部气化，气房发育完全，整个乳突由互相沟通的气房以及与鼓窦相通的气房构成。气房较大，气房之间分隔的骨壁较薄，乳突外形也较大。由于此型乳突骨皮质较薄，感染时骨皮质易因炎性破坏而穿破，引起乳突表面的骨膜下胀肿，尤以小儿多见。

3. 硬化型　乳突气房没有发育，乳突为致密的骨密质构成，鼓窦存在，但常较小。此型占 9.71%，双侧者 3.88%。

4. 混合型　以上 3 型中任何 2 型或 3 型同时存在者。

三、内　　耳

内耳又称迷路，外有骨壳，名骨迷路，位于颞骨岩部内。骨迷路内包含膜迷路，膜迷路内含内淋巴液，膜迷路与骨迷路之间的空隙，称为外淋巴隙，含外淋巴液。

（一）骨迷路

由致密的骨质构成，可分为前庭、骨半规管和耳蜗，如图 6-1-11 所示。

1. 前庭　前庭居于耳蜗与骨半规管间，为不规则椭圆形腔，直径约 4mm，内纳椭圆囊和球囊。前下部较窄，与耳蜗前庭阶相通。后上部较宽，有骨半规管的 5 个开口。外壁为鼓室内壁，有前庭窗及蜗窗。上壁有面神经迷路段跨越。内壁为内耳道底，上有斜行的前庭嵴，嵴前下为球囊窝，后方为椭圆囊窝。两窝壁上方及嵴下方皆有许多小孔，有神经纤维通过。嵴的后方中部有前庭水管口，为内淋巴管口。

2. 骨半规管　骨半规管位于前庭的后上方，每侧有 3 个约成 2/3 环形的小骨管，称为外（水平）、前（上）、后（垂直）骨半规管。每侧 3 个骨半规管互相垂直。每个骨半规管的两端均开口于前庭。一端稍膨大，称骨壶腹；前、后骨半规管的另一端合组成一总骨脚，外骨半规管的另一端称单骨脚。故 3 个骨半规管共有 5 孔通入前庭。

3. 耳蜗　耳蜗位于前庭前方，形似蜗牛壳，尖向外前方近咽鼓管处，底向内后方，构成内耳道底，底部有许多小孔，蜗神经穿过进入耳蜗。耳蜗由中央近似锥形的蜗轴和围绕蜗轴约 2 转的骨管组成。蜗轴有伸入骨性蜗管内的骨螺旋板将其分为上、下两部，上部为前庭阶，下部为鼓阶，两阶间有蜗管相隔，在蜗轴尖端借蜗孔相通，鼓阶借蜗窗与鼓室相通，由蜗窗膜封闭。前庭阶借前庭窗与鼓室相通，由镫骨底板及环状韧带封闭。在蜗窗附近有蜗水管内口，外淋巴液经此与蛛网膜下腔相通，蜗管长约 30mm。

（二）膜迷路

膜迷路由膜管和膜囊组成，借纤维束固定于骨迷路内，悬浮于外淋巴中。膜迷路内充满内淋巴。可分为椭圆囊及球囊、膜半规管、膜蜗管，各部相互连通（图 6-1-5）。

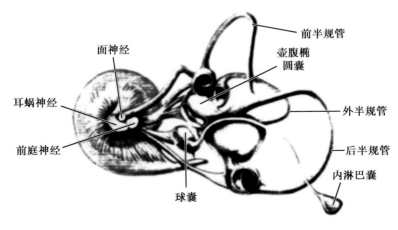

前半规管

壶腹椭圆囊

外半规管

后半规管

内淋巴囊

面神经

耳蜗神经

前庭神经

球囊

图 6-1-5　膜迷路

1. 椭圆囊　借结缔组织、微血管及前庭神经与骨壁紧密相连，其后壁有 5 个开口通膜半规管，前壁有椭圆囊球囊小管与球囊相通，其底部前外侧有增厚的感觉上皮区，称椭圆囊斑，主要感受头在矢状面上的静平衡和直线加速度，影响四肢的屈伸肌的张力。

2. 球囊　位于前庭的前内下方的球囊隐窝中，内前壁有前庭神经的终器，名球囊斑（位觉斑）。球囊下端经连合管与蜗管相通。

3. **膜半规管** 3 个膜半规管位于相应的骨半规管内，约占骨半规管腔隙 1/4。有 3 个膨大的膜壶腹，1 个单膜脚和 1 个总膜脚，共 5 个开口与椭圆囊相通。在每个膜壶腹内有一横行的镰状隆起名为壶腹嵴，为平衡感受器。

膜蜗管为耳蜗内的膜性管道，其切面呈三角形。外侧壁为较厚的螺旋韧带，附着于前庭神经嵴与基底膜嵴间的螺旋管外侧壁上，上覆有血管丰富的假复层上皮，称血管纹。耳蜗骨管分成上下两部，上部称前庭阶，下部称鼓阶，两管中充满外淋巴液。在骨质螺旋板近底处有一薄膜，称前庭膜，由前庭膜、基底膜和一部分螺旋韧带围成膜质蜗管，管中充满内淋巴液。

（牟忠林　钟时勋）

第二节　耳生理学

耳的生理功能一是听觉，二是平衡觉。在人类，耳是完成感受声音功能的唯一器官。平衡觉除了耳起了最重要的作用外，还有眼及本体感觉参与完成。人之所以能将天籁之声引入心灵，影响情绪和行为，首先是耳接受、传导、感受声音并转化为神经信号，达到听觉中枢感知声音，完成了形成听觉的全过程。

一、听觉生理

声音有物理属性和生理属性两种含义。在物理学上它指声波，在生理学上指声波作用于听觉器官所引起的主观感觉。声音的强度是客观的声音能量的大小，当一定强度的声波作用于人耳后所引起的认识声音强弱的感觉称为响度，是主观的。

听觉生理学是研究和解释听觉过程中各种生理现象和机制的科学。听觉过程可简单表述为：声波通过空气传到鼓膜，经听小骨传至内耳，耳蜗将声音的振动信号转换成生物电信号并对声音进行初步分析综合，此电信号通过听神经上传到听觉各级中枢再至皮层被感知。

声音可以通过两条途径传入内耳：一是通过耳廓、外耳道、鼓膜以及听骨链，二是通过颅骨，前者为空气传导，后者为骨传导。

耳廓有助于声音的定位，而且外耳道为一个一端封闭的管腔，根据物理学原理，这样的管腔可对波长为 4 倍的声波起最佳的共振作用，外耳道的共振点在 3400Hz 处，可使该频率范围的声压提高 10 ~ 12dB，即增压作用。

中耳的作用主要包括：阻抗匹配作用、共振作用和镫骨肌反射与咽鼓管气压平衡功能。其中阻抗匹配作用主要与 3 种因素有关：鼓膜与镫骨底板的面积比；锤骨柄与砧骨长脚的长度比；锥状鼓膜的扣带样运动。

内耳及听神经，有若干机制参与对声音频率和强度的编码。耳蜗将传入内耳的声音信号转换成听性生物电信号，并对声音频率、强度进行适时的初步分析综合。声音在内耳的生理过程表现为：镫骨振动后引起基底膜位移波，此波由蜗底向顶部运行，据此 Bekesy 于 1960 年提出行波学说，该学说是关于耳蜗被动机制的经典理论。然而在生理状态下，耳蜗具有更敏锐的调谐作用，这就是近代提出的耳蜗主动机制学说。

耳蜗螺旋器除了传入神经纤维之外还与传出神经纤维相连，受听觉传出系统的调控。支配螺旋器的传出神经纤维来自上橄榄核附近的神经元，称橄榄耳蜗束，主要支配外毛细胞。目前认为橄榄耳蜗束的作用可能在于抑制低、中强度声音刺激产生的传入神经电位，从而使听觉系统对较高强度声音信息的辨别能力得以提高。

二、平衡生理

人体主要依靠前庭觉、视觉及本体觉组成的"平衡三联"的协调作用来维持平衡。平衡三联中如有一个系统发生障碍，在代偿功能发生后，靠另外两个系统仍能维持平衡，但如有两个系统发生障碍，人体即不能维持平衡。

前庭系统专司平衡，在维持平衡方面最为重要。半规管壶腹嵴感受头的旋转运动，即感受头部角加速度运动刺激；而耳石器感受头部直线加速度运动刺激。重力也属于一种直线加速度运动，当头倾斜时，耳石器可感受头部相对于重力方向的改变。因此，可将所有作用于人体并可引起前庭平衡反应的外力，分为角加速度运动和直线加速度运动两大类。

此外，前庭系统还具有信号综合加工功能，具有近似意识感受和记忆的作用。另一方面，它又有类似锥体外系统的功能，可以调节身体姿势和眼的位置，管理身体较细致的运动。前庭系统特有的保持身体姿势和眼球位置平衡的能力，可保证安全、定向和清晰的视力，尤其在运动中保持视觉的清晰度更要依靠于前庭作用。这种前庭调节作用有助于在人体或头部运动过程中保持前景清晰，保证运动的安全性。

总之前庭系统与其他神经系统之间存在着广泛联系，前庭反馈系统涉及多系统，这可能有助于说明为什么头晕或眩晕症状如此常见。前庭系统与其他神经系统，特别是与自主神经系统之间的相互作用不但对运动病的发生而且对"前庭-自主神经系统"疾病的发病机制都有密切关系。而且前庭反馈机制、前庭供血和迷路液循环规律以及有关的生物化学和免疫作用等的研究，对航天医学和临床眩晕病的防治都有极其重要的意义。

近年的研究表明，内耳可接受抗原刺激，继而产生免疫应答。它具有保护内耳的作用，但如果过分强烈，则可损伤内耳导致自身免疫性内耳疾病。

（牟忠林　钟时勋）

第七章

耳症状学及检查方法

第一节　耳常见症状

（一）耳痛

耳痛（otalgia）为一常见症状，一般有跳痛、压迫性胀痛、针刺样痛、刀割样痛、撕裂痛、牵拉痛等。疼痛可以呈阵发性、间歇性或持续性。依据病因分类如下。

1. 原发性耳痛

（1）外耳：耳软骨膜炎、耳廓冻伤、外耳道异物、外耳道疖、外伤、急性弥漫性外耳道炎、坏死性外耳道炎等。

（2）中耳：鼓膜外伤、大疱性鼓膜炎、急性化脓性中耳炎、气压损伤性中耳炎、中耳癌等。

2. 继发性耳痛

（1）耳周淋巴结炎、颈部转移瘤等　刺激耳大、枕小神经引起耳痛。

（2）颞下颌关节及其附近组织疾病　如颞下颌关节炎、腮腺炎等，通过耳颞神经引起耳痛。

（3）口腔和鼻部疾病　如鼻-鼻窦炎、上颌窦肿瘤、龋齿、牙周炎、舌前 2/3 溃疡和肿瘤、口底肿瘤等，均可通过三叉神经耳颞支引起反射性耳痛。

（4）咽部疾病　如扁桃体术后、咽部肿瘤、咽部脓肿、咽部溃疡等，舌咽神经受累，传至鼓室丛引起反射性耳痛。

（5）喉部疾病　如喉结核、喉癌、喉软骨膜炎等，通过喉上神经、迷走神经耳支引起反射性耳痛。

3. 神经性耳痛　较常见的为膝神经节病毒感染引起耳带状疱疹，如病毒性神经炎，受累神经的走行部位发生剧烈疼痛，其次舌咽神经痛发作时也常伴有耳痛。

（二）耳鸣

耳鸣是指患者耳内或头内有声音的主观感觉，但其体外环境中并无相应声源，是听觉功能紊乱所致的一种常见症状。是一种在没有外界声、电刺激条件下，人耳主观感受到的声音。耳鸣在听觉中枢的主要机制是听神经纤维与各级中枢神经元自发放电节律失常。

长期以来，耳鸣常被分为主观性耳鸣和客观性耳鸣两类，前者指耳鸣的声音仅能被患者自己感觉到，而不为检查者所听到；后者指患者和检查者都可听到耳鸣的声音，部分肌源性患者在鼻内镜下可观察到耳鸣和肌肉收缩一致。因耳鸣是患者的一种主观症状，并不单纯取决于耳鸣患者的病理生理状态，故"主观性耳鸣"和"客观性耳鸣"的分类法在临床上的使用价值有其局限性。按病变部位则可将耳鸣分为耳源性耳鸣和非耳源性耳鸣，前者由听觉系统内的病变引起，后者则由听觉系统以外的疾病如贫血、高血压等引起。按病因则可分为生理性耳鸣和病理性耳鸣，前者为在正常生理状态下，处于安静环境时听到身体内部器官、脏器维持其自然活动状态和血液流动时动脉受压所产生的脉动性声音或呼吸声、咽鼓管开放的声音等，后者则为外界机械性、感染性、噪声、慢性药物性等引起的耳鸣。

（三）耳漏

耳漏（otorrhea），又称耳溢液，外耳道有异常的液体积存或外流，是耳病常见症状。可根据耳漏的性质、色泽和气味、化验结果等进行分析，确定诊断。耳漏的性质随疾病的不同而异，同一疾病的不同阶段又可相互转化。

1. **浆液性** 如外耳道湿疹、变应性中耳炎等，浆液性炎性渗出。

2. **黏液性** 分泌性中耳炎时，黏液腺分泌亢进，渗出液中黏液成分增多，含有黏液素，可拉成细丝。

3. **脓性** 耳疖、弥漫性外耳道炎、化脓性腮腺炎向外耳道破溃、化脓性中耳炎急性期。

4. **水样** 清水样耳漏，多为脑脊液耳漏，或来自前庭外淋巴。先天性缺损、蜗窗或前庭窗破裂、颅底骨折可致。

5. **脂性** 外耳道皮肤耵聍腺分泌量过多，呈油脂性，为正常生理现象。状如臭豆腐白色成团的为胆脂瘤。

6. **血性** 见于鼓膜外伤、颞骨骨折、大疱性鼓膜炎、颈静脉球瘤、中耳癌等。

（四）耳聋

一般将听力损失统称为耳聋（deafness）。耳聋的病因与临床特征极其复杂，耳聋可能是一种独特的疾病，也可能是许多外耳、中耳、内耳疾病，以及邻近器官或全身疾病在听觉系统的表现、反映或症状。

耳聋可按病变的性质分为器质性聋、功能性聋及伪聋三类。按发病的时间特点可分为突发性聋、进行性聋和波动性聋。通常多按病变部位分为传导性聋、感音神经性聋与混合性聋三类。

1. **传导性聋** 传导性聋的病变主要在外耳与中耳，系外耳道或中耳传音装置发生障碍影响声波传导所致。传导性聋的骨导听力基本属正常范围，可出现自听增强等症状。

2. **感音神经性聋** 病变位于 Corti 器的毛细胞、听神经或各级听中枢，则对声音感受及神经冲动传导等发生障碍，因而引起感音神经性聋，并常有重振现象。病变位于听神经及其传导径路者称神经性聋（蜗后性聋），病变发生于大脑皮质听中枢者称中枢性聋。

3. **混合性聋** 混合性聋是由于传音系统和感音神经系统均受损害，根据病变部位不同及侵犯程度不同，可以表现以传音为主或以感音为主的混合性聋。混合性聋发生于既有外耳和（或）中耳病变，又有 Corti 器毛细胞或听神经病变而引起的同时具有传导性聋与感音神经性聋者，例如长期患慢性化脓性中耳炎者，既有因鼓膜穿孔、听小骨破坏所致的传导性聋，又可因长期毒素吸收、损伤耳蜗毛细胞而引起感音性聋。

4. **伪聋** 又称诈聋。指的是听觉系统无病而自称失去听觉，对声音不做应答的表现。或者是听力仅有轻微损害，有意夸大其听力损失程度者。伪聋的动机很复杂，表现多样。客观听力检查法如声导抗、听觉诱发电位及耳声发射等能准确识别，但确诊前有必要与功能性聋鉴别。

5. **功能性聋** 又称精神性聋或癔症性聋，属非器质性聋。患者常有精神心理创伤史，表现为单侧或双侧听力突然严重丧失，无耳鸣或眩晕，可突然治愈或经暗示治疗而快速恢复。

（五）共济失调

共济失调系指在肌张力正常情况下出现的运动协调障碍，即随意运动幅度及协调发生紊乱，以致不能维持躯体姿势与平衡。检查时，首先要排除肌肉瘫痪和视觉调节障碍所导致的共济失调。试验包括 Romberg 试验、轮替试验、指鼻试验、踏步试验、闭目行走试验等。临床上有以下几种。

1. **感觉性共济失调** 指躯体、四肢有深部感觉障碍，不能向中枢传入信息反映躯体位置。其特征是睁眼时症状不明显，闭眼或在黑暗中加重，下肢症状明显。发生的病因有周围神经变性、后根病变、后束病变、脑干病变、脑血管病变、顶叶损害等。

2. **前庭性共济失调** 指的是因前庭性障碍引起共济失调，患者出现站立不稳、眩晕、眼震、失去平衡，但无肢体运动障碍。其损害可能在内耳迷路、前庭核或中枢。

3. **小脑性共济失调** 指小脑各传出、传入神经遭受破坏，出现平衡障碍，站立、步态不稳，肢体共济失调，出现辨距困难、轮替试验障碍、运动起止延迟和连续运动障碍，有小脑性眼震。

4. 混合性共济失调　指的是几种原因引起的共济失调并存。

（六）眩晕

眩晕是一种运动性或位置性幻觉，是指患者感到自身或外界静止的景物沿一定方向与平面旋转、摇摆或漂浮感，是空间定向感觉障碍，多在周围或中枢前庭系突然发生病变时产生，是临床上常见的症状之一。依发病部位将眩晕分为以下几种。

1. 中枢性眩晕　发病缓慢，多为左右摇晃、上下浮动感，呈进行性，持续时间较长，可达 10 天以上，发作与头位变化无关，一般不伴有耳鸣及听力减退，常有各种不同类型的眼震和其他中枢系统损害的症状，如听神经瘤、小脑肿瘤等。

2. 耳源性眩晕　常突然发病，感觉自身及周围景物旋转或摇摆，头位改变时加重，持续时间短，数十分钟到数小时不等，常伴耳鸣、听力减退，多有水平性眼震，常伴有恶心、呕吐等自主神经症状，有自行缓解和反复发作倾向，如梅尼埃病、迷路炎、耳毒性药物中毒等。

3. 全身疾病性眩晕　表现不一，有的为漂浮感，有的为麻木感，或感倾斜及直线晃动等，可见于高血压、严重贫血、心脏病、脑外伤后遗症、低血糖、神经官能症、颈性眩晕、眼性眩晕等。

（钟时勋　牟忠林）

第二节　耳检查方法

（一）一般检查方法

1. 视诊

（1）观察耳廓的外形、大小、位置等，注意有无先天性耳畸形，如副耳廓、招风耳、小耳畸形等，有无耳廓缺损。

（2）观察有无先天性耳前瘘管，常位于耳轮脚前，可见瘘口；第一鳃裂瘘管，常与耳前瘘管相似，但多能发现另一瘘口，可位于耳廓、耳后、外耳道内、颈部等。

（3）观察耳廓有无炎性表现：如耳廓红肿多为炎性表现或冻伤；有无局限性增厚、簇状疱疹、糜烂等。

（4）观察耳廓有无瘢痕，如瘢痕瘤；有无移位，如耳后脓肿可将耳廓推向前方。

（5）观察耳廓有无增生的赘生物、色素溃疡等，如基底细胞癌等。

（6）观察耳廓后沟的变化，有无消失等，如耳后骨膜下脓肿。

（7）外耳道口的变化：有无闭锁、狭窄；有无新生物、耵聍、胆脂瘤皮屑；有无红肿、水疱、糜烂等；有无毛囊疖肿；有无分泌物，并根据分泌物的性质大致推断外耳道及中耳的疾病，如外耳道癌、中耳癌等可有血性分泌物，清水样分泌物考虑脑脊液耳漏。

2. 触诊　可用单手拇指和示指触摸单侧耳廓，有无增厚、波动感、硬化等，局限性增厚波动感而无红肿可为浆液性软骨膜炎表现，又称耳廓假囊肿；红肿伴随波动感和触痛可为脓肿表现；单手或双手拇指按压触摸双侧乳突表面，观察有无压痛、皮下肿块等，有压痛可能有乳突炎的表现，外耳道炎、中耳炎可能有乳突皮下淋巴结的肿大；耳后骨膜下脓肿可有隆起、触痛和波动感的表现；耳廓后下至前下皮下肿块要考虑腮腺肿瘤的可能；耳屏前按压后张口疼痛可为颞下颌关节炎的可能。

（二）耳影像学检查

1. X 线检查

（1）颞骨侧位片：许氏位或伦氏Ⅱ位。

（2）颞骨轴位片：即梅氏位。

（3）内耳道经眶位。

（4）其他投照体位，如颞骨后前斜位（斯氏位）、颞骨额枕位（汤氏位）等。

目前 X 线检查大多被 CT 检查所取代。

2. CT 检查

（1）常规高分辨 CT 平扫。

（2）必要时结合冠状位或矢状位重建［多平面重建（MPR）］是最常用的临床技术。

（3）其他：3D 重建技术，如听骨链及岩骨最大密度投影（MIP）和表面遮蔽显像法（SSD）等技术，可将耳部骨结构放大，更容易观察病变的细微变化和立体影像。

3. 磁共振成像

① 2D 或 3D 血管成像技术，可显示迷走血管与听神经之间的位置关系；②内耳 3D 水成像技术，可清晰显示神经、前庭耳蜗膜迷路和半规管的三维结构。

（三）耳内镜检查

1. 电耳镜 电耳镜是自带光源的放大耳镜，开启光源，置入外耳道，能清晰地观察鼓膜的细微病变。置入外耳道的耳镜头部分可随耳道的大小调换，有一次性使用和反复使用的两种，反复使用者再次使用时须消毒，防止细菌或病毒传播。电耳镜携带方便，无需其他光源，尤其适用卧床病人、儿童等，使用前需清理外耳道耵聍。配备鼓气球的电耳镜还可观察鼓膜的运动状态。

2. 耳内镜 耳内镜有硬管耳内镜和纤维耳内镜两种，由镜头、镜体、光源接口三部分组成，硬管耳内镜头有 0°、30°、70° 三种视角；可配备摄像系统和显像系统，既可观察外耳道、鼓膜的细微形态变化，又可摄像留存资料，便于进行外耳道、鼓膜、鼓室病变的手术操作。纤维耳内镜对观察鼓室隐匿部位以及耳蜗内部细微结构有较大的优势。

3. 咽鼓管镜 可用 30° 角的硬质耳内镜或纤维耳内镜从鼓膜穿孔部位进入鼓室观察咽鼓管鼓口区及周围的情况。咽鼓管软骨段观察则比较困难，也可从鼻咽部观察咽鼓管咽口情况，纤维耳内镜可经咽口进入咽鼓管内观察，配合咽鼓管内鼓气，可观察到软骨段黏膜变化情况。

（四）前庭功能检查方法

前庭功能检查主要通过自发性或诱发性体征观察，提供前庭系统的功能状况，可为疾病的定位诊断和职业选择提供依据。而且由于前庭系统与眼、脊髓、小脑、自主神经等系统间存在广泛联系，涉及多个科室的相关疾病，因此，对疾病的鉴别诊断可提供有价值的帮助。检查内容应当包括自发性眼震、凝视性眼震、跟踪性眼震、视动性眼震、位置性眼震、前庭性眼震以及平衡能力评估。

1. 眼震检查 眼震是临床各种前庭反应中最明显和重要的体征之一。眼震是一种不自主、无意识而多数为有节律的眼球往返震荡运动。眼震可分为自发性和诱发性两类，前庭系统受到病理性刺激所引起的眼震称为眼震，而眼震多属病态表现。在前庭器官接受冷热或旋转等生理刺激之后所诱发的眼震反应，称为诱发性眼震。

眼震检查通常在自然光线下采取肉眼观测法。检查者指端距患者双眼距离应为 30 ~ 60cm，先引导患者直视，随后分别向左、右、上、下和左上、右上的斜角方向注视。注视角度应 <45°，>45° 可诱发眼肌极位性眼震或称末位性眼震。前庭性眼震的快相朝向一侧；无快慢相的摆动性眼震多见于先天性眼性疾病；小脑疾病的眼震亦可为钟摆样或水平型、旋转型眼震。斜型眼震和垂直型眼震、向左右注视都出现快相的分离型眼震，属于中枢性眼震。

眼震还可通过 Frenzel 眼镜或红外线视频眼罩（图 7-2-1）来观察与记录。

眼震电图描记法是利用皮肤电极法来观察眼震，角膜相对于视网膜呈正电位，网膜相对于角膜呈负电位，两者构成一电位差轴，故当在眼球周围皮肤处各放置一对电极时，眼运动即可记录到周围电场发生电位变化，即为眼震电图。

2. 旋转检查 旋转试验属于生理性刺激，它使半规管感受角加速度刺激。旋转刺激是两侧迷路受刺激后的综合反应，不能对单侧迷路进行评估，且试验设备复杂、费用昂贵。

常用刺激方法有角加速度旋转试验和正弦谐波加速度试验。其临床意义在于：在角加速度旋转下出现眼震向一侧的优势偏向，当角加速度增大时，优势偏向减弱或消失的现象称为前庭重振。主要反映前庭反应的活动度不足，提示前庭周围性病变所致。前庭减振是指只有在高强度刺激下才出现的优势偏向现象，多见于中枢性病变如脑血管性病变、后颅底肿瘤等。

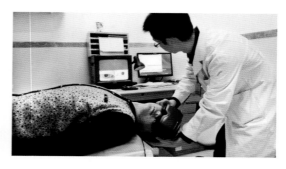

图 7-2-1 红外线视频眼罩

3. 平衡检查 前庭系统的主要功能是保持躯体肌肉张力，达到人体平衡，因此，前庭系统病变可使姿势与步态受影响。检查平衡功能的方法很多，包括静态平衡和动态平衡检查。

（1）静态平衡

1）闭目直立检查法：受试者直立，两脚并拢，两手手指互扣于胸前并向两侧拉紧，观察受试者睁眼及闭眼时躯干有无倾倒。平衡功能正常者无倾倒，为阴性。迷路或小脑病变者出现自发性倾倒。

2）过指试验：检查者与受试者面对而坐，检查者双手置于前方，伸出双示指。请受试者抬高双手，然后以检查者的两示指为目标，用两示指同时分别碰触。测试时睁眼、闭目各作数次，然后判断结果。正常无论睁眼或闭眼双手能准确接触目标，无过指现象，迷路及小脑病变时出现过指现象。

（2）动态平衡：动态平衡的基本原理是，前庭神经系统经内侧纵束向头部投射影响眼肌运动，经前庭脊髓束向尾端投射维持躯干和下肢肌肉兴奋性。在缺乏视觉信息和足踝本体感觉信息输入的情况下，前庭反馈是主要的姿势摆动调制因素。

1）踏步试验：在地面上画两个半径为 0.5~1m 的同心圆圈，并按每 30° 画一直线将圆圈分为 12 等份。受试者蒙上眼睛站立在圆心中，双臂向前平伸，然后以每分钟 80~110 步的平均速度原地踏步 100 次，每次踏步都要将大腿抬平。观察踏步时躯干有无摇晃不定，头和躯干的相对位置有无变化、两手臂的位置有无升降或偏斜。脚步移行的距离。

2）行走试验：受试者蒙眼，向前和后退走 5~10 步，观察起步态，并计算起点与终点之间的偏差角。偏差角大于 90° 者，表示两侧前庭功能有显著差异。

4. 前庭功能检查结果评定 前庭功能状态的评定目前还没有公认的、统一的方法。临床实践表明，各项前庭功能检查结果变异性很大，因此，在评定各项前庭功能检查结果时，要考虑各种因素对检查结果的影响，尤其要重视患者的临床表现。

前庭外周异常前庭功能检查特点如下：一侧半规管功能减弱提示该侧前庭功能减弱，或对侧前庭功能受激惹增强；优势偏向提示患者处于急性期，或前庭通路某部位存在异常（不能定位）；有固视抑制现象。

前庭中枢性异常前庭功能检查特点：①出现睁眼凝视眼震、反向凝视眼震、向下凝视眼震；②扫视跟踪、平稳跟踪等异常，视动性眼震异常；③视觉抑制失败。

（五）听力检查

临床听功能检查法分为两类：一类为主观测听法，包括秒表试验、音叉试验、各种纯音测听及言语测听等；另一类为客观测听法，包括非条件反射和条件反射测听、阻抗测听、电反应测听和耳声发射测试等。

1. 音叉试验 音叉试验是鉴别耳聋性质的常用方法之一。常用 C 调倍频程音叉，其振动频率分别为 128Hz、256Hz、512Hz、1024Hz 和 2048Hz，其中以 256Hz、512Hz 的音叉最常用。常用的检查方法如下。

（1）林纳试验（RT）：又称气骨导对比试验，是比较同侧受试耳气导和骨导的检查方法。取 C_{256} 音叉，振动后置于受试耳乳突鼓窦区测试其骨导听力，待听不到声音时记录时间，并立即将音叉移置于外耳道口外侧 1cm 处，测试其气导听力，待听不到声音时记录时间。

结果判断：气导（AC）比骨导（BC）时间长（AC>BC），为 RT"＋"，见于正常人或感音神经性聋者。骨导比气导时间长（BC>AC），为 RT"－"，或骨导、气导时间相等（BC＝AC），为 RT"±"，均见于传导性聋者。

（2）韦伯试验（WT）：又称骨导偏向试验，是比较两耳骨导听力强弱的方法。取 C_{256} 或 C_{512} 音叉。振动后置于前额或头顶正中，让受检者比较哪一侧耳听到的声音较响。记录时用"→"表示偏向侧，用"＝"表示无偏向。

结果判断：若两耳听力正常或两耳听力损害的性质和程度相同，为 WT＝；传导性聋时，患耳骨导比健耳强，为 WT→患耳；感音神经性聋时，健耳听到的声音较强，为 WT→健耳。

（3）施瓦巴赫试验（ST）：又称骨导对比试验，为比较正常人与受检者骨导时间的方法。将振动的 C_{256} 音叉交替置于受检者和检查者的乳突部鼓窦区进行测试，比较两者骨导时间的长短。

结果判断：正常者两者骨导时间相等，为 ST"±"；若受检者骨导时间较正常人延长，为 ST"＋"，为传导性聋；若受检者骨导时间较正常人短，则为 ST"－"，为感音神经性聋。音叉试验结果比较见表 7-2-1。

表 7-2-1　音叉试验结果比较

试验方法	正常	传导性聋	感音神经性聋
林纳试验（RT）	＋	－ 或 ±	＋
韦伯试验（WT）	＝	→患耳	→健耳
施瓦巴赫试验（ST）	±	＋	－

（4）盖莱试验：盖莱试验（Gelle test，GT）为检查鼓膜完整者镫骨有无固定的试验方法。将振动的 C_{256} 音叉放在鼓窦区，同时以鼓气耳镜向外耳道交替加压和减压。

结果判断：若受检者能感觉到声音的强弱波动。即加压时骨导声音减低，减压时恢复，为 GT（＋），表明镫骨活动正常；若加压、减压时声音无变化，则为 GT（－），表示镫骨底板固定。

2. 纯音听阈测试　纯音是一种单一频率成分的声音；听阈是指在规定条件下，在特定给声条件测试中能察觉一半以上次数最小声压级的声音。它反映了受试者在安静环境下，通过耳机及骨导振子给声，能听到的各个频率最小声音的听力级。纯音听阈可记录在听力表上制成听力图。横轴表示频率，纵轴表示听力损失的分贝（dB）数。骨导与气导之间差异 >10dB HL 且骨导在正常范围为传导性听力损失。气、骨导一致（或≤10dB HL）且都在正常范围之外为感音神经性听力损失。骨导与气导之间差异大于10dB HL，但骨导在正常范围之外为混合性听力损失。

在纯音测试时有时需要掩蔽，其目的是为了去除非测试耳参与而得到真实的被检查耳阈值。掩蔽时机应根据测试耳的给声强度与耳间衰减的差值是否大于非测试耳的骨导阈值而定。通常采用 Hood 平台法，注意在测试时要避免掩蔽噪声强度太小（不能达到掩蔽的目的）和掩蔽噪声太大（传至测试耳产生过度掩蔽）。

3. 言语测听法　言语测听法是指用言语信号作为声刺激来检查受试者对言语的听阈和识别言语能力的测听方法。检查内容包括言语听阈和言语识别率。前者又包括言语察觉阈和言语识别阈。言语察觉阈指能察觉50%测试言语信号的言语听力级；言语识别阈指能听懂50%测试言语信号的言语听力级；言语识别率则为对测听材料中的言语信号能正确听清的百分率。把不同言语级的言语识别率绘成曲线，即成言语听力图。在蜗后（听神经）病变时，纯音听力虽较好，言语识别率却极低。解放军总医院耳鼻咽喉科研究所开发的标准化普通话（单音节、扬扬格词、短句及噪声下语句）言语测听材料，经大量的全国各方言区的多中心临床验证，已能满足临床上对言语测听的信度、效度和实用性的要求。

4. 声阻抗-导纳测试　声阻抗-导纳测试法是客观测试中耳传音系统和脑干听觉通路功能的方法。国际上已逐渐采用声导抗一词代替声阻抗-导纳之称。基本检查项目有鼓室导抗图、静态声顺值及镫骨肌声反射。

（1）鼓室导抗图：鼓室导抗图测定在外耳道压力变化影响下鼓膜及听骨链对探测音顺应性的变化。

方法：将耳塞探头塞入受试耳外耳道内，压力高速增加至 +1.96kPa（+200mmH$_2$O），鼓膜被向内压紧，声顺变小，然后将外耳道压力逐渐减低，鼓膜渐回原位而变松弛，声顺值增大，至外耳道与鼓室内压相等时，声顺最大。此后，外耳道变成负压，鼓膜又被向外吸紧，声顺变小。声顺随外耳道压力改变而发生的变化呈峰形曲线，即为鼓室导抗图或鼓室功能曲线（图7-2-2）。

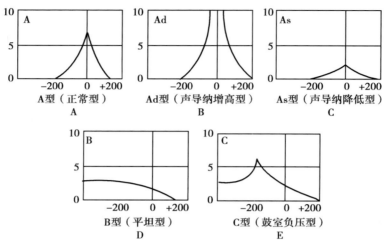

图 7-2-2   鼓室导抗图分型

1）A 型：正常型，峰压点在 0daPa 附近，±50daPa 范围内，−100daPa 被认为异常。声导抗峰值正常范围，成人 0.3 ~ 1.65ml；儿童 0.35 ~ 1.4ml。此图形见于具备以下 3 个条件者：完整的正常鼓膜，运动正常；有适当的中耳含气腔；正常的咽鼓管功能。

2）Ad 型：声导纳增高型，振幅高于正常，峰点正常。见于鼓膜松弛或鼓膜愈合性穿孔、听骨链中断、合并鼓膜松弛及咽鼓管异常开放等中耳传音系统活动增高。

3）As 型：声导纳降低型，鼓膜活动度降低，振幅低于正常。见于耳硬化症、听骨链鼓膜瘢痕粘连、听骨固定和鼓膜明显增厚等中耳传音系统活动受限。

4）B 型：声导抗无变化型或平坦型，改变外耳道内气压时鼓膜及中耳系统不活动，劲度明显增高，鼓室内基本无气腔或气腔极小。图形曲线平坦无峰。见于鼓室积液及鼓膜粘连、鼓室极大肿物、鼓室内肉芽充填、中耳明显粘连，也见于鼓膜穿孔、耵聍栓塞、探头口接触外耳道壁时。

5）C 型：鼓室负压型，峰点位于 −100daPa 以下，见于咽鼓管功能不良、鼓室负压。

（2）静态声顺值：静态声顺值为外耳道与鼓室压力相等时的最大声顺，即鼓室导抗图峰顶与基线的差距。正常静态声顺值分布范围在 0.30 ~ 1.60，个体差异较大，受各种中耳疾患影响较多，不宜单独作为诊断指标。

（3）镫骨肌声反射：一定强度（阈上 70 ~ 100dB）的声刺激可引起双侧镫骨肌反射性收缩，从而增加听骨链和鼓膜的劲度而使中耳声顺发生变化。镫骨肌声反射测试可用来鉴别该反射通路上的各种病变，临床上可用于鼓室功能状态的客观检测、脑干病变的定位、听神经瘤诊断、非器质性耳聋的鉴别、面神经瘫痪的定位诊断与预后评价。以及听阈的客观估计等。Metz 重振试验和声反射衰减试验用于耳蜗性聋和蜗后性聋的鉴别。在选配助听器时，声反射阈还可作为确定合理增益和饱和声压级的参考。

5. 电反应测听法   电反应测听法（ERA）是利用现代电子技术记录声刺激诱发的听觉系统电位变化的方法。适用于婴幼儿及不能配合检查的成年人的听阈测定、功能性聋与器质性聋的鉴别、耳蜗及蜗后病变的鉴别、听神经瘤及某些中枢病变的定位诊断。常用的电反应测听法有耳蜗电图描记和听性脑干反应测试。

（1）耳蜗电图：耳蜗电图是指记录声刺激后源自耳蜗及听神经的近场电位的方法，属短潜伏期诱发电位的范围。耳蜗电图可记录到 3 种电位。

1）动作电位：为基底膜上所有单神经元动作电位的总和，主要由一组负波（$N_1 \sim N_3$）组成。对短声引起的，来自全基底膜的神经动作电位称为全神经动作电位，而对具有频率特性刺激声所引起的电位，称为复合动作电位。

2）耳蜗微音电位：主要产生于耳蜗基底回的外毛细胞。

3）总和电位：为蜗内非线性的多成分电位的总和，因基底膜不对称活动而产生，故振幅与基底膜位移成正比（图 7-2-3）。

耳蜗电图是临床听力测试法中唯一能了解单耳功能状态之方法，它不需要对非测试耳进行掩蔽以防止交叉听力的发生，可对患耳进行定性及定位诊断。但是，针电极的使用患者一般难以接受，外耳道鼓膜电极安放有一定难度，而电极安放良好与否对记录的结果有明显的影响。因此，在临床应用受到一定限制。

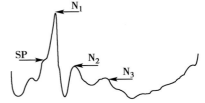

图 7-2-3　耳蜗电图

（2）听性脑干反应：听性脑干反应（ABR）属于 AEP 的快反应范畴，是记录声刺激后潜伏期 10 毫秒之内的一系列神经源性电活动。ABR 在 1 毫秒至 10 毫秒潜伏期内依次出现 Ⅰ、Ⅱ、Ⅲ、Ⅳ、Ⅴ、Ⅵ、Ⅶ个反应波，其中 Ⅰ、Ⅲ、Ⅴ波最明显。一般认为：Ⅰ波来自听神经；Ⅱ波源自蜗核；Ⅲ波源自上橄榄复合体，Ⅳ波来自外侧丘系，Ⅴ波源自下丘，Ⅵ波源自内侧膝状体，Ⅶ波来自于丘脑。

反应波形的辨认与解析：

1）基本波形的认识：正常 ABR 表现为在刺激后 10 毫秒内出现 7 个正峰。在听阈测定时，Ⅴ波的识别极为重要，但在病变的定位诊断上，Ⅰ、Ⅲ、Ⅴ波的辨认也很重要，正常耳各波之间，时间间隔约为 1 毫秒。波形中，以 Ⅴ波最稳定，且振幅最高，在正常人耳，即使在低于 5 ~ 10dB 时，也可见 Ⅴ波出现。

2）波潜伏期及波间期：刺激声开始至波出现时间称为波潜伏期，各波之间的时间间隔为波间期。当刺激声强度降低时，波潜伏期延长，但早期电位受刺激声强度的影响比晚期电位为明显。

Ⅰ~Ⅴ波间期也称脑干传导时间或中枢性传递时间。由于刺激声强度降低，致 Ⅰ波潜伏期延长比其后成分更为明显，故 Ⅰ~Ⅲ波间期及 Ⅰ~Ⅴ波间期缩短，但较不明显。波潜伏期及波间期，尤其是波间期是判断 ABR 正常与否之重要参数。

3）耳间差：双耳波潜伏期、波间期、振幅比较，是判断正常与否的另一重要参数。波潜伏期、波间期的耳间差，如超过 0.4 毫秒则为异常。

听性脑干反应检测一般采用短声刺激，主要反映 3000 ~ 4000Hz 的听力阈值，缺乏频率特异性。短纯音（tone burst）有一定的上升、下降时间，时程从数毫秒至数十毫秒不等，有较好的频率特异性，因此，短纯音就成为平衡诱发神经同步化反应和频率特异性的较好刺激声信号。短纯音 ABR 评估听阈具有客观性、频率特性、准确度高的特点，并且不受睡眠和镇静药物的影响。短纯音 ABR 主要用于婴幼儿早期听力损失的确诊与听阈评估、助听器验配的评估、伪聋的鉴定等。

（3）耳声发射：Kemp 于 1978 年首次从外耳道检测到由耳蜗产生的声信号，将其定义为一种产生于耳蜗，经听骨链及鼓膜传导释放入外耳道的音频能量，称为耳声发射（otoacoustic emission，OAE）。它反映了耳蜗内的主动机械活动。根据刺激声的有无可将耳声发射分为自发性耳声发射（spontaneous OAE，SOAE）和诱发性耳声发射（evoked OAE，EOAE）。诱发性耳声发射按刺激声的不同又可分为瞬态诱发性耳声发射（transiently evoked OAE，TEOAE）、刺激频率性耳声发射（stimulus-frequency OAE，SFOAE）以及畸变产物耳声发射（distortion production OAE，DPOAE）。SOAE 指在不给声刺激的情况下，外耳道记录到的单频或多频、窄带频谱、极似纯音的稳态声信号，在听力正常人群 50% ~ 70% 可测得 SOAE。TEOAE 指由短声或短音等短进程刺激声诱发的 OAE。SFOAE 是指由单个低强度的持续性纯音刺激所诱发，在外耳道记录到频率与刺激频率相同的耳声发射信号。DPOAE 则是由两个不同频率但相互间呈一定频比关系的持续性纯音刺激所诱发的、频率与刺激频率不同的耳声发射信号，其频率与这两个刺激音的频率呈数学表达关系。耳声发射具有非线性（强度增长呈非线性）、锁相性（耳声发射的相位取决于声刺激信号的相位，并跟随刺激相位的变化而发生固定的相位变化）、可重复性、稳定性。耳声发射代表耳蜗内主动耗能的机械活动，是耳蜗主动力学过程的一个现象。

由于诱发性耳声发射检测具有客观、无创、简便、灵敏等优点，目前在临床上主要用于新生儿、婴幼儿的听力筛查、对耳蜗性聋做出早期定量诊断、鉴别耳蜗性聋和蜗后性聋等。

（钟时勋　李治群　万江花）

第八章 ...

耳部常见疾病

━━━━━━ ▪ **第一节　先天性耳畸形** ▪ ━━━━━━

先天性耳畸形包括耳廓畸形、外耳道闭锁、中耳畸形及内耳畸形。

先天性外、中耳畸形是耳科常见畸形，在我国的发病率为 1/10 000 ~ 1.4/10 000，呈逐年上升趋势。单侧畸形常见，有 25% ~ 30% 的患者是双侧畸形。先天性外中耳畸形通常分为小耳畸形和（或）中耳畸形，患者主要有容貌缺陷和听力障碍两大生理缺陷。整形及听力改善是患者及家属的迫切愿望。

一、先天性耳廓畸形

先天性耳廓畸形由第一、第二鳃弓发育异常所致，遗传因素是引起第一鳃弓和第二鳃弓发育异常的主要原因，这类患者中部分有明显的家族史。在胚胎 3 个月内受遗传因素、药物损害或病毒感染，均可影响耳廓发育出现畸形。

【临床表现】　耳廓畸形包括无耳、招风耳、猿耳、大耳、副耳廓、小耳，其中无耳和小耳常合并外耳道狭窄、闭锁或中耳畸形。德国学者 Max 提出了著名的 Max 分型：1 度，耳廓轻度残缺，比正常耳廓稍微小一点，每部分结构能够被清晰地辨认；2 度，耳廓的大小相当于正常的 1/2 ~ 2/3，结构只是部分被保留；3 度，耳廓严重畸形，通常显示成一颗花生的形状（图 8-1-1）。

【诊断】　询问患者家族中有无类似病例及母亲妊娠时有无染病和服药史，根据视诊、触诊即可诊断，但要做全面检查，明确是否伴有中耳、内耳及面神经的畸形。一般要行听功能检查和耳部 X 线片、CT 检查，可以了解听功能和骨性耳道、乳突气房、听骨链及内耳结构是否正常。

【治疗】　患者要求耳廓整形者，可根据病情行整形手术，可在 6 岁左右即入学前施行，但也有学者主张手术延至 10 岁左右或更晚，因为该时期耳廓大小已定形，并有足够的肋软骨供应，供材后不影响胸廓的发育。也可用人工材料如硅胶支架、高密度多孔聚乙烯（Medpore）进行耳廓再造。近来有报道采用 3D 打印技术制

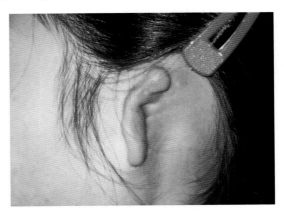

图 8-1-1　先天性耳廓畸形

成的生物硅胶材料人工耳廓作为种植体进行全耳廓缺失的修复。双耳重度畸形伴耳道闭锁者，为改善听力，可在学龄前行外耳道及鼓室成形术。在出生后早期可行骨锚式助听器（bone-anchored hearing aid，BAHA）手术以尽早改善听力，促进言语能力的发育。可佩戴软带式骨导助听器，5 岁时可选择骨桥植入。

二、先天性外耳道畸形与中耳畸形

（一）外耳道畸形
分为两类，即单纯的外耳道狭窄或者闭锁，包括软骨和骨性闭锁（图8-1-2）。

（二）中耳畸形
包括鼓室、鼓窦、乳突和咽鼓管畸形，最常见且与手术最相关的畸形为听骨链畸形和面神经畸形。

1. **听骨链畸形**　听骨链是由锤骨、砧骨、镫骨组成的杠杆结构，由于镫骨直接和前庭窗连接传递声能，听力重建手术几乎都把镫骨作为手术的重点。Okano 在2003 年提出的分型如下：Ⅰ型，砧骨锤骨不连续但是镫骨底板活动；Ⅱ型，镫骨固定的先天性听骨链畸形；Ⅲ型，先天性锤骨固定、砧骨畸形、听骨链固定。该分型较为简单实用。

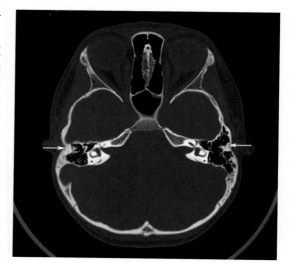

图 8-1-2　CT 示双侧外耳道闭锁（箭头）

2. **面神经畸形**　耳畸形者的面神经畸形的比例高，而且与畸形的严重程度相关。冷同嘉1994 年分析了 250 例先天性外、中耳畸形病例，面神经畸形占 26.7%，鼓索神经畸形占 59.2%。面神经畸形的具体表现以水平段骨管缺损、低位遮挡前庭窗最为多见，鼓索神经以缺如最为常见。注意面神经管骨壁缺损。面神经通过中耳时骨管缺如不能直接在 CT 片上显示出来，但是可以通过一系列间接的征象推断出来，如：面神经管在膝状神经节处异常，垂直段缺如，前庭窗缺如，锥隆起缺如。

3. **诊断与治疗**　根据患者畸形的耳廓、外耳道，中、重度的传导性聋，CT 所提示的外耳、中耳畸形，不难诊断。

（1）耳畸形的分级

1）De la Cruz 耳畸形分级（表8-1-1）

表 8-1-1　De la Cruz 耳畸形分级

轻度畸形	重度畸形
乳突正常气化	乳突气化不良
前庭窗、镫骨底板正常	前庭窗、镫骨底板畸形或缺如
面神经、镫骨底关系尚可	异常的面神经走行
内耳正常	内耳异常

2）Jahrsdoerfer 评分系统（仅适用于外耳道骨性闭锁）（表8-1-2）：首先要经过纯音测听或脑干诱发电位检查证实骨导听阈正常，并且影像证实内耳结构正常。

表 8-1-2　Jahrsdoerfer 评分

畸形程度	评分
镫骨存在	2
前庭窗开放	1
中耳腔存在	1
面神经正常	1
锤砧复合体存在	1

续表

畸形程度	评分
乳突气化不良	1
砧骨镫骨连接	1
圆窗开放	1
外耳道显露	1
总分	10

（2）治疗方案的选择：听力测试和 CT 检查证实内耳发育良好，耳廓、外耳道成形加鼓室成形术既能美容又可同时改善听力，但是该手术是具挑战性的，因为外、中耳畸形者颞骨结构畸形，乳突及鼓室发育较差，面神经畸形的发生率很高。如果手术适应证选择不当或对耳畸形患者的颞骨畸形特点不熟悉，容易导致面瘫及感音神经性听力损失等严重并发症。因此，术前充分评估非常重要。外耳道骨性闭锁患者听力重建手术术前评估的主要依据是 Jahrsdoerfer 评分量表（表 8-1-3）。一般认为总得分在 6 分及以上者适合手术，如评分 8 分者，80% 通过外耳道成形及鼓室成形术获得正常听力（骨气导差 <25dB）。而 5 分及以下者，手术风险远大于术后听力改善的获益。

表 8-1-3　Jahrsdoerfer 评分法选择先天性中耳畸形听力重建术适应证

得分	手术适应证
10	非常适合（excellent）
9	很适合（very good）
8	适合（good）
7	尚可（fair）
6	可以尝试（marginal）
<5	不适合（poor）

评分 4 分以上可行振动声桥（vibrant soundbridge，VSB）手术，低于 3 分不易手术。VSB 是通过单点固定于中耳的中耳植入装备，适应证也由感音神经性聋向混合性聋和传导性聋拓展。2006 年 Kiefer 等报道了 VSB 植入联合耳廓再造治疗双侧耳畸形。尽管 VSB 有很多优势，如手术适应证没有鼓室成形术严格、不需要进行外耳道重建，术后不会并发外耳道狭窄、感染及再次传导性聋等，但是 VSB 费用昂贵，尽管其体外部分体积小，而且很隐蔽（颜色与头发相似，可藏于头发中），毕竟是人工植入装置，有些患者仍然不愿意体外有任何显示其听力不好的标志。因此，VSB 植入不能代替传统的鼓室成形术，如果患者的颞骨发育较好，鼓室成形术仍然是首选。

小于或等于 5 分者植入骨锚式助听器（BAHA）。3 岁前不建议行钛钉植入，可佩戴软带 BAHA 作为过渡；3 岁后可通过锚入颅骨中的钛钉植入 BAHA。拟植入部位的骨皮质厚度均大于 4mm 者，采取一期手术植入钛钉。值得注意的是，先天性外中耳畸形伴外耳道狭窄者，尤其是外耳道直径 <2mm 者，即使其中耳乳突发育很差，没有行听力重建手术的条件，可行外耳道成形术，防止外耳道胆脂瘤的发生。

对于条件合适并且已经行听力重建手术的患者，其听力改善程度报道不一。远期效果不及术后近期效果的原因可能与鼓膜外侧愈合、外耳道再狭窄及感染、听骨链再固定以及感音神经性聋等因素有关。有 18.3% ~31% 的患者发生外耳道狭窄及感染等情况。

三、先天性内耳畸形

先天性内耳畸形较少见，发病率为 1/2000 ~1/6000，根据其畸形的部位，可分为：耳蜗畸形、前庭畸形、半规管畸形、骨迷路畸形、内耳道畸形、内耳神经畸形、血管畸形等。这些畸形包括各解剖部位的发育不全、缺失、变形、异位、狭窄、扩张等。常见的几种内耳畸形如下。

1. Michel 畸形　内耳结构完全未发育，听功能及前庭功能全无（图 8-1-3）。
2. Mondini 畸形　耳蜗重度发育不全，仅基底周发育，中间周及顶周未发育（图 8-1-4）。

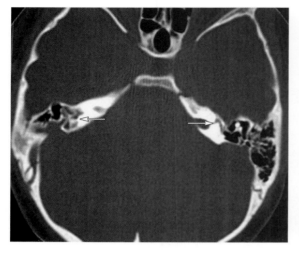

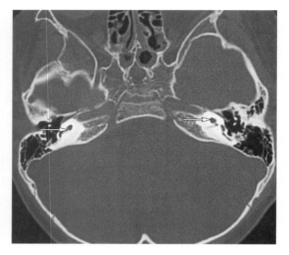

图 8-1-3　CT 示双侧内耳 Michel 畸形（箭头）　　　　图 8-1-4　CT 示双侧内耳 Mondini 畸形（箭头）

3. 共同腔畸形　前庭和半规管形成一共同腔（图 8-1-5）。
4. 前庭水管扩大　总脚与前庭水管开口间的中间宽度 >1.5mm，其发生可能与 *SLC26A4* 基因突变有关（图 8-1-6）。

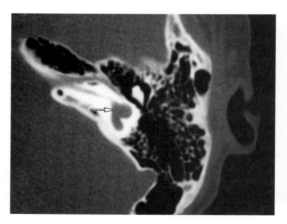

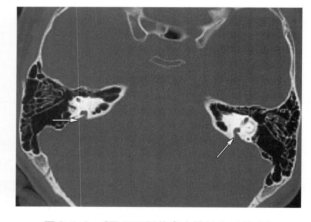

图 8-1-5　CT 示共同腔畸形（箭头）　　　　图 8-1-6　CT 示双侧前庭水管扩大（箭头）

如果同时伴有严重的内耳畸形，出现严重的感音神经性聋，这类患者除了进行耳廓整形以满足患者生理心理和社交需求外，外耳道和中耳的手术慎行，有适应证者选择行人工耳蜗植入术。

四、先天性耳前瘘管

先天性耳前瘘管是一种耳科常见疾病，其发生是由于胚胎期形成耳廓的第一、第二鳃弓的小丘样结节融合不良或第一鳃沟封闭不全所致。本病属外显不全的常染色体显性遗传性疾病。

【临床表现】

1. 症状　平时无症状，继发感染时出现局部红肿疼痛或化脓。
2. 体征　瘘管多为单侧性，也可为双侧。耳前瘘管瘘口多位于耳轮脚前，另一端为盲管。挤压时有少量白色黏稠性或干酪样分泌物从管口溢出。反复感染可形成囊肿或脓肿，破溃后则形成脓瘘或瘢痕

（图8-1-7）。

【治疗】

1. 无感染史者，可暂不做处理。急性感染全身应用抗生素，对已形成脓肿者，应先切开引流，待感染控制后行手术切除。

2. **手术适应证**

（1）曾有过继发感染，已基本愈合者。

（2）未曾继发感染，但局部瘙痒，有分泌物溢出者。

（3）无症状，但患者要求手术者。

术前瘘管内注入少许亚甲蓝溶液，并以探针为引导，将瘘管及其分支彻底切除。

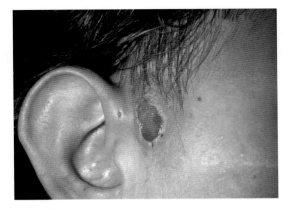

图8-1-7 先天性耳前瘘管

（钟时勋）

第二节 耳 外 伤

一、外 耳 外 伤

【临床表现】

1. **耳局部症状**

（1）耳廓血肿：耳廓血肿多发生于挫伤之后，因暴力使耳部血管破裂，血液淤积于软骨与软骨膜之间。在耳廓表面可见呈半圆形红色的皮下肿块，质软。患者除有局部疼痛外，无其他明显症状。耳廓血肿如果没有得到及时治疗可发生感染，或逐渐发生机化及钙化。

（2）出血：耳廓的血液供应丰富，前后主要有颞浅动脉和耳后动脉供应，且两者之间有细小分支相吻合。因此，耳廓外伤时若伤及上述动脉会导致大量出血，一般压迫可暂时停止。

2. **全身症状** 患者可有头晕。单纯外耳外伤的患者全身症状较少见。当合并其他器官外伤时，可出现血压、呼吸、脉搏等生命体征的变化及相应器官外伤的表现。

【检查】 所有外伤病人的检查，首先要注意病人的生命体征，其次要检查受伤部位和身体其他部位的改变。病情严重时，常需边检查边治疗；在病人有意识障碍、病情不允许搬动或者某一部位伤情严重而掩盖其他部位征象等情况下，医师需凭经验先做出初步判断，然后再仔细检查（图8-2-1）。

【诊断】 根据患者的外伤史及查体所见可基本做出诊断。须对外伤的严重程度做出初步评估，严重程度评估包括伤口的深度、污染程度、生命体征，并发症的发生等，如外耳损伤伴有听力损失、鼓膜破裂或鼓室积血，或有眩晕、面瘫者皆为中耳及内耳受损所致，则应考虑颞骨骨折。

【治疗】

1. **耳廓血肿的处理** 因耳廓皮下组织较少，血液循环较差，血肿不易自行吸收。可在无菌操作下，用粗针抽出积血后进行加压包扎。如反复行之无效，可于血肿上做一与耳轮平行的切口，排出积血或取出血块，再做加压包扎，严防感染。

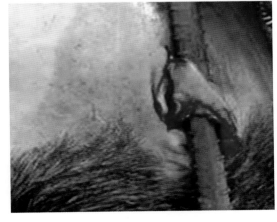

图8-2-1 耳廓外伤

2. **外耳道的处理** 治疗以预防感染为主，局部进行严格消毒，严禁行外耳道冲洗。用抽吸的方法或用小刮匙及细棉签清除土、耵聍及脱落破碎组织。尽量保持外耳道干燥，不宜涂搽甲紫液，以免妨碍观察，必要时可用消毒卷棉子轻拭后，以消毒的抗生素软膏纱条或碘仿纱条填塞外耳道，防止感染及外耳道狭窄。如肉芽生长过多，且有狭窄的趋势者，可在感染控制后，彻底刮除肉芽组织，并将骨性外耳道骨质磨除一部分，并加以植皮，以扩大外耳道。

3. **全身治疗** 为预防感染，选用足量广谱抗生素，预防继发感染。伤口较深时需注射破伤风免疫球蛋白。

二、鼓 膜 外 伤

【临床表现】 突感耳痛、听力立即减退伴耳鸣，外耳道少量出血和内耳闷塞感。偶伴眩晕、恶心及混合性听力损害。

【检查】 鼓膜多呈不规则状或裂隙状穿孔，外耳道可有血迹或血痂，穿孔边缘可见少量血迹（图8-2-2）。若出血量多或有水样液流出，示有颞骨骨折或颅底骨折所致脑脊液耳漏。听力检查为传导性或混合性听力损害。

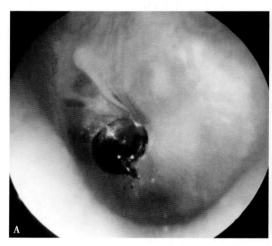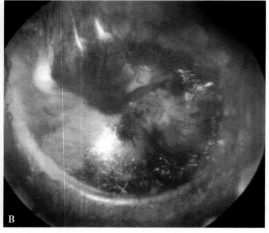

图 8-2-2　鼓膜穿孔
A. 鼓膜穿孔，见少量血迹　B. 鼓膜裂隙样穿孔

【治疗】
1. 除外耳道内存留的异物，外耳道口可用消毒棉球堵塞。
2. 避免感冒，切勿用力擤鼻涕。
3. 禁用外耳道冲洗或滴药。绝大多数的外伤性穿孔可于 3~4 周自愈。较大而不能自愈的穿孔可行鼓膜修补术。

三、颞 骨 骨 折

【分型】
1. **纵行骨折** 多由颞部和顶部受到撞击所致。骨折线与岩部长轴平行（图8-2-3），极少伤及内耳，常伴有中耳结构受损。表现为耳出血、传导性聋或混合性聋。如伤后即刻出现面瘫者宜尽早手术探查减压，迟发性面瘫可保守治疗，多能逐渐恢复。脑膜破裂，则有脑脊液。

2. **横行骨折** 较少见。主要由枕部受到暴力所致。骨折线与岩骨长轴垂直，常有耳蜗、前庭及面神经受损症状。如感音性聋、眩晕、自发性眼震、面瘫和血鼓室等。面瘫发生率约为 50%，且不易恢复。

3. **混合型骨折** 更少见。常由于颅骨多发性骨折，可同时发生颞骨纵行与横行骨折线，引起鼓室、迷路骨折，出现中耳与内耳症状。

4. **岩尖骨折** 很少见，可损伤第 Ⅱ~Ⅵ 对脑神经，相应眼部症状以及三叉神经痛或面部感觉障碍。岩尖骨折可损伤颈内动脉，导致致命性大出血。

颞骨骨折可伴发脑脊液漏。脑脊液漏初期呈浅红色，以后逐渐变为清亮液体，化验检查为含糖液体（可用查糖尿的试纸）。

【治疗】

1. 保持呼吸道通畅，必要时应行气管切开术。

2. 控制出血，及时补液或输血，以防止失血性休克，维持循环系统的正常功能。

3. 及时应用抗生素，预防颅内或耳部感染，注意耳部消毒。如有脑脊液漏，采取头高位或半卧位，多数脑脊液漏可自行停止。如超过 2 ~ 3 周仍未停止者，可经耳部经路修补硬脑膜缺损，以控制脑脊液漏。

4. 颞骨横行骨折引起的周围性面瘫，尽早手术减压。对鼓膜穿孔、听骨链离断、传导性聋或面神经麻痹等病症，可择期行鼓室成形术或面神经手术。

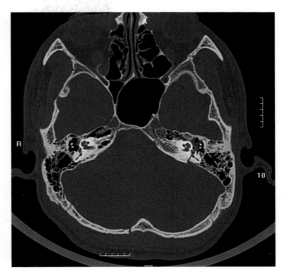

图 8-2-3　颞骨横行骨折 CT 表现

（钟时勋）

第三节　外耳疾病

一、外耳道疖

外耳道疖又称局限性外耳道炎，主要是指发生在外耳道软骨部皮肤的急性局限性化脓性病变，如图 8-3-1。致病菌主要为金黄色葡萄球菌，其次是铜绿假单胞菌。

【临床表现】

1. **症状**　剧烈性、跳动性耳痛，咀嚼时加重，可放射至同侧头部。

2. **体征**　体温升高，耳廓牵拉痛，耳屏按压痛，外耳道皮肤弥漫性红肿，耳道变窄，外耳道有脓栓，破溃时有脓性分泌物，耳廓后沟或乳突区红肿（图 8-3-1）。

【治疗】

1. **局部治疗**　疖肿未成熟时，局部用乙醇消毒后，用浸有鱼石脂的消肿纱条敷于疖肿处，必要时局部用抗菌药物。已有脓栓者，乙醇消毒后无菌刀尖挑开脓栓，取出后敷浸有红霉素的抗菌纱条，每日更换，直至病变消退，避免挤压病变组织。脓肿有波动者，行乙醇消毒后沿外耳道纵行切开引流。

2. **全身治疗**　体温上升者或是有全身疾病的患者根据局部或是全身药敏试验选用口服或是静脉注射抗生素，疼痛较重者行镇痛治疗。

二、外耳道胆脂瘤

【临床表现】　多发生于成年人。无感染者无症状。胆脂瘤大者，出现耳内堵塞感、耳鸣。继发感染有耳痛、头痛、外耳道有臭味分泌物。

【专科检查】　外耳道深部为白色或黄色胆脂瘤堵塞，其表面被多层鳞片状物质包裹（图 8-3-2）。较大者清除后见外耳道骨质遭破坏、吸收，外耳道骨部明显扩大。鼓膜完整，可充血、内陷。巨大的外耳道胆脂瘤侵犯乳突，广泛破坏乳突骨质（图 8-3-3），并发胆脂瘤型中耳乳突炎，引起周围性面瘫。

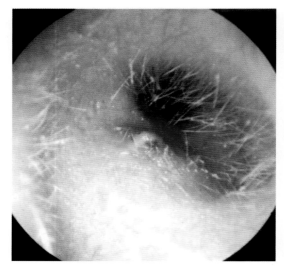

图 8-3-1　外耳道疖

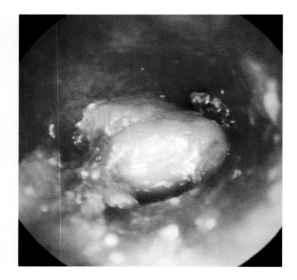

图 8-3-2　外耳道胆脂瘤

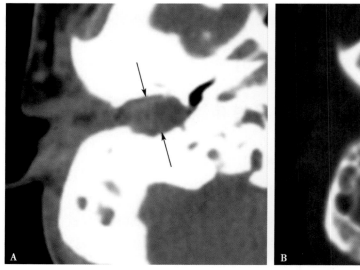

图 8-3-3　CT 轴位平扫：外耳道胆脂瘤

A. 软组织窗，显示右侧外耳道内见软组织密度影充填（箭头）　B. 骨窗，显示右侧外耳道局部
骨质破坏，边缘骨质硬化，外耳道稍扩大；右侧乳突气化不良，乳突小房密度增高

【确诊】　取胆脂瘤送病检可确诊。

【治疗】

1. 无合并感染时，胆脂瘤较易取出，清除方法同耵聍取出术。

2. 合并感染时，应注意控制感染。全部或部分清除胆脂瘤。

3. 感染严重、取出困难者可在全身麻醉及手术显微镜下进行，全身应用抗生素控制感染。术后应随诊观察，清除残余的或再生的胆脂瘤。

4. 外耳道胆脂瘤侵入乳突者应按乳突根治术或改良乳突根治术手术治疗。

（钟时勋）

第四节　中 耳 疾 病

中耳疾病为耳鼻咽喉头颈外科常见病，可产生耳部不适、疼痛、耳胀满感、闭塞感、耳漏、听力损失、耳鸣、眩晕等症状，可由外伤、感染或中耳因咽鼓管阻塞所致气压改变引起。若由感染所致，尚有发热、全身乏力等症状。中耳疾病以中耳炎最为常见。

中华医学会耳鼻咽喉科学会2012年中耳炎分类标准如下。

1. 分泌性中耳炎

2. 化脓性中耳炎

（1）急性化脓性中耳炎

（2）慢性化脓性中耳炎：①静止期；②活动期。

3. 中耳胆脂瘤

4. 特殊类型中耳炎

（1）结核性中耳炎

（2）艾滋病性中耳炎

（3）梅毒性中耳炎

（4）真菌性中耳炎

（5）坏死性中耳炎

（6）放射性中耳炎

（7）气压性中耳炎

一、分泌性中耳炎

【临床表现】

1. **听力下降**　急性分泌性中耳炎大多有上呼吸道感染病史，以后听力逐渐下降，可发觉自己讲话声音变大。

2. **耳痛**　急性分泌性中耳炎起病时可有轻微耳痛，慢性者继发感染时可出现耳痛。

3. **耳内闭塞感**　成年人常主诉耳内闭塞感或闷胀感，按压耳屏后可暂时缓解。

4. **耳鸣**　一般不重，可有"噼啪"声，当头部运动或打哈欠、擤鼻时，耳内可出现气过水声。

5. **声导抗测试**　声导抗图对本病的诊断具有重要价值。平坦型（B型）为本病的典型曲线，有时为高负压型（C型）。声反射均消失。

【检查】

1. **鼓膜**　急性者松弛部或全鼓膜充血，内陷，表现为光锥缩短、变形或消失，锤骨柄向后上移位，锤骨外侧突明显外突。鼓室积液时鼓膜呈淡黄、橙红油亮或琥珀色。慢性者可呈灰蓝或乳白色，如图8-4-1。有发状线，头位变动时，其与地面平行的关系不变。透过鼓膜有时尚可见到气泡。咽鼓管吹张后气泡可增多。

2. **鼓气耳镜检查**　示鼓膜活动受限。

3. **听力检查**　音叉试验及纯音听阈测试示传导性聋。重者听力损失可达40dBHL左右，听力损失以低频为主，积液排出后听力即改善。声导抗图平坦型（B型）。负压型（C型）示咽鼓管功能不良，部分有鼓室积液。严重者ABR检查可大于100dBHL，不能据此诊断神经性聋。

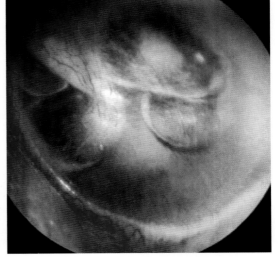

图8-4-1　分泌性中耳炎耳镜图，可见鼓室内积液液平和气泡

4. **影像学诊断**　颞骨CT扫描：中耳系统含气腔有不同程度积液，CT值大多为40Hu以下。乳突MR检查：可见乳突由无信号的气房，变成T_2高信号，非常敏感，具有高度特异性的诊断价值（图8-4-2和图8-4-3）。

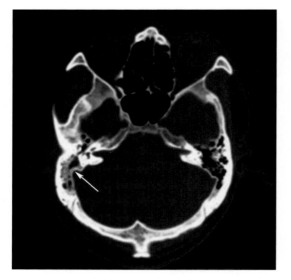

图 8-4-2 双侧乳突 CT 平扫（骨窗）
可见左侧蜂房气化良好，右侧乳突蜂房内
见充满稍高密度液体（箭头所示）

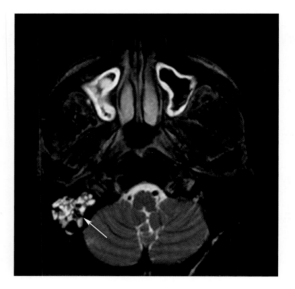

图 8-4-3 双侧乳突 MR 平扫（T_2WI）
可见左侧蜂房气化良好，呈无信号表现，
右侧乳突蜂房充满 T_2 高信号液体（箭头所示）

【确诊】 鼓膜穿刺术确诊。

【治疗】 首选非手术治疗 3 个月，严格掌握手术指征。病因治疗，改善中耳通气引流及清除中耳积液为本病的治疗原则。

1. 非手术治疗

（1）抗生素：急性期可根据病变严重程度选用合适的抗生素。

（2）保持鼻腔及咽鼓管通畅：可用1%麻黄碱溶液和含有激素的抗生素滴鼻液交替滴鼻，每日 3～4 次。

（3）促纤毛运动及排泄功能：稀化黏素类药物有利于纤毛的排泄功能，降低咽鼓管黏膜的表面张力和咽鼓管开放的压力。

（4）糖皮质激素类药物地塞米松或泼尼松等口服，做辅助治疗。

2. 手术治疗

（1）咽鼓管吹张：慢性期可采用捏鼻鼓气法、波氏球法或导管法。

（2）鼓膜穿刺抽液：成人用局部麻醉。小儿用全身麻醉。

（3）鼓膜切开术：积液黏稠，穿刺不能吸净者。用鼓膜切开刀在鼓膜前下象限做放射状或弧形切口，注意勿伤及鼓室内壁黏膜，鼓膜切开后应将鼓室内液体吸除。

（4）鼓室置管术：病情迁延不愈或反复发作者，中耳积液过于黏稠不易排出者，头部放射治疗后咽鼓管功能短期内难以恢复正常者，均可考虑做鼓室置管术（图8-4-4）。

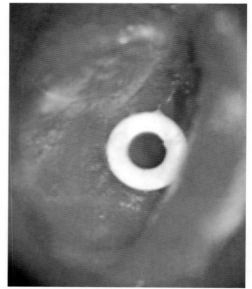

图 8-4-4 鼓室置管术

（5）长期反复不愈，怀疑中耳乳突腔有肉芽组织等不可逆病变形成，或发现有听小骨破坏时，尽早行单纯乳突凿开术、上鼓室开放术或后鼓室切开等手术清理病灶。

（6）积极治疗鼻咽或鼻腔疾病。

（7）球囊扩张咽鼓管成形术：21 世纪初，欧洲开发出一种球囊扩张导管治疗鼻窦炎。Ockermann 等

（2010 年）首先将其应用于咽鼓管，在尸头模型上在鼻内镜引导下，将球囊置于咽鼓管口，扩张咽鼓管，发现咽鼓管的软骨部存在微小裂痕，而骨部无损伤，证实了球囊扩张咽鼓管成形术的可行性和安全性。随后作者将其应用于临床，发现患者术后咽鼓管功能较术前显著改善，也没有明显的并发症。随访 2 年的结果显示，球囊扩张咽鼓管成形术具有良好的远期效果。

分泌性中耳炎与咽鼓管功能不良密切相关，而咽鼓管功能障碍可能与腭帆张肌功能障碍、咽鼓管表面活性物质减少等有关。咽鼓管球囊扩张术可致咽鼓管黏膜下层组织小的撕裂伤，使黏膜下层变薄而致管腔扩大。而且撕裂的组织由新鲜瘢痕组织修复，即胶原纤维被压缩，由纤维细胞、新生血管及炎症细胞充填，而非胶原纤维组织再生修复，因此，不易再狭窄。咽鼓管管腔扩大后，可改善引流、恢复纤毛功能。也可能使活性物质重新分布于咽鼓管黏膜表面，有助于恢复其功能。

手术方法：全身麻醉后用 1‰肾上腺素收缩鼻腔 5 分钟，0°鼻内镜检查鼻腔、鼻咽情况，在鼻内镜下将 70°或 30°、45°的导管的尖端置于咽鼓管鼻咽口，通过导管将导丝导入咽鼓管。水泵加压，打胀球囊，缓慢加至 10 个大气压，维持 2 分钟，水泵减压，吸至负压，退出球囊及导丝。

如果鼻腔因解剖原因无法同时放入鼻内镜和球囊导管植入器，则可经口咽径路放入鼻内镜，将球囊导管经鼻腔放入。

二、急性化脓性中耳炎

【临床表现】

1. **全身症状**　畏寒发热，小儿全身症状较重，可高热、抽搐，常伴呕吐腹泻等消化道症状。一旦鼓膜穿孔，体温即逐渐下降，全身症状明显减轻。

2. **耳痛**　耳深部搏动性跳痛或刺痛，可向同侧头部或牙齿放射，疼痛剧烈，致烦躁不安，不能入眠。小儿哭闹不止，转动头颈，以手抓耳、拒食。鼓膜穿破流脓后，耳痛减轻。

3. **耳鸣、耳聋**　耳闭塞、耳鸣、听力渐降，耳痛剧烈时耳聋常被忽视，偶伴眩晕，鼓膜穿孔后耳聋减轻。

4. **耳漏**　鼓膜穿孔后，有黏脓液流出，最初可为血水样，后变为脓性。

【检查】

1. **耳镜检查**　鼓膜充血，初为松弛部锤骨柄充血，继而紧张部放射状充血，最后弥漫性充血，向外膨隆。最后鼓膜穿孔，因穿孔小，脓液呈搏动性溢出，可见闪烁搏动性亮光，称为"灯塔征"，坏死型者可见鼓膜大穿孔（图 8-4-5）。

2. **耳部触**　诊乳突部鼓窦区可有轻度压痛。

3. **听力检查**　多呈传导性聋。

4. **血象**　白细胞总数增多，中性粒细胞增加，鼓膜穿孔后血象渐趋正常。

【治疗】　本病的治疗原则为抗感染、利引流、去病因。

1. **全身治疗**

（1）尽早足量足疗程抗菌药物的应用：鼓膜穿孔后，应取脓液做细菌培养和药敏，参照结果选用合适的抗生素，症状消失后继续治疗数日，方可停药。

（2）注意休息，调节饮食，通畅大便。重症者应注意支持疗法，如应用糖皮质激素等。必要时请儿科医师协同观察。

2. **局部治疗**

（1）滴耳：鼓膜穿孔前，用 2% 酚甘油滴耳；鼓膜穿孔后，先以 3% 过氧化氢清洗外耳道，再滴抗生素滴耳液。

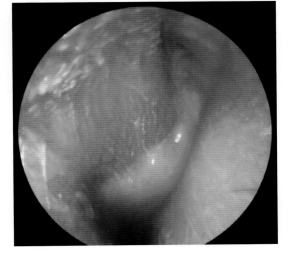

图 8-4-5　急性化脓性中耳炎耳内镜下表现

（2）鼓膜切开术：适时的鼓膜切开术可以通畅引流，有利于炎症的迅速消散，使全身和局部症状减轻。

（3）短期使用鼻腔减充血药：如1%麻黄碱滴鼻液滴鼻，减轻鼻咽黏膜肿胀，有利于恢复咽鼓管功能。

3. 病因治疗 积极治疗鼻部和咽部慢性疾病。

三、慢性化脓性中耳炎

慢性化脓性中耳炎是中耳黏膜、骨膜或骨质的慢性化脓性炎症，临床特点为耳内长期流脓、鼓膜穿孔、听力下降等。

【临床表现】

1. 耳内溢液 溢液可为间断性或持续性。分泌物可黏稠或稀薄，有时可有血液。分泌物的量多少不一，耳内进水后溢液可增多。

2. 听力下降 听力下降程度轻重不等。

3. 耳鸣 部分患者可有耳鸣，阵发性或持续性。

【检查】

1. 鼓膜穿孔 位于紧张部，穿孔大小及形状常不相同，可表现为中央性小穿孔、肾形穿孔或大穿孔，但鼓膜均有残留边缘，鼓环无破坏，经穿孔可见鼓室黏膜光滑或轻度水肿（图8-4-6）。听骨链多完好或仅有部分锤骨柄坏死。

2. 听力检查 一般呈轻度传导性聋。

3. 乳突X线片或颞骨CT扫描 示乳突呈气化型或板障型，中耳内可有软组织影。无骨质破坏（图8-4-7）。

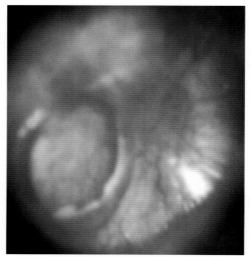

图8-4-6 鼓膜穿孔

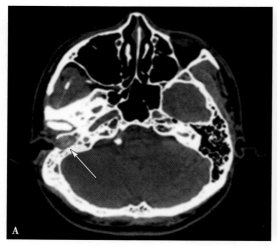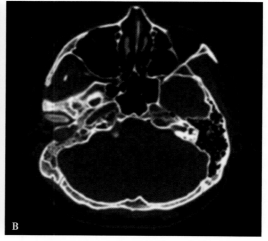

图8-4-7 颞骨轴位CT示右侧慢性中耳乳突炎

A. CT平扫软组织窗　B. CT平扫骨窗。左侧乳突气化良好，未见异常；右侧乳突蜂房发育小，其内充满高密度影，中耳腔及乳突窦扩大，少许骨质破坏，内见软组织密度影充填（箭头）

【治疗】 引流通畅者，可局部用药，如0.3%氧氟沙星滴耳液、2.5%氯霉素甘油滴耳液、3%硼酸滴耳液等。用药前可用3%过氧化氢液洗耳。治疗原则为预防复发，炎症控制后行鼓膜成形术恢复听力。炎症期应根据细菌培养及敏感试验结果，合理选用抗生素治疗。急性发作感染较重者可配合全身应用抗生素，局部脓性分泌物较多时，应先以3%过氧化氢液清洗，再拭净或以吸引器吸尽脓液，然后滴入抗生素滴耳液，如0.3%氧氟沙星液、0.5%金霉素液等。炎症控制后可考虑鼓膜修补成形术以重建听力。

视频2 鼓室成形术（夹层法）　　　　视频3 鼓室成形术（内植法）

四、中耳胆脂瘤

中耳胆脂瘤是一种位于中耳内的囊性结构，由复层鳞状上皮形成包囊，内含胆固醇结晶、脱落的上皮细胞、角蛋白、细菌等，并非真性肿瘤。通常根据发病机制分为后天性原发性胆脂瘤与后天继发性胆脂瘤。胆脂瘤可继发于慢性化脓性中耳炎，慢性化脓性中耳炎也可继发于胆脂瘤的细菌感染，故本病又称为伴有胆脂瘤的慢性中耳炎。

【临床表现】

1. 后天性原发性胆脂瘤少见，并发感染前可无耳漏和鼓膜穿孔。后天获得性胆脂瘤以长期耳流脓、鼓膜穿孔及听力下降为特点。

2. 长期持续性或间断性耳流脓。并有恶臭。

3. 并发症　中耳胆脂瘤由于其极强的骨质破坏特性，易致感染向毗邻结构扩展而发生颅内外并发症，如耳后骨膜下脓肿、周围性面瘫、迷路炎、硬脑膜外脓肿、乙状窦血栓性静脉炎、脑膜炎、脑脓肿甚至脑疝等，严重者可致死亡。

4. 松弛部或紧张部后上方有边缘性穿孔。从穿孔处可见鼓室内有灰白色鳞屑状或豆渣样物质，有强烈臭味（图8-4-8）。

【检查】

1. 听力测试　一般为较重的传导性聋，如病变波及耳蜗。则呈混合性听力损失。

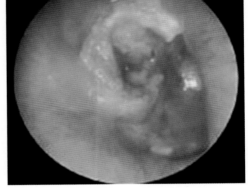

图8-4-8　中耳胆脂瘤耳内镜表现

2. CT检查　对临床疑诊胆脂瘤的患者应行高清晰度颞骨CT检查，以精确了解胆脂瘤的范围、听小骨的改变。面神经管、半规管、鼓室盖等的骨质破坏情况。典型表现为中耳软组织阴影，密度均匀，边界浓密锐利，常伴有骨质破坏（图8-4-9和图8-4-10）。

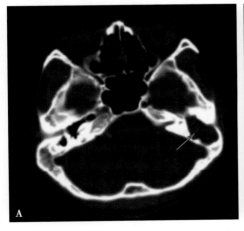

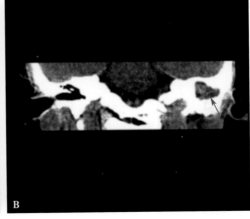

图8-4-9　左侧乳突胆脂瘤的颞骨CT表现

A. 轴位骨窗　B. 冠状位重建软组织窗

左侧乳突呈硬化型，左侧乳突窦及乳突窦口扩大，并见巨大骨质破坏区，

内见软组织密度影充填（箭头所指），周围骨质有增生硬化

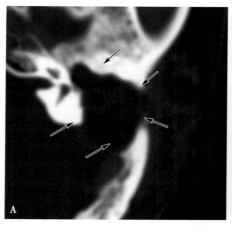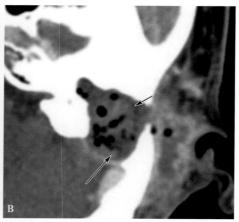

图 8-4-10　颞骨轴位 CT 平扫示巨大胆脂瘤

A. 骨窗示左侧乳突窦扩大，窦壁骨质破坏并骨质增生硬化（箭头所指）　B. 增强扫描示乳突窦内软组织未见强化，窦腔与邻近软组织相通形成窦道（短箭头所指），内侧壁骨质破坏、累及硬脑膜（长箭头所指）

【治疗】　中耳胆脂瘤一经诊断，应尽早手术治疗。

手术方式多种多样，主要有开放式和关闭式（完壁式）两种类型。完壁式手术时辅以内镜，可以看到手术显微镜不易看清的部位，如上鼓室、鼓室窦、咽鼓管等，有望大大降低病变残留的发生率。彻底清除胆脂瘤后，可酌情行听骨链重建及鼓室成形术，以保存或提高听力。

视频 4　乳突根治术

五、中耳炎后遗症

1. 不张性/粘连性中耳炎
2. 鼓室硬化
3. 中耳胆固醇肉芽肿
4. 隐匿性中耳炎

（钟时勋　牟忠林　冯 勃）

第五节　耳　硬　化

【临床表现】

1. **听力减退**　无诱因双耳进行性听力减退。听力减退缓慢，逐渐加重，过度疲劳、烟酒过度及女性妊娠生育后等可致听力减退显著加剧。影响患者社交活动。

2. **耳鸣**　间歇性或持续性低音调耳鸣。多数与耳聋同时出现。

3. **威利斯误听**　患者在喧闹环境中反较在安静环境下的听觉为好，此现象称为威利斯误听或威利斯听觉倒错。

4. **眩晕**　少数患者在头部活动后出现轻度短暂眩晕。

【检查】

（一）专科检查

外耳道多较宽大，鼓膜正常，活动良好。有时可在鼓膜后上象限见淡红色区域，此为鼓岬黏膜充血的表现，此现象称 Schwartze 征，为临床耳硬化特征之一。

（二）听力学检查

1. **音叉测试**　RT，256Hz 阴性，512Hz 阳性提示早期听力损坏；256Hz、512Hz 均为阴性提示听力损坏加重。

2. **纯音测听**　骨导听力曲线在 1000Hz 或 2000Hz 区域呈 V 形下降称卡哈切迹。提示镫骨底板硬化固定。

3. **声导抗测试**　鼓室曲线呈 A 型、As 型或呈双相曲线，镫骨肌反射阈提高或消失。

4. **听性脑干反应测听**　I 波、V 波潜伏期延长或阈值提高。

（三）影像学检查

颞骨 X 线平片无中耳乳突病变，颞骨高分辨率螺旋 CT 扫描可发现镫骨底板增厚，前庭窗、蜗窗、骨迷路和内耳道的硬化灶，如图 8-5-1。

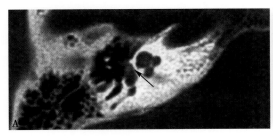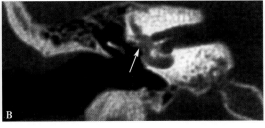

图 8-5-1　耳硬化 HRCT 图像

A. 轴位图像，显示镫骨底板增厚（箭头）

B. 冠状位重建图像，显示骨迷路骨质吸收，密度减低，并见点状钙化灶（箭头）

【治疗】

1. **手术疗法**　根据病情选择镫骨手术和内耳开窗术。镫骨手术包括镫骨撼动术和镫骨切除术。镫骨底板开窗加人工听骨（Piston）植入。镫骨切除可使用手钻、电钻及激光。

2. **药物防治**　氟化钠疗法和硫酸软骨素疗法。

3. **不适于或不愿接受手术者**　可以选配助听器，双耳极重度耳聋者行人工耳蜗植入。

视频 5　激光镫骨切除、底板造孔、人工听骨（PISTON）植入术

（冯　勃　钟时勋）

第六节　面神经疾病

一、面神经的解剖

（一）面神经的组成

面神经是由运动神经、副交感神经、味觉纤维、感觉神经纤维组成的。

1. **运动神经**　起于脑桥下部的运动神经核，支配除上睑提肌以外的所有面部表情肌，以及镫骨肌、颊肌、茎突舌骨肌等。

2. **副交感神经**　起于上涎核，经蝶腭神经节和下颌神经节，分别分布于泪腺、下颌下腺、舌下腺。

3. **味觉纤维**　主要连接舌前 2/3 味觉感受器，经膝神经节至孤束核。

4. **感觉纤维**　主要司耳廓及外耳道部分皮肤感觉。

（二）面神经的走行

按面神经运动神经纤维的行程，可将其分为以下几段。

1. **核上段** 起自大脑皮质的面神经中枢，下至面神经运动核。
2. **核段** 面神经在脑桥中的行程。
3. **小脑脑桥角段** 脑桥下沿与内耳门之间的节段。
4. **内耳道段** 从内耳门到内耳道底的节段。
5. **迷路段** 自内耳道底至膝神经节。
6. **鼓室段** 在鼓室内壁的行程，自膝神经节至锥隆起。自膝神经节发出岩浅大神经至泪腺。
7. **乳突段** 自锥隆起至茎乳孔，其间发出镫骨肌支和鼓索神经。
8. **颞骨外段** 出茎乳孔后穿过腮腺至表情肌的节段。

二、周围性面瘫的诊断

周围性面瘫是由面神经核或核以下的病变引起的面肌麻痹。

【临床表现】 主要表现为面部肌肉的随意运动障碍，包括额纹消失，不能蹙额、抬眉，闭眼不全，鼻唇沟变浅，口角下垂并歪向对侧，说话、示齿时更明显，吹口哨时漏气，饮水时易沿口角外流。可有味觉减退、泪液或唾液分泌减少。双侧完全面瘫时面部呆板无表情。

【病因诊断】

1. 通过详细的问诊，采集病史，可初步了解发生周围性面瘫的原因。这些原因包括先天性面神经畸形，细菌及病毒感染如中耳炎、带状疱疹，外伤所致颞骨骨折，面神经肿瘤，邻近肿瘤压迫，医源性手术损伤，以及原因不明者如 Bell 麻痹等。

2. **查体** 详细的体格检查，包括静态和运动状态的检查，耳鼻咽喉专科及神经系统检查，全身检查等，可为诊断提供有价值的线索。通常采用 House-Brackmann 分级法来评定面瘫的程度（表 8-6-1）。

表 8-6-1 House-Brackmann 面神经功能恢复评定标准

损伤程度	级别	定义
正常	I	两侧对称，各区功能正常
轻度面瘫（刚能察觉）	II	面肌轻度无力，轻闭眼时能完全闭拢。用力微笑时面部轻度不对称，轻微联带运动，无面肌挛缩
中度面瘫（有明显差别）	III	面肌明显无力，但无损面容，可有抬眉不能，用力时眼能完全闭拢，用力时口部运动有力，但不对称，有明显的联带运动、痉挛
中重度功能障碍	IV	面肌明显无力，有损面容，不能抬眉，用力时眼不能完全闭拢，口部运动不对称，明显的联带运动、痉挛
重度面瘫	V	轻微的面肌运动，眼睑不能闭合，口角仅有轻微运动，联带运动、痉挛消失
完全面瘫	VI	面肌不能运动，缺乏张力，无联带运动、无痉挛

3. **影像学检查** CT、MRI 及超声检查。
4. **定位诊断**
（1）泪液分泌试验
（2）镫骨肌反射
（3）味觉试验
（4）涎液分泌试验
5. **电生理诊断**
（1）肌电图
（2）神经电图
（3）神经兴奋性试验

视频 6 乳突进路面神经减压术

三、常见的周围性面瘫疾病

（一）Bell 麻痹

Bell 麻痹是原因不明的急性周围性面瘫，又称特发性面瘫。任何年龄均可发病，但 20～40 岁者多见。确切病因尚不明，但可能与血管痉挛致局部缺血、病毒感染性免疫反应、遗传等因素有关。

临床表现为突然发生、迅速加重的一侧周围性完全或不完全性面瘫。可有受冷风吹袭史或病毒感染史。初期可伴患侧耳或耳下疼痛，少数有面部、舌部麻木，面部触觉异常感。乳突可有压痛，鼓膜后部可有轻微充血，但数日后即消失。诊断本病须先排除引起周围性面瘫的其他疾病。

治疗分为非手术治疗和手术治疗。非手术治疗包括药物如糖皮质激素、血管扩张药、维生素，物理治疗，针灸等。注意保护角膜。手术治疗主要为面神经减压，但其适应证和手术时机、减压范围仍有争议。

（二）耳带状疱疹

带状疱疹病毒感染面神经致周围性面瘫，又称 Hunt 综合征，系由 Ramsay Hunt 于 1910 年首次报道。

临床特征为耳部疱疹伴发周围性面瘫。初期常先有剧烈耳痛，继之耳甲腔及周围出现充血、簇状疱疹，疱疹破溃后有渗液（图 8-6-1）。周围性面瘫稍后出现，可为非完全性面瘫，重者可为完全性面瘫。病毒若侵犯耳蜗神经、前庭神经、三叉神经，则可出现耳、聋耳鸣、眩晕、面部剧痛。个别患者可出现其他脑神经症状和体征。治疗原则基本同 Bell 面瘫。

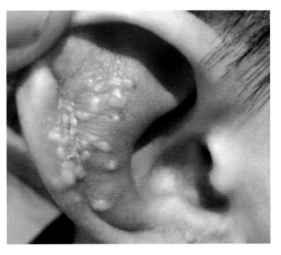

图 8-6-1 耳廓带状疱疹

（钟时勋　牟忠林　冯　勃）

第七节　颞骨恶性肿瘤

颞骨恶性肿瘤占耳科病例的 1/5000～1/20 000，以鳞状上皮癌（简称鳞癌）最常见。外耳道、中耳和乳突中 60%～80% 为鳞癌，其次是腺癌、囊腺癌和基底细胞癌，黑素瘤少见。Moffat 等总结了鳞癌有 6 种组织学类型：高分化、中分化、低分化、细胞形态清晰、纺锤形和疣状鳞癌。颞骨鳞癌的人群发病率为 1/1 000 000～6/1 000 000，其中 60%～70% 发生于耳廓，20%～30% 发生于外耳道，10% 发生于中耳和乳突。年龄以 50～60 岁多见，无性别差异。耳廓上绝大多数是基底细胞癌。下文仅限于颞骨鳞癌。

【病因学】　最主要的病因是暴露于紫外线或超量放射线，如鼻咽癌放射治疗，特别是皮肤细嫩的人群。有研究报道 18 例颞骨肿瘤中，39%（7/18）是放射相关肿瘤（鼻咽癌放射治疗后）：5 例鳞癌，2 例肉瘤。而对于未暴露部位，如外耳道鳞癌，可能与基因有关。另外，化学制剂，如与含氯消毒剂的相关性也有报道。以前文献中提到的慢性化脓性中耳炎是一显著致病因素，目前尚未证实。伴慢性中耳炎的中耳癌多有人乳头瘤病毒（HPV）的感染。约 50% 的病例在使用抗生素之前有长期耳漏史。

【临床表现】　首发症状多为耳漏,耳内出血或血性分泌物也较常见。听力下降,早期为传导性。肿瘤可沿骨壁或已有的血管神经通路侵袭,破坏耳蜗可致感音性聋。随着肿瘤增长,出现耳痛、眩晕、面瘫。从外耳道向前扩散至颞下颌关节、腮腺或直接经薄弱的外耳道骨壁、岩鳞部骨缝或外耳道软骨切迹侵入颞下窝,引起张口困难,外耳道、耳前包块等（图 8-7-1）;侵及第Ⅴ、Ⅵ、Ⅶ、Ⅷ、Ⅸ、Ⅹ、Ⅺ、Ⅻ对脑神经可引起相应的症状;侵及颈静脉孔,引起颈内静脉和颈内动脉的大出血;向上侵袭鼓室盖、硬脑膜和颞叶，引起头痛、脑膜炎。晚期可有颈部淋巴结肿大和远处转移（图8-7-2）。

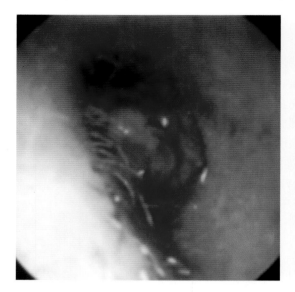

图 8-7-1　外耳道癌

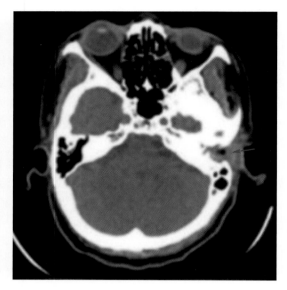

图 8-7-2　颞骨轴位 CT 示左侧外耳道癌

左外耳道可见软组织肿块，轻度强化（箭头所指），并外耳道骨质轻微破坏

【手术及重建】

1. 颞骨癌的手术方式　外耳道局限性 T_1 期，特别是外耳道后壁的肿瘤可袖套状切除，以前是连同外耳道皮肤完整切除肿瘤，但现在是只介于单纯肿瘤切除和扩大的颞骨部分切除（LTBR）之间的术式。

（1）局限于外耳道的病灶：对 T_1 期和部分拒绝或因医学原因不能扩大切除的 T_2 患者，绝大多数颅底外科医师主张做 LTBR：去除外耳道软骨及骨质，鼓膜及锤骨、砧骨，以及与之相邻的其他组织。手术步骤：外耳道关闭成死腔，行扩大面神经隐窝的乳突切开术，上鼓室尽量向前扩大，鼓部骨质向下磨至鼓环，从耳屏软骨和前外耳道骨质中解剖出颞下颌关节，分离砧镫关节，然后去除整体圆柱形组织。此手术可向前扩大切开浅层腮腺和颞下颌关节、髁突。LTBR 比常规的乳突切开术更利于肿瘤的完整切除。许多研究表明，常规乳突切除加术后放射治疗的存活率与 LTBR 相近。

（2）超出外耳道的肿瘤：起自中耳和乳突的肿瘤，不论其大小，都属 T_3 或 T_4 期，应行：①小片状切除；②颞骨次全切除（subtotal temporal bone resection，STBR）；③颞骨全切除（total temporal bone resection，TTBR），也称扩大颞骨切除。

TTBR 手术步骤：完整切除外耳道，耳廓及周围皮肤。切除腮腺、面神经、下颌骨上升支、颧弓、颞下颌关节、翼状肌直至卵圆孔以保护三叉神经。在上颈部，分离颈内动脉和颈外动脉，颈内动脉伴第 Ⅸ、Ⅹ、Ⅺ 对脑神经和其内侧的颈静脉完整切除。明确椎动脉后分离颈 1 交通支和颈肌深面，以便切除茎乳孔并暴露颈动脉入颅口。行颅中窝切除术以暴露三叉神经和岩部的颈动脉，切除颅中窝硬脑膜、乙状窦后结扎横窦，向前切除岩尖和颈动脉管相邻的斜坡骨质。切除颈动脉并移植。行枕骨下切开以直视颈静脉球和枕骨大孔。切除硬脑膜向后至乙状窦，经交通窦到达小脑幕，向前到达上部岩窦。牺牲后组 6 条脑神经，切除下部骨质以松解颞骨。若切除范围较大，必须仔细分离逐层切除，尤其是在枕髁、斜坡、颈动脉或海绵窦。注意基底静脉丛出血较多。

2. 重建　大多使用局部肌皮瓣，如颞肌、斜方肌、胸肌或颈阔肌，表面用皮肤或皮下黏膜移植物覆盖。其中颞肌皮瓣最常用。有人认为带微血管的皮瓣可修补较大的脑膜缺损处或颈动脉的暴露处。可用人工脑膜或阔筋膜修补硬脑膜。神经移植可重建面神经或其他脑神经，如第 Ⅸ、Ⅻ 对脑神经。有学者认为不应用舌下神经修复面神经，因为失去舌下神经功能，会加重丧失舌咽神经和迷走神经的症状。

（牟忠林）

第八节 植入式人工听觉装置

随着临床听力学、耳显微外科技术、生物电子技术和生物医学工程技术等多个学科的飞速发展，多种植入式人工听觉装置不断面世，已经广泛应用于临床，用于治疗不同种类、不同程度的听力损失患者。植入式人工听觉装置包括半植入式骨锚式助听器（bone-anchored hearing aid，BAHA）、植入式振动声桥（vibrant soundbridge，VSB）、人工耳蜗植入系统（cochlear implant，CI）、骨桥、听觉脑干植入系统（auditory brainstem implant，ABI）和听觉中脑植入系统（auditory midbrain implant，AMI）等。

一、骨锚式助听器

骨锚式助听器（bone anchored hearing aids，BAHA）是一种通过骨传导方式工作的半植入式助听装置，由钛金属植入体（fixture）、钛质基座（abutment）和声音处理器（sound processor）三部分组成，

声音处理器接收和放大声音并转换为声振动，经基座和钛植入体及骨传导将声振动直接传至耳蜗，刺激内耳和听神经产生听觉（图 8-8-1、图 8-8-2）。对单侧感音神经性聋患者，使用 BAHA 将声音从患侧传递到健侧耳蜗，减少头颅阴影效应造成的负面影响，能扩展声场，改善患者在喧闹环境中的言语识别和理解能力。

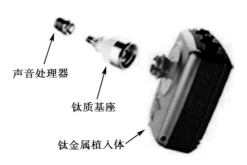

声音处理器

钛质基座

钛金属植入体

图 8-8-1　BAHA 结构图

【适应证】 各种原因所致单侧或双侧传导性或混合性听力损失患者，有部分残余听力，期望改善语言交流能力，不能或不愿选择听力重建手术，不愿或不能佩戴耳道助听器者。

各种原因所致的单侧感音神经性聋患者，不愿或不能佩戴耳道助听器者。

患儿应在 3 岁左右且颅骨有足够的厚度来植入钛质螺钉，年幼者可先佩戴 BAHA 软带（BAHA softband）。

【禁忌证】

1. 颅骨厚度不够或骨质软者，易致植入体不稳定。

2. 有蜗后性病变者。

3. 有严重智力障碍者。

4. 有严重精神性疾病者。

5. 全身情况差，不能耐受手术者。

BAHA 植入的相对禁忌证：成骨不全症、佩吉特病、严重的骨质疏松症等。

【手术方法】 BAHA 植入手术可在局部麻醉或全身麻醉下进行，手术操作简单，安全性高，一般分两期完成，也可将其合为一期完成。

1. 一期手术

（1）用 BAHA 模型在耳后定位植入点，距外耳道中点 5.0 ~ 5.5cm 的乳突骨区域。做直径约 2.5cm 的 U 形皮瓣，蒂在前方，暴露出乳突骨膜。

（2）用电钻钻一深 3 ~ 4mm 的圆孔，旋入钛质螺钉。

（3）复位皮瓣，缝合切口。

（4）术后 3 ~ 4 个月（儿童约 6 个月）钛质螺钉与骨组织达到良好骨整合后行二期手术。

2. 二期手术

（1）沿原切口翻起皮瓣，切除螺钉周围的皮下组织。

（2）用一次性钻孔器在螺钉上方皮肤钻一圆孔。

（3）将基座经此孔固定于螺钉。

（4）复位皮瓣。

（5）术后随访6周，待局部愈合后，将声音处理器安装于基座上。

【并发症】 最常见的并发症是皮肤及软组织的感染。糖尿病患者、免疫受抑制或长期服用免疫抑制药患者常需要更长的骨融合时间，其伤口感染发生率相对较高。

二、振 动 声 桥

振动声桥（vibrant soundbridge，VSB）一种根据电磁感应原理研制的半植入式的人工中耳助听装置，由奥地利 MED-EL 公司制造，分别获得欧洲 CE、美国 FDA 和中国食品药品监督管理局的认证，目前在国内多家医院开展了 VSB 的植入手术，其最大优点是不破坏中耳正常的解剖结构，保留了听骨链的完整性。VSB 由两部分组成：佩戴于体外的听觉处理器（audio processor，AP）和植入体内的振动听骨链重建假体（vibrant ossicular reconstructive prothesis，VORP），植入体的漂浮质量传感器（floating ms transducer，FMT）可经手术固定于听骨链、蜗窗或前庭窗。

【适应证】

1. 中度到重度感音神经性聋成人患者，气导阈值在图 8-8-2 阴影范围内，传统助听器效果不满意、不愿或无法佩戴助听器者，全频听力下降，高频比低频重者。

2. 轻度、中度或重度传导性聋或混合性聋成人患者，病因包括耳硬化、慢性化脓性中耳炎（含中耳胆脂瘤）、先天性外耳道闭锁、先天性中耳畸形等骨导阈值在图 8-8-3 阴影范围内。

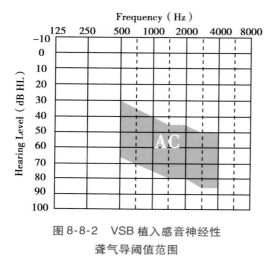

图 8-8-2　VSB 植入感音神经性
聋气导阈值范围

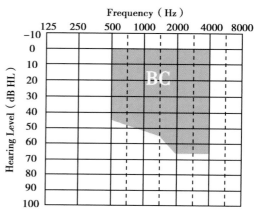

图 8-8-3　VSB 植入传导性或混合性
聋骨导阈值范围

3. 气骨导差≤10dB，部分学者认为可≤15dB。

4. 言语识别率在 50% 以上。

5. 既往 2 年听力波动≤15dB。

6. 中耳存在适当结构以安放 FMT。

7. 植入部位皮肤无异常。

8. 发育正常，大脑功能正常，有正确的期望值。

【禁忌证】

1. 蜗后聋或中枢性聋。

2. 中耳感染活动期。

3. 中耳慢性积液。

4. 伴有中耳感染反复发作的鼓膜穿孔及有过高的期望值。

【手术方法】 手术入路多采用耳后切口，可采用 S 或 C 形切口，行乳突轮廓化，经面神经隐窝打开后鼓室，在耳后颅骨表面做植入床固定接收线圈和调制解调器，再经面神经隐窝导入导线和 MT 于中耳腔，通过 FMT 上的小钛夹将 FMT 固定于砧骨长脚，或者直接将包裹筋膜的 FMT 垂直放置于圆窗膜外，体外听觉处理器置于耳后和接收线圈对应的位置。也可采用耳后切口经外耳道入路行 VSB 植入。

【并发症】　VSB 植入手术可能会发生头皮下血肿，伤口愈合困难，面神经、鼓索神经、听骨链（砧骨长脚坏死）或内耳损伤，导致面神经麻痹、味觉改变、听力下降无明显改善或加重、耳鸣、眩晕、迷路炎等，极少数因装置故障行再次手术。目前不推荐 VSB 植入患者做 MRI 检查。

三、人 工 耳 蜗

人工耳蜗（cochlear implant，CI）是一种用于帮助听力障碍人士恢复听力和言语交流能力的生物医学工程装置，自 1970 年开始应用于临床，至今已有 40 余年的历史。随着相关科技的发展，产品不断更新换代，电极数目从单导到目前的 24 导，电极种类有直电极、弯电极、软电极和超软电极，言语处理技术不断升级，目前全世界已有数十万人接受 CI 植入，并从中获益。我国于 2003 年首次制定了《人工耳蜗植入工作指南》，先后于 2006 年和 2013 年全面修订了该指南，为从事此项工作的临床医师、听力和言语康复等相关领域的工作者提供指导性意见，进一步规范中国的人工耳蜗植入工作，提高整体治疗康复效果。

【适应证】　患者的选择标准：人工耳蜗植入主要用于治疗双耳重度或极重度感音神经性聋。

1. **语前聋患者的选择标准**

（1）植入年龄通常为 12 个月~6 岁。植入年龄越小效果越佳。

（2）双耳重度或极重度感音神经性聋。重度聋患儿佩戴助听器 3~6 个月无效或者效果不理想者；极重度聋患儿可考虑直接行人工耳蜗植入。

（3）无手术禁忌证。

（4）监护人和（或）植入者本人对人工耳蜗植入有正确的认识和适当的期望值。

（5）具备听觉言语康复教育的条件。

2. **语后聋患者的选择标准**

（1）各年龄段的语后聋患者。

（2）双耳重度或极重度感音神经性聋，依靠助听器不能进行正常听觉言语交流。

（3）无手术禁忌证。

（4）植入者本人和（或）监护人对人工耳蜗植入有正确的认识和适当的期望值。

【禁忌证】

1. **绝对禁忌证**　内耳严重畸形，如 Michel 畸形、无耳蜗畸形；听神经缺如或中断；中耳乳突急性化脓性炎症。

2. **相对禁忌证**　癫痫频繁发作不能控制；严重精神、智力、行为及心理障碍，无法配合听觉言语训练。

【特殊情况人工耳蜗植入临床实践的指导性建议】

1. **脑白质病变**　如果 MRI 发现有脑白质病变，需进行智力、神经系统体征及 MRI 复查。如果智力、运动发育无倒退，除听力、言语外其他系统功能基本正常，神经系统检查无阳性锥体束征或者体征无变化，MRI 脑白质病变区无高信号（DWI 像）；动态观察（间隔大于 6 个月）病变无扩大，可考虑人工耳蜗植入。

2. **听神经病（听神经病谱系障碍）**　是一种特殊的神经性耳聋，为内毛细胞、听神经突触和（或）听神经本身功能不良所导致的听力障碍。听力学检测有其典型特征，表现为耳声发射（OAE）和（或）耳蜗微音电位（CM）正常而听性脑干反应（ABR）缺失或严重异常。目前，人工耳蜗植入对多数听神经病患者改善听觉有效，但对部分患者可能无效或者效果较差，术前必须告知患者和（或）监护人相关风险。

3. **双侧人工耳蜗植入**　双侧植入可以改善声源定位功能、安静和背景噪声下的言语理解能力，有助于获得更自然的声音感受，促进听觉言语和音乐欣赏能力的发展。可以选择双侧同时植入或顺序植入，顺序植入两次手术间隔越短，越有利于术后言语康复。

4. **具有残余听力者的人工耳蜗植入**　具有残余听力者，尤其是高频陡降型听力损失者适合采取保留残余听力的电极植入方式，术后可以选择声电联合刺激模式，但术前须告知患者和（或）监护人术后残余听力有下降或丧失的风险。

5. **内耳结构异常者的人工耳蜗植入**   与人工耳蜗植入相关的内耳结构异常包括共同腔畸形、耳蜗发育不良、耳蜗骨化、内耳道狭窄等，多数患者可施行人工耳蜗植入，术前应组织病例讨论，术中谨慎处理，推荐使用面神经监测。术后效果个体差异较大。

6. **慢性中耳炎伴有鼓膜穿孔者的人工耳蜗植入**   慢性中耳炎伴有鼓膜穿孔者如果炎性反应得到控制，可选择一期或分期手术。一期手术是指在根治中耳乳突病灶（或乳突腔自体组织填塞和外耳道封闭）、鼓膜修补的同时行人工耳蜗植入；分期手术是指先行病灶清除、修复鼓膜穿孔或封闭外耳道，3～6个月后再行人工耳蜗植入。

【术前评估】

1. **病史采集**   通过询问病史了解可能的发病原因。耳科病史重点放在听力损失的病因和发病过程，应了解患者的听力史、耳鸣与眩晕史、耳毒性药物接触史、噪声暴露史、全身急慢性感染史、耳科既往史、听力损失家族史、助听器配戴史、发育因素（全身或局部的发育畸形、智力发育等）和其他病因（如癫痫和精神状况等）。听力损失患儿还应包括母亲妊娠史、生产史，小儿生长史、言语发育史等。此外还应了解患者的言语-语言能力（如发音清晰度、理解能力、表达能力等）以及改善交流的愿望。

2. **全身及耳部专科检查**   包括全身、耳廓、外耳道和鼓膜等。

3. **听力学及前庭功能检查**

（1）检查项目

1）纯音测听：包括气导和骨导阈值；6岁及以下儿童可采用小儿行为测听法，包括行为观察、视觉强化测听和游戏测听。

2）声导抗：包括鼓室图和镫骨肌反射。

3）听觉诱发电位：包括ABR、40Hz、听觉事件相关电位或听性稳态反应（ASSR），以及耳蜗微音电位检查。

4）耳声发射：畸变产物耳声发射或瞬态诱发耳声发射。

5）言语测听：可分为言语识别率和言语识别阈测试，根据患者的年龄和言语认知水平选用适宜的开放式和（或）闭合式言语测试材料（附录1）。

6）助听效果评估：助听器优化选配后的助听听阈测试和（或）言语识别测试。

7）前庭功能检查（有眩晕病史且能配合检查者）。

8）鼓岬电刺激试验（必要时）。

（2）听力学入选标准

1）语前聋患者：需进行主观和客观综合听力学评估。①客观听力学评估：短声ABR反应阈值>90dB nHL，40Hz听觉事件相关电位1000Hz以下反应阈值>100dB nHL，听性稳态反应2000Hz及以上频率阈值>90dB nHL；耳声发射双耳均未通过（听神经病患者除外）。②主观听力学评估：行为测听裸耳平均阈值>80dB HL；助听听阈2000Hz以上频率>50dB HL；助听后言语识别率（闭合式双音节词）得分≤70%，对于不能配合言语测听者，经行为观察确认其不能从助听器中获益。

2）语后聋患者：双耳纯音气导平均听阈>80dB HL的极重度听力损失；助听后听力较佳耳的开放短句识别率<70%的重度听力损失。

残余听力：低频听力较好，但2000Hz及以上频率听阈>80dB HL，佩戴助听器不能满足交流需要者，可行人工耳蜗植入；对于检测不到任何残余听力的患者，应向本人或监护人说明术后听觉康复效果欠佳的风险。

4. **影像学评估**   常规行颞骨薄层CT扫描、内耳及颅脑MRI，必要时行耳蜗三维重建。

【手术相关要求】

1. **对手术医师的要求**   手术医师应该具备较丰富的中耳乳突显微手术经验并参加过系统的人工耳

蜗手术专业培训，且在有经验的医师指导下独立完成20例以上人工耳蜗植入手术。

2. **对手术室及基本设备的要求** 手术室应具备良好的无菌手术条件，具备手术显微镜、耳科电钻等相关设备。

3. **术前准备** 术前谈话由手术医师和听力师进行，需使患者和（或）监护人充分了解手术中可能发生的危险和并发症，了解人工耳蜗植入带来的收益和风险，并在手术知情同意书上签字（附录2）。

人工耳蜗植入手术切口属Ⅱ类切口，应常规使用抗生素，手术准备、全身麻醉准备和术前用药同其他手术。

4. **手术操作步骤和方法** 常规采用耳后切口、经乳突面隐窝入路、耳蜗开窗或蜗窗进路，具体操作可参照各类型人工耳蜗装置的相关要求执行。

5. **术中监测** 根据所使用的人工耳蜗装置进行电极阻抗测试和电诱发神经反应测试，了解电极完整性和听神经对电刺激反应。

6. **手术后的处理** 手术后行影像学（头颅X线片）检查判断电极位置，余同一般耳科手术。

7. **手术并发症** 常见并发症有鼓膜穿孔、外耳道损伤、味觉异常、眩晕、耳鸣、面肌抽搐或疼痛、感染、头皮血肿、脑脊液漏、面神经麻痹、脑膜炎、颅内血肿、植入体移位或暴露、电极脱出、皮瓣裂开或坏死等，应根据相应情况积极处理。

8. **开机和调试** 通常术后1~4周开机，一般开机后的第1个月内调机1~2次，之后根据患者情况安排时间，待听力稳定后适当延长调试间隔，最终1年调机1次。开机和调试方法及步骤可按照各产品的技术要求执行。如果对侧耳可从助听器获益，建议尽早验配助听器。

【**植入后听觉言语康复**】 人工耳蜗植入者术后必须接受科学的听觉言语康复训练，以促进其言语理解、言语表达和语言运用能力的发展。儿童人工耳蜗植入者的家长或监护人应在康复机构的专业指导之下掌握必备的听觉言语康复知识与技能，主动实践，努力成为听障儿童康复教育全过程的支持者、引导者、伴随者，实现康复效果最大化。成人人工耳蜗植入者可依据医师建议到指定康复机构接受听觉适应性训练和言语识别训练指导。

视频7　人工耳蜗植入术

对人工耳蜗植入者的康复评估包括植入耳声场评估、言语听觉能力评估、语言能力评估等方面。国内郗昕等研发的"心爱飞扬"中文言语测听软件及与国际接轨的中文成人耳蜗植入者最简言语测试集，包含了最新研发的中文AzBio语句、中文CNC单音节表和中文BKB-SIN测试，标志着我国已初步建立起面向成人耳蜗植入者的普通话言语识别评价体系，基本能满足术前病例筛选、术后康复长效评估的需要。对于言语-语言能力尚不足以完成上述听觉、言语及语言能力评估的人工耳蜗植入儿童，可采访密切接触该儿童的家长或教师，完成调查问卷评估。推荐问卷：有意义听觉整合量表（MAIS），婴幼儿有意义听觉整合量表（IT—MAIS）；母亲评估孩子听说能力表现（PEACH）、教师评估孩子听说能力表现（TEACH）；有意义使用言语量表（MUSS）；普通话儿童词汇发展量表（MCDI）。对于大样本的长期疗效观察，可以分别采用听觉能力分级问卷（CAP）和言语可懂度分级问卷（SIR）对植入的听觉感知和言语表达能力作出评估。对于人工耳蜗植入前后生活质量的评估，推荐使用Nijmegen人工耳蜗植入量表（NCIQ）。

四、骨　桥

骨桥（Bonebridge）是最新应用于临床的跨皮瓣主动式骨传导听觉植入设备，包括植入体和头戴式听觉处理器，植入体部分由接收线圈、调制解调器、骨传导-漂浮传感器组成（图8-8-4）。该植入体具有MRI兼容性，可进行1.5T磁共振检查。相比BAHA，无植入体暴露，大大降低了伤口感染的概率，无后续的皮肤护理，大有取代BAHA的趋势。骨桥在国外已应用于临床5年多，国内的临床应用刚刚起步。

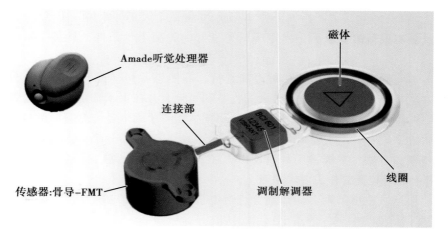

图 8-8-4 骨桥的组成部分

【适应证】 适用于多种原因所致的成人和5岁（含5岁）儿童的传导性耳聋、混合性聋、单侧感音性聋。包括外耳道闭锁、鼓室-听骨链成形术后效果不佳（气骨导差 > 30dB HL）、耳硬化、鼓室硬化、突发性耳聋、听神经瘤等。

【手术方法】 根据患者情况和术前 CT 扫描结果,将植入体放置于乳突腔或乙状窦后,制备适合的骨床放入植入体,用两个骨皮质螺钉固定植入体,植入体接收线圈放置于颅骨上,待术区伤口愈合、皮瓣肿胀消退,即可开机调试。

【并发症】 国外手术后的并发症仅为骨皮质螺钉松动。国内刚开展此项手术,此方面报道较少。

五、植入式骨导助听系统

最新国产骨导助听系统由声音处理器和植入体组成（图 8-8-5）。植入体使用钛合金外壳封装,在当前同类型上市产品中体积最小,最薄（仅 2.6mm）。该植入体通过 5 个钛钉固定在皮下乳突骨位置,与皮肤外面的声音处理器通过磁性吸附,实现声音的传递。该产品具有手术操作简单,创口伤害小,植入体无体外暴露部分等优点。该系统与骨桥的区别在于换能器在体外处理器中。

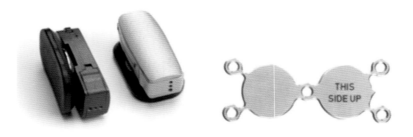

图 8-8-5 植入式骨导助听系统声音处理器与植入体

【适应证】

1. 传导性或混合性听力损失,但仍能受益于放大后的声音。患耳在 0.5、1、2 和 4kHz 纯音骨导听阈均值（PTA）≤45dB HL。

2. 双耳对称传导性听力损失或混合性听力损失的患者。在 0.5、1、2 和 4kHz 双耳纯音骨导听阈均值（PTA）之差应≤10dB HL,或每个测试频率上阈值均≤15dB HL。

3. 单耳深度感音神经性听力损失,患者因某些原因不能使用气导交联式助听器,健侧耳在 0.5、1、2 和 4kHz 纯音气导听阈均值（PTA）应≤20dB HL。

六、听觉脑干植入系统

听觉脑干植入系统（auditory brainstem implant，ABI）的结构和与人工耳蜗相似，通过手术将电极阵植入到第四脑室外侧隐窝内，越过耳蜗和听神经直接刺激脑干耳蜗核复合体的听神经元产生听觉。国外临床应用已超过1000余例患者植入了ABI，国内鲜有报道。ABI主要是澳大利亚Cochlear公司和奥地利MED-EL公司生产。

【适应证】　NF-2患者切除肿瘤后双侧耳蜗核与耳蜗的螺旋神经节细胞之间的神经联系中断，人工耳蜗不起作用者。

各种病因包括外伤、先天畸形、听神经病、脑膜炎、耳硬化等导致的耳蜗或听神经损伤、缺如、发育不良、神经功能障碍、耳蜗骨化、严重畸形等不能受益于人工耳蜗的患者。

患者年龄无明确限制，成人或儿童均可，目前已有1岁以下患儿行ABI植入的病例。

【手术方法】　ABI植入可以采用经迷路入路、乙状窦后入路或乙状窦后-内耳道入路等手术方式，经迷路入路最为常用。理想的术式应有利于肿瘤的完整切除又有利于植入区域的充分显露与准确定位，以尽量避免重要血管、神经和功能区损伤。

【并发症】　严重并发症包括死亡、小脑损伤、持久性面神经麻痹、脑膜炎、脑神经损伤、脑积水、假性脑膜膨出等；次要并发症包括脑脊液漏、短暂性脑积水、外伤性血肿、轻微的感染、平衡障碍、植入体周围的感染、皮瓣感染、短暂性面神经麻痹、短暂性发声或吞咽困难、头痛、皮瓣的问题、非听性感觉反应等。

【植入后调试和效果】　ABI植入患者一般在术后6周开机调试，首次开通应在心电监护下进行，以防止电刺激脑干结构而引发生命体征的改变。调试内容包括：确定阈值和最大舒适阈值、每个电极的非听性感觉反应强度、音调感觉分级评分、按音调顺序排列电极对、编程ABI语音处理器、评测言语表现等。术后定期调试以适应患者的个性化要求。目前资料显示ABI植入术后的总体效果要差于人工耳蜗。

七、听觉中脑植入系统

听觉中脑植入系统（auditory midbrain implant，AMI）的结构与ABI相似，是指将电极植入下丘或下丘的中央核，刺激产生听觉。目前应用病例数很少，尚需要进行更深入的相关研究。产品由奥地利MED-EL公司和澳大利亚Cochlear公司生产。

（冯　勃）

第九节　突发性聋

DeKleyn于1944年首次报道该病，多数学者认为其发生可能与血循环障碍、病毒感染、迷路窗膜破裂、创伤、中毒等有关。对于原因不明者，可称为特发性突发性聋。中华医学会耳鼻咽喉头颈外科学分会定义为（2015年）：72小时内突然发生的、原因不明的感音神经性听力损失，至少在相邻的2个频率听力下降≥20dB HL。2012年美国指南定义为72小时内迅速发展的原因不明的感音神经性聋，连续3个频率的听力损失≥30dB。我国突发性聋多中心研究显示，发病年龄中位数为41岁，男女比例无明显差异，左侧略多于右侧。双侧突发性聋发病率较低，占全部患者的1.7%～4.9%，我国多中心研究中双侧发病比例为2.3%。

【临床表现】

1. 突然发生的听力下降。

2. 耳鸣（约90%）。

3. 耳闷胀感（约50%）。

4. 眩晕或头晕（约30%）。

5. 听觉过敏或重听。

6. 耳周感觉异常（全聋患者常见）。

7. 部分患者会出现精神心理症状，如焦虑、睡眠障碍等，影响生命质量。

【诊断】 2015 年中华医学会耳鼻咽喉头颈外科学分会推荐的诊断依据为：

1. 在 72 小时内突然发生的，至少在相邻的 2 个频率听力下降 ≥20dBHL 的感音神经性听力损失，多为单侧，少数可双侧同时或先后发生。

2. 未发现明确病因（包括全身或局部因素）。

3. 可伴耳鸣、耳闷胀感、耳周皮肤感觉异常等。

4. 可伴眩晕，恶心、呕吐。

2012 年美国指南推荐诊断时须排除其他神经系统疾病，须行听力学检测，须排除蜗后病变，强烈不推荐做 CT 检查及常规实验室检查。

【治疗】 由于病因不明，目前对突发性聋的治疗尚无统一的方案，多属于经验治疗。主要的治疗措施包括药物治疗，如血管扩张药右旋糖酐-40、钙离子拮抗药尼莫地平、抗组胺药甲磺酸倍他司汀、糖皮质激素（口服或鼓室内注射）、抗凝血药巴曲酶、肝素等，其他如高压氧等。

2015 年中华医学会耳鼻咽喉头颈外科学分会推荐的治疗指南认为，根据听力曲线分型对突发性聋的治疗和预后具有重要指导意义；改善内耳微循环药物和糖皮质激素对各型突发性聋均有效，合理的联合用药比单一用药效果要好；低频下降型疗效最好，平坦下降型次之，而高频下降型和全聋型效果不佳。

1. 基本治疗建议

（1）突发性聋急性发作期（3 周以内）：多为内耳血管病变，建议采用糖皮质激素 + 血液流变学治疗（包括血液稀释、改善血液流动度以及降低黏稠度/纤维蛋白原，具体药物有银杏叶提取物、巴曲酶等）。

（2）糖皮质激素的使用：口服给药：泼尼松每天 1mg/kg（最大剂量建议为 60mg），晨起顿服；连用 3 天，如有效，可再用 2 天后停药，不必逐渐减量，如无效可以直接停药。激素也可静脉注射给药，按照泼尼松剂量类比推算，甲泼尼龙 40mg 或地塞米松 10mg，疗程同口服激素。激素治疗首先建议全身给药，局部给药可作为补救性治疗，包括鼓室内注射或耳后注射。鼓室内注射可用地塞米松 5mg 或甲泼尼龙 20mg，隔日 1 次，连用 4~5 次。耳后注射可以使用甲泼尼龙 20~40mg，或者地塞米松 5~10mg，隔日 1 次，连用 4~5 次。如果患者复诊困难，可以使用复方倍他米松 2mg（1ml），耳后注射 1 次即可。对于有高血压、糖尿病等病史的患者，在征得其同意，密切监控血压、血糖变化的情况下，可以考虑全身酌情使用糖皮质激素或者局部给药。

（3）突发性聋可能会出现听神经继发性损伤，急性期及急性期后可给予营养神经药物（如甲钴胺、神经营养因子等）和抗氧化药（如硫辛酸、银杏叶提取物等）。

（4）同种类型的药物，不建议联合使用。

（5）高压氧的疗效国内外尚有争议，不建议作为首选治疗方案。如果常规治疗效果不佳，可考虑作为补救性措施。

（6）疗程中如果听力完全恢复可以考虑停药，对于效果不佳者可视情况延长治疗时间。对于最终治疗效果不佳者待听力稳定后，可根据听力损失程度，选用助听器或人工耳蜗等听觉辅助装置。

2. 分型治疗推荐方案 全聋型、高频下降型、平坦下降型的痊愈率较低，尤应尽早积极治疗。

（1）低频下降型：①由于可能存在膜迷路积水，故需要限盐，输液量不宜过大，最好不用生理盐水；②平均听力损失 <30dB 者，自愈率较高，可口服给药，包括糖皮质激素、甲磺酸倍他司汀、改善静脉回流药物（如马栗种子提取物）等，也可考虑鼓室内或耳后注射糖皮质激素（甲泼尼龙、地塞米松或复方倍他米松等）；听力损失 ≥30dB 者，可采用银杏叶提取物 + 糖皮质激素静脉给药；③少部分患者采用②的方案治疗无效，和（或）耳闷加重，可给予降低纤维蛋白原（如巴曲酶）及其他改善静脉回流的药物治疗。

（2）高频下降型：①改善微循环药物（如银杏叶提取物等）＋糖皮质激素；②离子通道阻滞药（如利多卡因）对于减轻高调耳鸣效果较好；③可考虑使用营养神经类药物（如甲钴胺等）。

（3）全频听力下降者（包括平坦下降型和全聋型）：①降低纤维蛋白原药物（如巴曲酶）；②糖皮质激素；③改善内耳微循环药物（如银杏叶提取物等）。建议尽早联合用药治疗。

美国 2012 年指南推荐鼓室内注射激素作为其他治疗无效的补救性治疗，而初始激素治疗（包括口服和鼓室内注射）和高压氧治疗可酌情选用。不推荐其他药物治疗。

2015 年中华医学会耳鼻咽喉头颈外科学分会推荐疗效分级：

1. **痊愈** 受损频率听阈恢复至正常或达健耳水平或达此次患病前水平。
2. **显效** 受损频率平均听力提高 30dB 以上。
3. **有效** 受损频率平均听力提高 15 ~ 30dB。
4. **无效** 受损频率平均听力改善不足 15dB。

（钟时勋 牟忠林）

第十节 良性阵发性位置性眩晕

良性阵发性位置性眩晕（benign paroxysmal positional vertigo，BPPV）是指头部运动到某一特定位置时诱发的短暂阵发性眩晕伴眼震。因该病多为自限性疾病，大多数于数天至数月后渐愈，故称为"良性"。Barany 于 1921 年首先报道该病。BPPV 是最常见的外周性眩晕疾病，约占所有眩晕症的 1/4，其发病率为 10.7/10 万 ~64/10 万。

【病因】 目前 BPPV 的病因仍不明确，可为特发性，亦可能与下列因素有关，或继发于下列疾病。

1. 迷路发生老年性改变，或退行性变时，椭圆囊斑变性，耳石膜脱落后进入半规管并沉积于此，以后半规管最易发生，偶可发生于外、前半规管。

2. **外伤** 轻度头颅外伤后或头部加速运动如挥鞭样损伤可致本病。镫骨手术后亦可出现耳石脱落进入半规管。

3. **耳部疾病** 中耳乳突感染如病毒性迷路炎、慢性化脓性中耳炎、梅尼埃病缓解期、外淋巴瘘等。

4. **内耳供血不足** 因动脉硬化、高血压致内耳供血不足，囊斑之胶质膜变薄，耳石脱落，进入半规管。

【发病机制】 BPPV 的发病机制有多种学说，多数倾向于嵴顶结石症学说和管石症学说（图 8-10-1）。

1. **嵴顶结石症（cupulolithiasis）学说** Schuknecht 于 1969 年提出，椭圆囊耳石发生变性后的嗜碱性颗粒沉积于半规管（主要是后半规管）的嵴顶，引起内淋巴与嵴顶处密度不同，二者比重发生差异，使得嵴顶重力和直线加速度均敏感（图 8-10-1）。但是，从理论上来说，只要半规管保持与地面垂直，重力敏感性嵴顶偏移也应保持不变，引起持续性眩晕和眼震。而本病的眩晕或眼震持续时间均很短，仅数秒而已，故不能解释眼震的短时程和重复试验时的疲劳性。而 Moriaty 等在正常人颞骨中发现嵴顶耳石沉积于后半规管者约

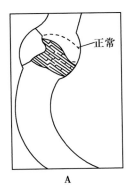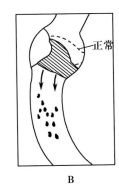

图 8-10-1 嵴顶结石症和管结石症
机制模式图
A. 嵴顶结石症 B. 管结石症

占 28%，沉积于外半规管者约 21%，沉积于前半规管者约 13%，亦不支持嵴顶结石症学说。

2. **半规管结石症（canalithiasis）学说** 研究认为，变性的耳石碎片不是附着于半规管的壶腹嵴顶，而是漂浮于半规管的内淋巴中的，当头位移动于激发位置时，半规管成垂直方向，耳石受到重力作用，向离开壶腹的方向移动而沉积于半规管较低的位置，因而牵引内淋巴使得壶腹嵴顶向离椭圆囊方向移动，刺激壶腹嵴感觉毛细胞而引起眩晕和眼震。

实际上嵴顶结石症学说和半规管结石症学说主要的区别在于耳石沉积是附于嵴顶还是浮游于半规管

内。若内淋巴中存在大量耳石微粒，则有可能同时发生嵴顶结石症和半规管结石症。

【病理与病理生理】　半规管及嵴顶上存在的物质是耳石还是其他物质尚有不同看法。Welling（1997）及 Pames（1992）等发现半规管中飘浮的颗粒是嗜碱性的，认为是移位的耳石。Moriarty（1992）在 566 块颞骨组织中发现 22% 嵴顶有嗜碱性颗粒，后半规管较外、前半规管多见，他认为死后半规管内有沉积物是常见现象，不一定都是耳石，亦可能有细胞碎屑，如巨噬细胞、白细胞，还可能是迷路微小出血发展为碎屑。此外，由于外伤、中耳手术及炎症在内淋巴中可出现白细胞和内皮碎屑，聚积于半规管可形成与耳石移位相同作用，引起 BPPV。

【临床表现】　典型发作表现为患者在某一头位仰头或翻身时突然出现强烈旋转性眩晕，但很快消失，重复诱发头位时可再次出现眩晕，但发作过程中无听力下降，偶有耳鸣。根据发生的半规管位置不同，其症状亦有所不同。

1. 后半规管性 BPPV（PC-BPPV）　起病突然，常在突然平卧、头部向一侧活动或做伸颈动作、乘车时突然加速或减速、低头弯腰时引发眩晕。在坐位迅速改变至激发头位时，3~6 秒（潜伏期）后出现眼震，为短暂的旋转性眼震，易疲劳。眩晕发作后仍可有头重脚轻或漂浮感、不稳感。病程可持续数小时至数天，长者可达 1 年以上。发作时可伴恶心、呕吐，但一般无听力障碍、耳鸣等，无中枢神经症状及体征。缓解期可无任何不适。

2. 外半规管性 BPPV（HC-BPPV）　眩晕发作亦较短暂，常在床上向左右两侧翻身时发作，当头转向患侧时眩晕或眼震剧烈，而做头部垂直运动如抬头或弯腰后的直立则不会引发眩晕。患者症状持续时间较短，常为数日至 1 个月左右。与后半规管性 BPPV 相比，其潜伏期稍短，为 2~3 秒，持续时间则可能略长。疲劳性可能有，也可能缺乏。

3. 前半规管性 BPPV（EC-BPPV）　发病率极低，可根据旋转型眼震中垂直成分的方向来确定。

【检查】

1. Dix-Hallpike 变位性眼震试验　为后半规管和前半规管 BPPV 最常用的检查方法之一。具体方法：震试验的方向来确定。①患者坐位，检查者扶患者头右转 45°；②检查者扶患者头，迅速移动至仰卧悬头位，头与水平面成呈 30°，与矢状面保持 45°，保持 30 秒，观察眼震和眩晕情况后恢复至端坐位（图 8-10-2）。依同法检查对侧。PC-BPPV 的眼震方向为朝向下方之耳的方向，SC-BPPV 的眼震方向为向下旋转型眼震。典型的 PC-BPPV 在 5~15 秒潜伏期后出现短暂的眩晕和垂直旋转性眼震，持续时间不足 30 秒，有疲劳性。

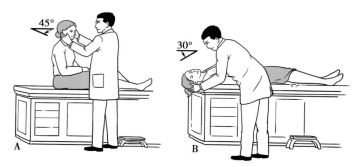

图 8-10-2　Dix-Hallpike 试验
A. 患者坐位，头转动 45°
B. 检查者扶患者头，迅速仰卧至悬头位，头与水平面成 30°

2. 滚转试验（roll test）　患者平卧位，检查者双手扶患者头部，迅速向左或右转头 90°，观察眩晕及眼震情况（图 8-10-3）。典型的 HC-BPPV 在数秒潜伏期后迅速出现剧烈的旋转性眩晕和向地性眼震，持续时间在 30 秒以上，无疲劳性。

3. 听力学检查　一般无听力学异常表现，除非管结石症继发于某些内耳疾病。

4. 眼震电图检查　多数为正常。如 BPPV 继发于某种内耳病，则可出现相应前庭功能改变。

5. 影像学检查　颈椎 X 线片或 MRI、颞骨 CT 等有助于鉴别诊断。

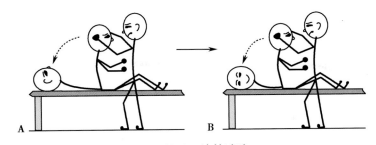

图 8-10-3　滚转试验

A. 患者仰卧位，保持头正中位　　B. 头迅速向右或向左转动 90°

【诊断与鉴别诊断】

1. 诊断依据

（1）头部运动到某一特定位置出现短暂眩晕的病史。

（2）变位性眼震试验出现相应的眼震特点，且具有短潜伏期（<30 秒）。

（3）应根据病史及检查结果确定 BPPV 的类型（表 8-10-1）。

表 8-10-1　各型 BPPV 鉴别要点

鉴别点	PC-BPPV	HC-BPPV	SC-BPPV
诱发试验	Dix-Hallpike 试验	滚转试验	Dix-Hallpike 试验
持续时间	<30 秒	>30 秒	<30 秒
潜伏期	5~15 秒	<3 秒	5~15 秒
疲劳性	有	无	有

2. 鉴别诊断　BPPV 应与中枢性眩晕、前庭神经炎、梅尼埃病、脑血管疾病等致眩晕疾病鉴别（表 8-10-2）。

表 8-10-2　位置性眩晕的鉴别诊断

	中枢性眩晕	BPPV	酒精性眩晕	颈性眩晕
眩晕				
潜伏期	无	2~20 秒	无	有
持续时间	持续	2~40 秒	体位不变时持续	短
眼震				
方向	不固定	朝下方之耳	朝下方之耳	固定
出现头位	数个	一个	数个	一个
疲劳性	无	有	无	有
性质	垂直或斜性	旋转及水平	旋转及水平	水平

【治疗】

1. 一般治疗　避免采取诱发眩晕的体位。眩晕发作时，应卧床休息，避免头部活动、快速翻身等。注意心理治疗，消除患者的心理负担。

2. 内科治疗

（1）药物治疗：酌情选用抗眩晕药可抑制前庭神经兴奋，减轻眩晕，控制恶心、呕吐等自主神经症状。

（2）体位治疗：即 Brandt-Daroff 体位疗法。患者闭目直立，向一侧卧至枕部接触检查床，保持该位置直至眩晕消失后坐起，30 秒后再向另一侧卧，两侧交替进行直至眩晕症状消失。

（3）耳石复位治疗：根据 BPPV 不同的类型，采用不同的复位手法。

1）后半规管 BPPV：Epley 法或 Semont 法复位（图 8-10-4）。

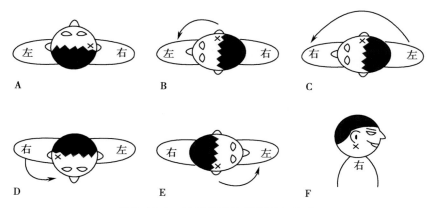

图 8-10-4　外半规管性 BPPV 复位法

2）外科治疗：对于顽固性 BPPV，经保守治疗无效，严重影响工作生命质量者，可行后壶腹神经切断术、前庭神经切断术、半规管阻塞术等。

【预后】　BPPV 有自愈性，据统计，PC-BPPV 的自愈时间为 39～47 天，HC-BPPV 的自愈时间为 16～19 天。30% 的患者症状持续 1 年以上。2 年后复发率约为 20%，8 年复发率约为 55%，复发患者可再进行手法复位治疗。

（钟时勋）

第十一节　梅 尼 埃 病

梅尼埃病是一种特发性膜迷路积水的内耳病，表现为反复发作的旋转性眩晕，波动性感音性听力损失，耳鸣和（或）耳胀满感。病理改变为膜迷路积水（图 8-11-1）。

【临床表现】

1. 临床症状　梅尼埃病是以膜迷路积水为基本病理基础，其临床表现主要有以下几个方面。

（1）反复发作的旋转性眩晕，持续 20 分钟至数小时，至少发作 2 次以上；常伴恶心、呕吐、平衡障碍，无意识丧失；可伴水平或水平旋转型眼震。

（2）至少 1 次纯音测听为感音神经性聋。

（3）间歇性或持续性耳鸣，耳胀满感。

（4）排除其他可引起眩晕的疾病。

2. 临床分期　梅尼埃病的临床分期主要以纯音测听监测的平均听阈以及言语识别率分期（表 8-11-1）：

早期：间歇期听力正常或有轻度低频听力损失。

中期：间歇期低、高频率均有听力损失。

晚期：全频听力损失达中重度以上，无听力波动。

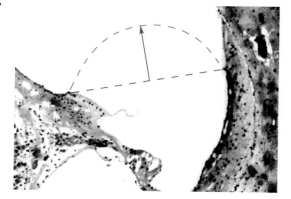

图 8-11-1　豚鼠耳蜗膜迷路积水模型

表 8-11-1　梅尼埃病的临床分期

分期	纯音平均听阈（dB）	言语识别率（%）
I	≤25	≥70
II	26～40	≥50

续表

分期	纯音平均听阈（dB）	言语识别率（%）
Ⅲ	41～70	≥50
Ⅳ	>70	<50

纯音听阈采用 250Hz、500Hz、1000Hz、2000Hz 4 个频率听阈均值，而且是治疗前最差的一次听阈测试。

【检查】

1. **询问了解病史眩晕反复发作史**

2. **检查**

（1）耳镜检查：鼓膜正常。

（2）前庭功能检查：眩晕发作时，可见眼震及平衡障碍。间歇期自发和诱发前庭功能检查多正常。多次发作后患侧各种诱发前庭功能检查示减退或完全消失。

（3）听力：为感音性聋，早期听力曲线呈上升型，后期变平坦型或下降型，听力有波动和重振现象。

（4）甘油试验：按 2.4～3.0ml/kg 服 50% 甘油后，250～1000Hz 听力改善≥15dB 为阳性。

（5）影像学检查：内耳道及小脑脑桥角 CT 或 MRI 检查有助于本病的鉴别诊断。颞骨 CT 偶显示前庭水管周围气化差，水管短而直。膜迷路 MRI，部分患者可显示前庭水管变直、变细。近年来采用经鼓膜穿刺鼓室注射钆喷酸葡胺稀释液，24 小时后行 3D-FLAIR MRI（three dimensional fluid attenuated inversion recovery MRI，三维快速液体衰减反转恢复磁共振），可区分内、外淋巴间隙的边界，显示膜迷路积水的情况，有望为梅尼埃病的诊断提供明确的证据。

【诊断依据】

1. 发作性眩晕 2 次或 2 次以上，持续 20 分钟至数小时。常伴自主神经功能紊乱和平衡障碍。无意识丧失。

2. 波动性听力损失，早期多为低频听力损失，随病情进展听力损失逐渐加重。至少 1 次纯音测听为感音神经性听力损失，可出现听觉重振现象。

3. 伴有耳鸣和（或）耳胀满感。

4. 可有自发性眼震。

5. 排除其他疾病引起的眩晕，如良性阵发性位置性眩晕、迷路炎、前庭神经炎、药物中毒性眩晕、突发性聋、椎基底动脉供血不足和颅内占位性病变等引起的眩晕。

6. 可疑诊断（梅尼埃病待诊）：①仅有 1 次眩晕发作，纯音测听为感音神经性听力损失，伴耳鸣和耳胀满感；②发作性眩晕 2 次或 2 次以上，持续 20 分钟至数小时，听力正常，不伴耳鸣及耳胀满感；③波动性低频感音神经性听力损失，可出现重振现象，无明显眩晕发作。符合以上任何一条的可认为是可疑诊断。

【治疗】

1. **药物治疗**　药物在控制眩晕急性发作和长期处理特别是在波动期中都有治疗作用。药物治疗的理想标准应达到以下目的：①消除眩晕；②建立新的感觉平稳功能，有迅速而完全的前庭代偿；③减轻恶心、呕吐和自主神经功能紊乱的其他症状。发作期按急诊常规处理，尽快缓解眩晕、恶心、呕吐。

（1）苯二氮䓬类：地西泮是此类药物中最常应用的，有较好的前庭中枢镇静作用，有利于对眩晕和呕吐的治疗，同时也有抗焦虑作用。

（2）镇吐药：有镇静、抗胆碱能和镇吐作用。包括茶苯海明、甲氧氯普胺、异丙嗪、山莨菪碱、东莨菪碱、阿托品等。

（3）血管扩张药：倍他司汀、复方丹参、烟酸等。

（4）利尿药：如双氢克尿噻、氯噻酮、氨苯蝶啶。在服用噻嗪类药时应注意补钾。

（5）Ca^{2+} 拮抗药：间歇期可用氟桂利嗪、尼莫地平等。

（6）中耳给药：蜗窗膜具有半渗透作用，鼓室注射药物可通过此渗透作用进入内耳而起治疗作用。目前常用庆大霉素或类固醇激素来做鼓室注射治疗。鼓室内注射庆大霉素可通过对前庭暗细胞的毒性作用，破坏其分泌功能，达到缓解膜迷路积水的目的。但由于庆大霉素有引起听力下降的风险，更适合听力已严重下降的患者。鼓室注射类固醇激素不仅能增加耳蜗血流，也可以抑制免疫介导的炎性反应，同时避免了氨基糖苷类药物对听力的影响。常用的药物有地塞米松、甲泼尼龙等。

2. 手术治疗 适用于发作频繁、症状较重、病程较长，药物治疗无效，并对工作、生活有明显影响者。分为破坏性手术和非破坏性手术。前者主要针对积水发生的机制并保存听功能，后者主要是患耳的去前庭神经支配，听功能不一定能保存。对于纯音听阈 <70dB HL 言语识别率 >20% 的患者，最好选择听力保存手术。仅单耳有听力者，应避免采用手术治疗。

（1）非破坏性手术

1）内淋巴囊手术：内淋巴囊减压术、内淋巴囊乳突引流术、内淋巴囊蛛网膜下引流术。各种内淋巴囊手术的有效率在 75% 左右。

2）半规管开窗冷冻术：可减缓半规管内淋巴流动，降低其敏感性，选择性永久性地降低前庭功能，具有既可控制眩晕又能保存听力的双重价值。

3）半规管阻塞术：行三个半规管阻塞术可有效治疗梅尼埃病眩晕，术后反应轻，前庭代偿建立快，代偿更为完全。

（2）破坏性手术

1）迷路切除术：该术式只能用于患耳无听力或听力不能提高者。包括化学性迷路切除术和物理性迷路切除术。前者主要使用氨基糖苷类药物如链霉素注入鼓室（图 8-11-2），也有全身用药的报道。但目前对于给药方法、剂量、日程等都没有统一的标准。后者主要采用手术方法切除迷路，适于单耳患病、有长期或复发症状、听力重度下降者。

2）前庭神经切断术：可有效消除患者的严重眩晕症状而保存听功能，但不能消除耳鸣和耳胀满感。可采用颅中窝径路、乙状窦后径路和迷路后径路等。

3）其他：如鼓索神经切断术（chorda tympanectomy）；颈交感神经切断术（cervical sympathectomy）；经前庭窗减压术，如球囊切开术（sacculotomy）、耳蜗球囊造瘘术（cochleosaceulotomy）。

3. Meinett 治疗 近年来美国研制的内耳治疗仪（Meinett 治疗仪）能明显缓解眩晕，提高听力。Meinett 治疗仪通过鼓膜通气管，间断地将低压脉冲传输到中耳腔，并作用于蜗窗膜。由于内耳淋巴液具有不可压缩性，低压脉冲的能量产生了外淋巴液的位移运动，从而引起内淋巴液向内淋巴管、内淋巴囊的纵向流动及吸收和在膜迷路内的局部循环和吸收，减少固有内淋巴液，改善膜迷路积水，治疗梅尼埃病（图 8-11-3）。

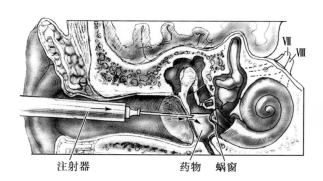

注射器　药物　蜗窗

图 8-11-2　化学性迷路切除术

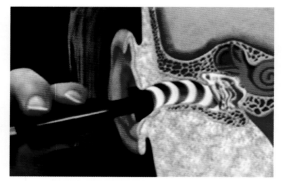

图 8-11-3　Meinett 治疗

【疗效评估】

1. 眩晕评定 用治疗后 18～24 个月眩晕发作次数与治疗前 6 个月眩晕发作次数进行比较，按：所

得分值 = 治疗后 18 ~ 24 个月发作次数/治疗前 6 个月发作次数 × 100。分为 5 级，即：

A 级：0（完全控制，不可理解为"治愈"）；

B 级：1 ~ 40（基本控制）；

C 级：41 ~ 80（部分控制）；

D 级：81 ~ 120（未控制）；

E 级：>120（加重）。

2. **听力评定**　以治疗前 6 个月内最差一次的 250Hz、500Hz、1000Hz、2000Hz 和 3000Hz 听阈平均值减去治疗后 18 ~ 24 个月最差的一次相应频率听阈平均值进行评定。

A 级：改善 >30dB 或各频率听阈 <20dB HL；

B 级：改善 15 ~ 30dB；

C 级：改善 0 ~ 14dB（无效）；

D 级：改善 <0（恶化）。

如诊断为双侧梅尼埃病，应分别评定。

3. **能力评定**　用治疗后 18 ~ 24 个月发病日与治疗前 6 个月发病日进行比较，按：所得分值 = 治疗后 18 ~ 24 个月发病日/治疗前半年发病日。分为 5 级，即：

A 级：0（完全控制）；

B 级：1 ~ 40（基本控制）；

C 级：41 ~ 80（部分控制）；

D 级：81 ~ 120（未控制）；

E 级：>120（加重）。

附：发病日：活动受限日的总和/观察天数的总和。

活动受限日：是指当日活动评分为 3 和 4 的天数。

活动评分：

0 分：任何活动不受影响；

1 分：活动轻度受影响；

2 分：活动中度受影响，但无活动受限；

3 分：活动受限，无法工作，必须家中休息；

4 分：活动严重受限，整日卧床或绝大多数活动不能。

（钟时勋　牟忠林）

第十二节　听神经瘤

听神经瘤（acoustic neuroma）是起源于前庭神经（第Ⅷ对脑神经）的神经膜细胞良性神经鞘瘤。多源于第Ⅷ对脑神经内耳道段，亦可发自内耳道口神经鞘膜起始处或内耳道底，是常见颅内肿瘤之一，占颅内肿瘤的 7% ~ 12%，占小脑脑桥角肿瘤的 80% ~ 95%。多见于成年人，高峰在 30 ~ 50 岁，20 岁以下者少见，儿童单发性听神经瘤罕见，无明显性别差异。左、右发生率相仿，偶见双侧性。双侧听神经瘤通常提示神经纤维瘤病 2 型（neurofibromatosis 2），又称中枢性多发性神经纤维瘤病（central neurofibromatosis）或多发性双侧听神经纤维瘤病（bilateral acoustic neurofibromatosis），是一种常染色体显性遗传病。

【临床表现】　听神经瘤的症状主要是随瘤体的大小、生长部位，对周围神经、血管及脑组织产生压迫的程度有所差异。主要症状和体征有：

1. **耳蜗及前庭症状**　表现为单侧耳鸣及耳聋，进行性一侧听力下降，少部分患者以突发性聋为首发症状，耳鸣为连续性高音调，蝉鸣或汽笛声样，头晕，发作性眩晕和不稳定感。

2. **头痛**　额枕部痛伴有病侧枕骨大孔区的不适。

3. **小脑性共济运动失调**　走路不稳，眼球水平震颤，肢体运动共济功能失调。

4. 小脑脑桥角综合征 邻近脑神经受损症状，听神经、面神经、三叉神经和后组脑神经障碍，小脑损害及脑干受压等症状和体征。如病侧面部疼痛、面部抽搐、面部感觉减退、周围性面瘫、进食呛咳、声嘶、咽反射消失或减退、同侧角膜反射减退或消失等。

5. 颅内压增高症状 包括视盘水肿，头痛加剧，恶心、呕吐，复视等。

【专科检查】

1. 听力学检查 包括纯音测听、言语识别率、声导抗、畸变产物耳声发射、耳蜗电图、ABR 潜伏期等。纯音测听显示不同程度的感音神经性聋，言语识别率明显降低，ABR 检查示蜗后病变。

2. 前庭功能检查 半规管功能减退或丧失。

3. 周围性面瘫 如有面瘫表现，应行面肌电图等检查。

4. 影像学检查

（1）头颅内耳道 X 线摄片：显示内耳道扩大及岩脊的破坏。

（2）轴位颞骨 CT：显示内耳道扩大（图 8-12-1）、小脑脑桥角区等密度或低密度病灶及梗阻性脑积水，增强扫描病灶部分强化。

（3）颅脑磁共振成像：MRI 是目前最敏感和有效的方法，表现为小脑脑桥角区 T_1 加权图像呈低信号或等信号，T_2 加权图像呈高信号占位性病变，增强扫描病灶有显著强化（图 8-12-2、图 8-12-3）。

（4）脑血管造影：能了解肿瘤血供情况及介入栓塞，减少术中出血。

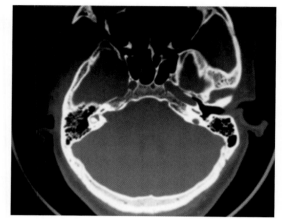

图 8-12-1 右侧听神经瘤轴位
颞骨 CT 示：右侧内耳道扩大

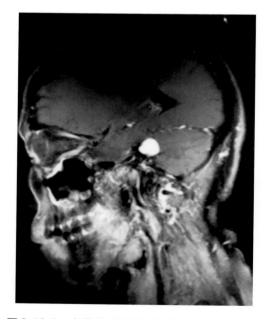

图 8-12-2 矢状位 MRI T_1WI 增强示：听神经瘤

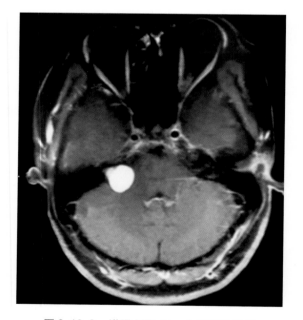

图 8-12-3 增强 MRI 示：右侧听神经瘤

【诊断及鉴别诊断】

1. 诊断 根据患者症状、体征、听力学检查和特征性的影像学结果（颞骨 CT 及颅脑 MRI）可诊断本病。

2. 鉴别诊断 本病应和面神经瘤、小脑脑桥角脑膜瘤、先天性胆脂瘤、蛛网膜囊肿、胶质瘤、前庭神经元炎、突发性聋、梅尼埃病等疾病相鉴别。

【治疗】　本病为生长缓慢但威胁生命的颅内良性肿瘤，目前无药物能抑制肿瘤生长，手术切除是公认的首选治疗手段。小的肿瘤通过显微外科手术切除，面神经和听觉诱发电位监测技术的应用，能最大限度地保全面神经功能和听觉功能。

1. **手术**　听神经瘤手术的进路包括：

（1）经颅中窝进路：适用于局限于内耳道内的听神经瘤，且要求保留残余听力的患者。

（2）经迷路后进路：适用于主体在小脑脑桥角、中等大小（直径 2.5cm）的肿瘤切除，其有利于保存残余听力，不伤及迷路结构。

（3）经迷路进路：适用于听力严重损失，面神经功能正常，起源于内耳道突出于小脑脑桥角池的肿瘤，其利于保存面神经功能。

（4）经乙状窦后或枕下进路：此进路适用于较大的主要位于小脑脑桥角的听神经瘤。

2. **立体定向放射治疗（γ刀、X刀）**　适用于有手术禁忌证者、无颅内压增高、肿瘤直径 <2cm、不愿接受手术者，肿瘤较大者亦可先部分切除和（或）脑室分流术缓解颅高压后再行 γ 刀或 X 刀治疗。

3. **MRI 连续观察肿瘤生长情况**　适用于微小听神经瘤无症状患者、高龄（>70 岁）、全身情况不宜手术或不愿手术者。

视频 8　经迷路进路听神经瘤切除术

（冯　勃）

第十三节　遗传性聋基因诊断及产前诊断

耳聋是人类最常见、高发的致残性疾病，约 60% 属遗传性聋。我国正常人群中耳聋基因突变携带者约 7800 万，总体携带率为 6%，80% 的聋儿是由听力正常的父母所生，并且大量迟发性耳聋患者，也多是由于自身的基因缺陷和多态性造成对致聋环境因素易感性增加而致病。遗传性聋多属感音神经性耳聋，无法根据临床表现作出病因诊断，且无有效药物治疗方法。对耳聋患者进行基因筛查可在一定程度上明确耳聋的病因，并可指导患者及其亲属用药和生活注意事项，预防先天性耳聋出生缺陷、控制药物性聋致病风险、干预或延缓耳聋的发生发展。

（一）遗传性聋基因介绍

遗传性聋中，约 70% 为非综合征型耳聋（nonsyndromic hearing loss，NSHL），其余约 30% 为综合征型耳聋（syndromic hearing loss，SHL）。遗传性 NSHL 可表现为多种遗传方式，包括常染色体显性遗传（相关染色体位点命名为 DFNA），常染色体隐性遗传（相关染色体位点命名为 DFNB），X 连锁遗传（相关染色体位点命名为 DFN），Y 连锁遗传（相关染色体位点命名为 DFNY）和母系遗传等。其中，75%~80% 为常染色体隐性遗传，10%~20% 为常染色体显性遗传，X 连锁和线粒体遗传不到 2%，Y 连锁遗传性聋目前仅报道了一个中国耳聋家系。常染色体隐性遗传性聋主要表现为学语前聋，而常染色体显性遗传性聋则主要表现为学语后聋。

1999 年，我国学者夏家辉等报道了 2 个不相关的常染色体显性遗传的中国耳聋家系，发现了导致这 2 个家系发病的 GJB3 基因杂合突变，并克隆耳聋相关基因 GJB3。截至 2015 年 3 月，国际上共定位出非综合征型耳聋基因位点 144 个，克隆常染色体显性遗传致病基因 31 个，常染色体隐性遗传致病基因 56 个，性染色体遗传致病基因 4 个。目前，我国临床上已经广泛开展的耳聋基因筛查目标主要集中于中国人常见致聋基因 GJB2、SLC26A4 和线粒体基因 12s RNA A1555G 突变的筛查。

（二）遗传性聋基因筛查诊断技术和应用策略

1. **耳聋基因筛查诊断技术**　耳聋基因筛查诊断技术有多种，简单概括为间接法和直接法两种。

（1）直接法：是直接进行目标基因的序列分析，鉴定是否存在致病突变。包括直接测序法、基因芯片、质谱分析以及 SNP 分型等，各有优缺点。直接测序法的目的是明确受检者的特定基因是否存在缺陷。它需要明确某一基因是某种疾病的致病基因，且已知致病突变，多取患者（或先证者）外周血标本或其他组织标本（包括石蜡切片），通过检测明确是否存在基因的致病性突变。这是目前最具临床实用性的遗传性聋的基因诊断策略。突变分析最常用的方法是 PCR- 直接测序法，基因芯片及目前广泛开展的全基因组二代测序也属这类，多用于已克隆的耳聋基因检测。而对于耳聋小家系或基因型不明确的散发患者目前多采用热点突变筛查的方法，应用基于各种实验技术（PCR- RELP、荧光 PCR、iMLDR等）的耳聋热点突变检测试剂盒或基因芯片进行基因筛查。

（2）间接法：指连锁分析：即染色体单体型分析，是基于紧密连锁的基因或遗传标记通常一起传给子代，因而考察相邻 DNA 是否传递给子代，可以间接地判断致病基因是否传递给子代，目的是明确受检者是否存在从亲代遗传的致病基因。它需要明确疾病基因的精确定位信息以及与该疾病基因有紧密连锁关系的遗传标记，其标本为患者（或先证者）及家系内成员的外周血标本或其他组织标本（包括石蜡切片），遗传异质性对其影响较大，DNA 重组对其也影响。连锁分析多使用基因组中广泛存在的各种 DNA 多态性位点，特别是基因突变部位或紧邻的多态性位点作为标记。RFLP、SSCP、AnT 等技术均可用于连锁分析。该种方法多用在致病基因不明，需进行遗传性聋新的致病基因的定位与克隆。

由于遗传性聋具有极强的遗传异质性，现有的检测技术大多是针对突变热点来进行的，多用于筛查，不具有临床特异性，且遗传性聋的检测技术繁多，目前国内外尚无规范、统一的遗传性聋基因筛查诊断标准。中南大学湘雅医院冯永团队提出了基于临床表型的遗传性聋的基因诊断的策略，希望从目前的基因热点筛查逐步达到基因诊断的目的。图 8-13-1 是中南大学湘雅医院制定的遗传性聋基因诊断策略图。

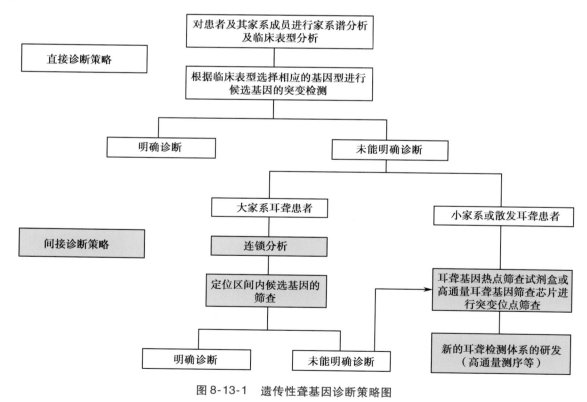

图 8-13-1　遗传性聋基因诊断策略图

2. 临床应用策略

（1）基于临床表型的候选基因检测：应用范围是表型-基因型明确的散发患者或耳聋大家系。根据数据库及文献报道绘制了遗传性聋致病基因的"表型-基因型谱"，拟根据各种遗传性聋的基因型和表型特征，制订出有效的遗传性聋基因诊断策略，部分内容如图 8-13-2 所示。

（2）热点突变筛查：应用范围耳聋小家系或表型-基因型不明确的散发患者。对于候选基因筛查不

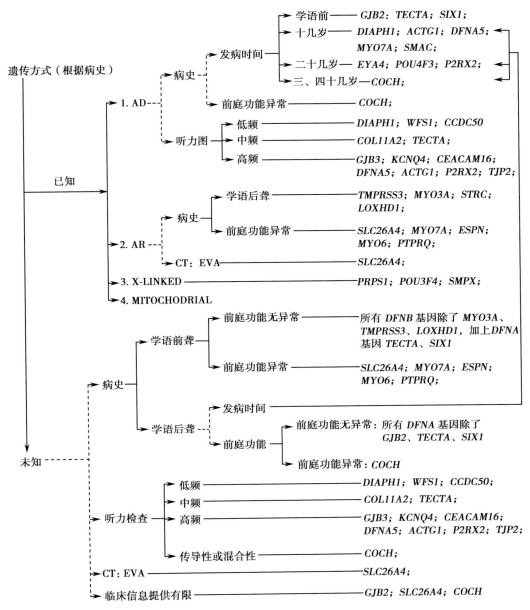

图 8-13-2 遗传性聋基因诊断策略

能明确诊断的患者，针对不同的临床需求，中南大学湘雅医院冯永团队设计研发了多种热点突变试剂盒。分别是基于限制性片段长度多态分析技术（RFLP，可检测 3 个热点突变）、荧光 PCR 技术（可检测 14 个热点突变）以及新型多重连接酶技术（iMLDR，可检测 32 个热点突变）的高频热点突变筛查试剂盒。

（3）"高通量耳聋基因诊断芯片"和拷贝数变异（copy number variations，CNVs）分析：应用范围是由于耳聋基因众多，针对热点突变筛查仍不能明确诊断的患者则进一步扩大筛查突变范围，如利用目前已知耳聋突变位点的建立高通量遗传性聋致病基因突变筛查芯片并结合拷贝数变异进行筛查。如中南大学湘雅医院和 Illumina 公司合作研发项目 Goldengate384 芯片可检测 240 个国际上公认的耳聋致病突变位点（包括 77 个显性和 163 个隐性突变位点），同时还纳入了 144 个 SNP 位点，可进行已知耳聋相关突变位点的高通量筛查和耳聋相关家系的初步排除定位。拷贝数变异是指人类基因组中广泛存在的，从 1000bp（碱基对）到数百万 bp 范围内的缺失、插入、重复和复杂多位点的变异。目前的耳聋分子诊断主要集中于点突变检测，有报道拷贝数变异与耳聋（WS、Usher 综合征、Treacher- Collins- Franceschetti 综合征等）相关，在相关基因上发现了 CNVs。因此，将 CNVs 检测纳入常规分子诊断作为临床耳聋基因检测的补充手段，实现 SNP/CNVs 同时检测。

3. 高通量测序 应用范围是对未见热点突变的耳聋患者进行深入筛查，也是基因诊断未来的研究方向。高通量测序是基于第二代测序平台，利用靶向捕获技术同时对耳聋相关的几十乃至几百个基因进行高通量测序，从而大大提高检测效率和检测范围。适用于寻找新的耳聋致病基因，对未见热点突变的耳聋患者进行深入筛查，国内外学者利用二代测序技术已克隆了 8 个耳聋相关基因（*TPRN*、*GPSM2*、*CEACAM16*、*SMPX*、*HSD17B4*、*HARS2*、*MASP1* 和 *DNMT1*）。另外，基于此项技术可进行进一步检测体系的开发，如新型目的片段富集技术，以极高效率捕获目标基因，降低高通量测序成本，如冯永团队研发基于二代高通量测序技术的"Waardenburg 综合征"和"大前庭水管综合征"突变检测试剂盒等。

（三）产前诊断

产前诊断（prenatal diagnosis）是出生前对有遗传病风险的胎儿在宫内进行遗传学诊断。以羊膜穿刺术和绒毛取样等技术，对羊水、羊水细胞和绒毛进行遗传学和生化检查分析，对胎儿的染色体和基因进行分析诊断，是预防遗传病患儿出生的有效手段。自从 20 世纪 80 年代末 PCR 技术开始应用于产前基因诊断以来，随着该技术的发展，愈来愈受到人们的重视和欢迎。就目前来看，它已成为遗传病产前基因诊断的最常用技术。以此技术为基础的各种突变基因检测方法已成为遗传病基因诊断的主要手段。

从技术层面上，产前诊断分为有创性产前诊断和无创性产前诊断。常用的有创性产前诊断包括羊膜穿刺、绒毛取样、脐带穿刺术、脐周血取样、胎儿组织活检、植入前遗传诊断等；无创性产前诊断包括母体外周血胎儿细胞检测、经宫颈脱落的胎儿滋养细胞检测等。按适用的阶段分类，植入前遗传诊断适用于体外受精的胚胎在植入之前；孕早期常采用绒毛取样（10~12 孕周）、早期羊膜穿刺（12~14 孕周）、母体外周血胎儿细胞检测（10 孕周以后，15 孕周最佳）；孕中期常采用羊膜穿刺（16~18 孕周最佳）、脐周血取样（孕 16 周以后）。这些产前诊断方法各有优缺点，其中羊膜穿刺以其诊断的精确性和对胎儿孕妇的低风险性奠定了它在现代产前诊断中的基本地位，是目前比较成熟和公认的产前诊断技术。

遗传性聋的产前诊断目前多用于已通过基因诊断确诊的遗传性聋家系成员。当其妊娠时通过上述途径提取胎儿 DNA，然后再根据遗传性聋的基因诊断方法对其做出产前诊断，根据产前诊断的结果可以进行早期干预，避免新的遗传性聋患儿的出生。

（四）遗传性聋的干预体系

由于缺少有效的治疗手段，在准确基因诊断的基础上对遗传性聋进行三级干预是目前的最佳选择。根据基因诊断结果，可对不同年龄段的耳聋人群进行干预。一级干预，对明确为遗传性聋且产前诊断阳性结果的胎儿，实行产前干预，降低发病率；二级干预，对已出生的新生儿进行早期听力筛查和基因筛查，根据听力状态采用有效早期干预（助听器、BAHA 或人工耳蜗等），重建听力言语功能；三级干预，语后聋病人，提供婚育指导意见并根据听力学检查结果采用有效干预（助听器验配、BAHA 或人工耳蜗植入等）建立听力，提高患者生命质量。

由于遗传性聋具有很高的遗传异质性，尚有很多致病基因未被克隆，因此，目前所进行的遗传性聋基因检测大多局限于已知的致病基因或突变位点，临床应用存在一定的局限性。但是，随着临床医学对遗传性聋的临床表型研究的深入、分子生物学检测技术的进步以及生物信息学的发展，遗传性聋的基因诊断技术将不断完善，并最终广泛应用于临床。

（冯 永 蒋 璐）

第十四节 新生儿听力筛查

新生儿听力筛查能够早期发现先天性听力损失，早期干预和早期康复，可使其聋而不哑，回归主流社会。然而，新生儿听力普遍筛查是一项系统化工程，包括筛查、诊断、干预康复、跟踪随访和质量评估等多个环节，需要各学科相互协调和配合才能完成。

（一）新生儿听力筛查概述

1993 年美国国立卫生研究院（NIH）推荐开展新生儿听力普遍筛查，2000 年美国婴幼儿听力联合委员会（Joint Committeeon Infant Hearing，JCIH）发表《早期听力检测和干预的原则及指导方针》形势报告，对新生儿听力筛查的原则及指导方针作了明确规定。2007 年，美国 JCIH 发表《早期听力检测和干预项目的原则和指南-2007 年形势报告》，对目标听力损失的定义、初筛和复筛方案、诊断性听力评估、医学评估、早期干预、医疗屋的监测和筛查、沟通和信息结构等 8 个方面进行了更新，并强化了对听神经病的监测。

20 世纪 90 年代中期，我国开展了新生儿听力普遍筛查工作，在政府的支持和推动下得以不断发展。自 2004 年原卫生部首次颁布《新生儿听力筛查技术规范》以来，我国部分省市逐渐开展了新生儿听力筛查工作，2010 年原卫生部颁布《新生儿听力筛查技术规范（2010 版）》修订版，对新生儿听力筛查的流程和质量控制做了具体规定。随着 2014 年 6 月，西藏自治区正式启动新生儿听力筛查项目，至此，新生儿听力筛查项目在我国 32 个省、市、自治区全面开展，据不完全统计，目前全国新生儿听力筛查覆盖率达到 77%。北京市以及全国多个地区，在新生儿听力与基因联合筛查方面进行了积极的探索，拓展了新生儿听力筛查项目。

（二）新生儿听力筛查原则

我国现行的新生儿听力筛查策略为普遍性筛查。新生儿听力普遍筛查（universal newborn hearing screening，UNHS）是指运用电生理学检测技术，对所有活产出生的新生儿进行听力筛查。新生儿听力普遍筛查是一项系统化工程，包括筛查、诊断、干预康复、跟踪随访和质量评估多个环节，全过程始终贯穿着多学科合作，各专业、各学科相互协调，密切合作是完成 UNHS 的关键。

新生儿听力普遍筛查应遵循以下主要原则：

第一，普遍筛查。正常产房和 NICU 的所有新生儿都应在住院期间接受听力筛查，未通过者应在产后 42 天左右（NICU 的新生儿应直接进入诊断程序）进行复筛。

第二，3 个月内接受诊断。对所有未通过复筛的婴幼儿，应在 3 个月内进行听力学和医学评估，以确定是否存在听力损失。

第三，6 个月内接受干预。所有确诊为永久性听力损失的婴儿，都应在 6 月龄内接受早期干预服务。

（三）新生儿听力筛查技术

耳声发射（otoacoustic emissions，OAE）和自动听性脑干反应（automatic auditory brainstem response，AABR），是目前最常用的新生儿听力筛查技术。

1. 耳声发射 耳声发射是一种产生于耳蜗，经听骨链及鼓膜传导释放入外耳道的音频能量，反映耳蜗外毛细胞的功能，但容易受外中耳功能的影响，通常情况下听力损失超过 40dB HL 便不能记录到 OAE。常用的耳声发射技术包括瞬态诱发性耳声发射（transient evoked otoacoustic emission，TEOAE）和畸变产物耳声发射（disorder product otoacoustic emission，DPOAE）。耳声发射应用于听力筛查，具有快速、准确、客观、灵敏、无创、简便、稳定等优点。但是耳声发射也有一定的局限性：①它只能反映耳蜗外毛细胞的功能，单纯使用 OAE 筛查，容易漏诊听神经病；②易受外耳和中耳因素的影响，外耳道和中耳残留的胎脂、羊水等会对传入的刺激声和传出的耳声发射反应造成衰减，产生未通过的假象。

2. 自动听性脑干反应 AABR 是以 ABR 为基础的一种电生理检测技术，它能够反映从耳蜗到听觉脑干中枢的功能，受外耳和中耳因素的影响相对较小，与 OAE 联合使用能够发现蜗后病变，降低听力筛查的假阴性。但 AABR 对低频听力损失和轻度听力损失不敏感。

听力筛查的结果用 "pass"（通过）和 "refer"（未通过）表示，而不是 "正常" 和 "不正常"。

（四）新生儿听力筛查流程

1. 正常出生新生儿实行两阶段筛查 出生后 48 小时至出院前完成初筛，未通过者及漏筛者于 42

天内均应当进行双耳复筛。复筛仍未通过者应当在出生后 3 个月龄内转诊至省级卫生行政部门指定的听力障碍诊治机构接受进一步诊断。

2. 新生儿重症监护病房（NICU）婴儿出院前进行自动听性脑干反应（AABR）筛查，未通过者直接转诊至听力障碍诊治机构。

3. 具有听力损失高危因素的新生儿，即使通过听力筛查仍应当在 3 年内每年至少随访 1 次，在随访过程中怀疑有听力损失时，应当及时到听力障碍诊治机构就诊。

新生儿听力损失高危因素：

（1）新生儿重症监护病房（NICU）住院超过 5 天。

（2）儿童期永久性听力障碍家族史。

（3）巨细胞病毒、风疹病毒、疱疹病毒、梅毒或毒浆体原虫（弓形体）病等引起的宫内感染。

（4）颅面形态畸形，包括耳廓和耳道畸形等。

（5）出生体重低于 1500g。

（6）高胆红素血症达到换血要求。

（7）病毒性或细菌性脑膜炎。

（8）新生儿窒息（Apgar 评分 1 分钟 0~4 分或 5 分钟 0~6 分）。

（9）早产儿呼吸窘迫综合征。

（10）体外膜氧。

（11）机械通气超过 48 小时。

（12）母亲孕期曾使用过耳毒性药物、袢利尿剂或滥用药物和酒精。

（13）临床上存在或怀疑有与听力障碍有关的综合征或遗传病。

4. 在尚不具备条件开展新生儿听力筛查的医疗机构，应当告知新生儿监护人在 3 月龄内将新生儿转诊到有条件的筛查机构完成听力筛查。

（五）听力学评估与诊断

做好新生儿听力普遍筛查是耳鼻咽喉科医师的职责，耳鼻咽喉科医师有责任和义务，联合筛查机构、诊治机构和家长共同重视未通过婴幼儿的早期听力诊断，把新生儿听力普遍筛查这项系统工程做好。诊断原则和流程如下：

1. 复筛未通过的新生儿应当在出生 3 个月内进行诊断。

2. 筛查未通过的 NICU 患儿应当直接转诊到听力障碍诊治机构进行确诊和随访。

3. 听力诊断应当根据测试结果进行交叉印证，确定听力障碍程度和性质。疑有其他缺陷或全身疾病患儿，指导其到相关科室就诊；疑有遗传因素致听力障碍，到具备条件的医疗保健机构进行遗传学咨询。

4. **诊断流程**

（1）病史采集。

（2）耳鼻咽喉科检查。

（3）听力测试，应当包括电生理和行为听力测试内容，主要有：声导抗（含 1000Hz 探测音）、耳声发射（OAE）、听性脑干反应（ABR）和行为测听等基本测试。

（4）辅助检查，必要时进行相关影像学和实验室辅助检查。

（六）干预

对确诊为永久性听力障碍的患儿应当在出生后 6 个月内进行相应的临床医学和听力学干预。

（七）随访

1. 筛查机构负责初筛未通过者的随访和复筛。复筛仍未通过者要及时转诊至诊治机构。

2. 诊治机构应当负责可疑患儿的追访，对确诊为听力障碍的患儿每半年至少复诊 1 次。

3. 各地应当制定追踪随访工作要求和流程，并纳入妇幼保健工作常规。妇幼保健机构应当协助诊治机构共同完成对确诊患儿的随访，并做好各项资料登记保存，指导社区卫生服务中心做好辖区内儿童的听力监测及保健。

（八）康复

1. 对使用人工听觉装置的儿童，应当进行专业的听觉及言语康复训练。定期复查并调试。

2. 指导听力障碍儿童的家长或监护人，到居民所在地有关部门和残联备案，以接受家庭康复指导服务。

（九）质量控制

卫生行政部门组织制订考核评估方案，定期对筛查机构、听力障碍诊治机构进行监督检查，对新生儿听力筛查的各个环节进行质量控制，发现问题及时采取改进措施。

新生儿听力筛查中心或经卫生行政部门指定承担听力障碍诊治工作的医疗机构要建立并维护新生儿听力筛查数据库，做好新生儿听力筛查的信息管理工作。

（黄丽辉 程晓华）

第十五节 助 听 器

（一）助听器的发展史

助听器（hearing aid）是一种供听力缺陷者使用、补偿听力损失的小型扩音设备。其发展大致经历了 7 个时代：集声器、炭精、电子管、晶体管、集成电路、微处理器和数字助听器时代。

今天的助听器已进入全数字信号处理技术时代，主要包括压缩与放大技术、降噪技术、数字反馈控制技术和方向性技术，这些技术的应用，已基本能满足听力障碍者听到、听清、听得舒服。随着数字芯片技术的不断发展，最新的助听器技术包括仿真复合宽动态范围压缩系统、净噪系统、双重稳定器数字反馈控制技术、实境自适应方向系统、智能转换系统、开放耳技术、实时数据分析系统和验配软件及硬件支持系统，能够给使用者提供清晰、舒适、自然的聆听体验。从外观上又开发出耳背式、盒式、眼镜式、发卡式、钢笔式、无线式等多种形状供不同患者使用，外形效果愈加美观。我们相信，将来助听器的体积会越来越小，功能会越来越完美。

（二）助听器的分类

助听器的分类可以有多种方法。

1. **按其外形分类** 可以分成 5 类：盒式、眼镜式、耳背式、耳内式、骨锚式助听器。其中眼镜式、耳背式、耳内式助听器又称为耳级助听器，耳级助听器接收声音的方式较其他类型的助听器更接近生理状态。

（1）盒式助听器：盒式助听器出现较早，体积较大，外观如同一个微型收音机，佩戴在身前，有一根导线将声音输出信号送至耳机。多采用普通晶体管元件，故价格低廉，本底噪声较高。适于手指活动不灵便者。由于盒式助听器常与衣物摩擦，摩擦声往往成为干扰噪声（图 8-15-1）。

（2）眼镜式助听器：仅是一种由体佩式向耳级助听器发展过程中的过渡期产品，麦克风与受话器可在不同的镜腿上，实现信号对传（contralateral routing of signal, CROS），也有在同一镜腿上的（图8-15-2）。

（3）耳背式助听器：耳背式助听器是现在使用得最广泛的助听器，外形纤巧，依赖一个弯曲成半圆形的硬

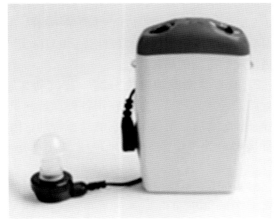

图 8-15-1 盒式助听器

塑料耳钩挂在耳后，外壳可借用皮肤或头发的颜色加以掩饰，放大后的声音经耳钩通过一根塑胶管传入耳膜的声孔中（图8-15-3）。

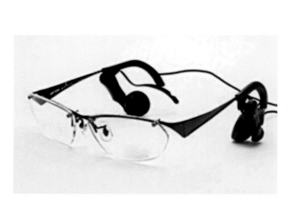
图 8-15-2　眼镜式助听器

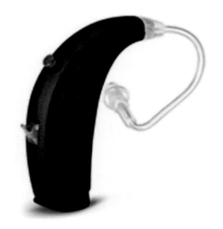
图 8-15-3　耳背式助听器

（4）耳内式助听器：耳内式助听器应分为耳甲腔式（图8-15-4）和耳道式助听器。耳甲腔式中还可区分成全耳甲腔式和半耳甲腔式。耳道式还发展出完全耳道式（CIC）助听器（图8-15-5）。耳内式助听器外形更加精巧，依据每个人的耳甲腔或耳道形状专门定做，使用时直接放在耳甲腔或耳道内，不需要任何电线或软管，十分隐蔽。但耳内式助听器的输出功率不是很高，仅适用于轻、中度耳聋患者使用。

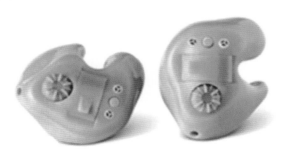
图 8-15-4　耳甲腔式助听器

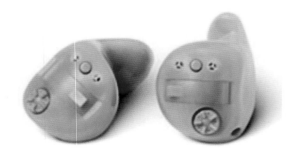
图 8-15-5　耳道式助听器

（5）骨锚式助听器：骨锚式助听器（bone anchored hearing aid，BAHA），是一个让声音通过颅骨传导，而不是通过中耳，治疗听力损失的手术植入系统（图8-15-6）。详细介绍如前所述（见图8-8-1、图8-8-2）。1996年美国FDA批准了BAHA用于治疗传导性聋和混合性聋，2002年美国FDA批准了BAHA用于治疗单侧感音神经性聋。BAHA用于帮助慢性中耳炎、先天性外耳道闭锁以及单侧耳聋不能使用常规助听器的患者。

2. 按其动态频响特性分类　按其动态频响特性，助听器又可分为两类：人们在用各种设备测量出助听器的静态频响之后，更加关注它的动态特性，因为日常人们所接触的声音，是强度和频率都在动态变化着的信号。

（1）固定频响助听器目前市场上的大多数助听器均为固定频响（fixed frequency response，FFR）助听器，其频响特性在产品出厂时即已确定，助听器上的音调旋

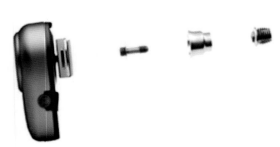
图 8-15-6　骨导助听器

钮仅能在一定程度上频响特性。选配人员在设定好助听器的种类参数之后，病人无论置身于何种声学环境中，助听器的频率响应都固定不变。

（2）自动改变频响助听器：采用 K-Amp 电路的助听器是典型的 TILL 型，而多数可编程式助听器中的宽动态范围压缩电路则是更准确意义上的自动改变频响（level dependent frequency response，LDFD）助听器。

3. 按其功用范围分类　可分为集体助听器和个体助听器。个体助听器适用于某一个体。而集体助听器主要用于电化教学、户外教学，特别适合于聋儿康复机构或学校教育。按其具体功能，又可划分成以下 3 类。

（1）固定式有线集体助听器：这一类集体助听器，实际上类似于外语口语教学中使用的语音教室系统。在教师桌上设有主机，每个学生桌上设有分机，主机和分机上都设有麦克风和专用耳机，主机上还可以连接录音机等辅助教学设施。主机与分机之间，分机与分机之间都有线路相连，可实现自由对话。先进的集体助听器，教师还可以根据每个耳聋患者的具体听力损失情况，调节每个耳机的音量音调，不受教室距离的限制，不论前排后排的学生都可以听到清晰适度的语声。这对于口语教学、加强聋儿的语言能力，提供了有利条件。缺点是，这类助听器仅局限于教室内使用，且对每一个使用者个体来说，耳机的频响不一定与他自己日常使用的个体助听器相同。

（2）调频助听器：声源经过一个调频信号发生器（类似于无线话筒），被一台或多台调频助听器所接收。聋人佩戴的助听器既可以连接上"解调制"部件来接受解调后的声信号，又可以作为普遍助听器使用，其参数选配也同普遍助听器一样（图 8-15-7）。这种助听器使用方便，不受聋人活动的限制，可在百米半径内接受声音，非常适于聋幼儿的户外教学。一对一的调频助听器更适合于那些经过听和言语训练，已在学校和正常听力儿童一起学习的聋儿。因为老师把麦克风别在衣领上，不论聋儿坐在什么座位上，都可以清楚地听到老师的讲课。不少家庭把调频信号发生器置于电视机的音箱附近，便于聋人听清远处的电视伴音。

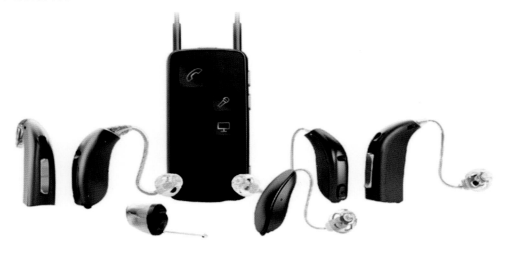

图 8-15-7　调频助听器

（3）闭路电磁感应集体助听系统：由放大、调频部件及预先安置在教室、家庭等室内场所的线圈、个体助听器组成，如图 8-15-8 所示。传声、放大、调频部件可把来自录音机、收音机、电视机或老师的声音以电磁波的形式发射到包围线圈所包围的范围。聋人可充分利用助听器的 T（拾音线圈，tele-coil）挡，在进入预先铺设有线圈的室内时，通过电磁感应原理，接收到清晰的声音，而不受距离和人数的限制。具体的使用效果与线圈设置合理与否、T 挡拾音线圈的灵敏度的大小直接相关。

（三）助听器的验配

"验配"是指在专业技术人员的指导下选择适宜于使用者听力的助听器。与眼镜一样，助听器是另一种需要"验配"的人体生理功能辅助装置。首先是因为人们的听力障碍千差万别。以老年聋为例：

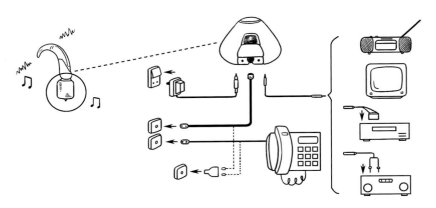

图 8-15-8 闭路电磁感应集体助听系统

不同的耳聋类型、不同的听力损伤程度、有没有耳鸣、怕不怕大声、听觉分辨能力如何等等，导致了不同的听觉差。而不同的听觉下降需要不同助听器。实际上，即使是性质、程度完全相同的听力障碍，每个人的感受也可能不同。这些差异可能与生活习惯、工作环境、主观承受能力等相关。感受不同，对助听器的要求当然也就不同。其次，助听器本身品牌、型号繁多，对使用者来说，哪一款更适合他们的实际需要，是一个使用者自己解决不了的非常专业的问题，只能由专业人员代为抉择。比如，听力损失重而又对强声过敏的患者应该如何选择助听器？强调放大，他们会觉得声音震耳难忍；强调强声压缩则又导致信号声不够真实清楚，如何解决这类矛盾，是助听器验配者重要工作内容之一。

只有使用者的听觉状况与选用助听器的性能充分吻合才能达到最佳的助听效果。不同的听力障碍需要不同性能的助听器，而"验配"正是连接不同需要使用者与不同性能助听器的桥梁。绝大多数情况下，不经验配而使用助听器不仅难以发挥助听效果，还有可能损害使用者残余听力，导致越戴越聋。有鉴于此，助听器必须经过专业人员的验配才能放心地戴用，也只有经过正确验配，助听器的作用才能真正发挥出来。

助听器属Ⅱ类医疗器械，国家对该行业服务实行严格的许可制度。

（胡伟群　臧 雷）

第三篇

鼻 科 学

鼻是呼吸道的门户，四周毗邻重要器官，上接颅脑，旁及眼眶，后通过鼻咽部与中耳和咽喉相通，底与口腔有腭骨相隔。鼻疾病不仅影响自身生理功能，也可对邻近器官产生损害。随着电子和光学的发展、内镜的广泛应用，鼻科学取得了突破性进展。本篇在论述鼻应用解剖及生理学的基础上，探讨鼻症状学及检查方法、常见疾病、治疗操作及手术等。

第九章 ...

鼻应用解剖及生理学

第一节 鼻应用解剖

鼻分为外鼻、鼻前庭、固有鼻腔和鼻窦4部分。

（一）外鼻

外鼻突出于面部中央（图9-1-1）。上端起于两眼之间，称为鼻根。下端外鼻最突出处，为鼻尖。鼻根至鼻尖的连线部称鼻梁，其两侧的斜面为鼻背。鼻尖下有左右各一的前鼻孔，其间以鼻小柱相隔，鼻孔上、外侧壁由鼻翼构成。鼻翼为圆形隆起，鼻翼扇动常见于呼吸困难。

外鼻形状依赖于骨和软骨支架。外鼻支架上1/3为骨性，主要由鼻骨构成，下2/3为多块软骨构成。由于鼻骨上部窄厚，下部宽薄，鼻骨骨折多发生在下部，表现为伤侧鼻背塌陷。

鼻部皮肤在鼻尖和鼻翼处较厚，含有大量皮脂腺和汗腺，是鼻疖好发部位，因此处皮下组织致密，炎症时皮肤肿胀压迫神经末梢，会引起剧烈疼痛。外鼻面静脉汇入内眦静脉和面前静脉，其中内眦静脉可经眼上、下静脉与海绵窦相通，且无静脉瓣，血液可上下流通，如对鼻疖挤压，有引起海绵窦血栓性静脉炎的危险。此时患者出现剧烈头痛、寒战、高热、患侧眼睑及结膜水肿、眼球突出，严重者可危及生命。

（二）鼻前庭

鼻前庭起于前鼻孔，止于鼻内孔，相当于鼻翼包绕的部分。鼻小柱将其分为左右两部。鼻前庭内衬皮肤，富含皮脂腺，并长有鼻毛。

（三）固有鼻腔

固有鼻腔通常简称鼻腔，前自鼻内孔，后止于鼻后孔。内侧壁即鼻中隔，将鼻腔分为左右两侧，鼻中隔前下由鼻中隔软骨构成，上、后下为骨性骨板。多数情况下鼻中隔有较轻的偏曲或局部突起，无症状不需任何处理。

鼻腔外侧壁结构复杂，由上至下有3个呈阶梯状排列的骨性组织，分别为上鼻甲、中鼻甲和下鼻甲（图9-1-2）。其中下鼻甲最大，其前端紧位于鼻内孔处，后端在鼻后孔处，距通往中耳的咽鼓管咽口仅10~15mm，故鼻炎时下鼻甲肿大，不仅可引起鼻塞，还可妨碍咽鼓管通气和引流功能，出现耳鸣、听力减退等症状。

下鼻甲与鼻腔外侧壁之间为下鼻道，呈穹隆状，其顶端有鼻泪管开口。距离下鼻甲前端1~2cm处的下鼻甲外侧壁骨壁最薄，可作为上颌窦穿刺的进针部位。中鼻道位于中鼻甲下外侧，是额窦、前组筛窦和上颌窦的开口引流所在。由于中鼻甲、中鼻道及周围区域解剖结构异常和病理改变与鼻窦炎关系密切，又有窦道复合体之称，包含筛漏斗、钩突、筛泡、半月裂、中鼻道、前组筛房、额窦口以及上颌窦开口等结构。

中鼻甲与鼻中隔之间的缝隙称嗅裂，是吸入气流通往嗅区的通道。如果该处鼻中隔偏曲或中鼻甲肿大造成嗅裂堵塞，可引起嗅觉减退。整个鼻腔内衬黏膜，根据黏膜特点鼻腔分为嗅区和呼吸区。嗅区位于鼻腔顶中部，该区被覆嗅黏膜，黏膜内有嗅腺、嗅细胞和嗅神经，行使嗅觉功能。呼吸区为鼻腔中鼻甲水平以下部分。该区黏膜大部为柱状纤毛上皮，并与鼻窦、鼻咽部咽鼓管和中耳鼓室腔相延续。鼻黏膜炎症也可蔓延至上述相应部位导致咽鼓管功能不良和中耳炎。

鼻黏膜内有丰富的血管，尤其在下鼻甲黏膜。该处有大量的血管窦，故又称鼻甲海绵体。基于这些血管的主要功能，将其分为容量血管（静脉、血管窦）、阻力血管（小动脉、动脉、静脉吻合支）和交换血管（毛细血管）。血管壁有自主神经分支支配其舒缩，调节血流量和改变下鼻甲的体积，对于鼻腔的正常生理功能起重要作用。

（四）鼻窦

鼻窦是鼻腔周围颅面骨内的含气空腔，均有窦口与鼻腔相通。窦内黏膜经窦口与鼻腔黏膜相延续，窦内分泌物经窦口排出。鼻窦左右成对，共计4对（图9-1-3）。

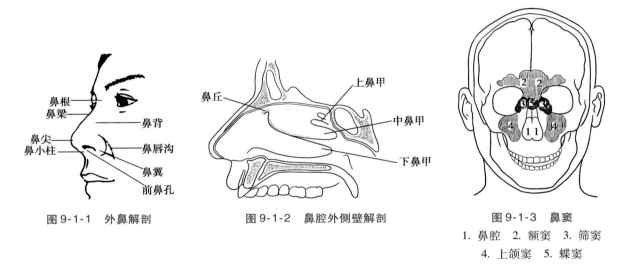

图 9-1-1　外鼻解剖　　　　图 9-1-2　鼻腔外侧壁解剖　　　　图 9-1-3　鼻窦
1. 鼻腔　2. 额窦　3. 筛窦
4. 上颌窦　5. 蝶窦

根据所在颅骨命名，分别为上颌窦、筛窦、额窦和蝶窦。上颌窦位于鼻腔两侧，是鼻窦中最大者。其上壁即眼眶下壁，上颌窦恶性肿瘤从此壁侵入眼眶可使眼球向前突出，该壁骨折眼球可内陷。底壁为上颌骨牙槽突。第二前磨牙和第一、二磨牙牙根感染发炎，可引起牙源性上颌窦炎，原发于底壁的上颌窦癌，早期症状可有牙齿松动、麻木、牙痛。上颌窦内侧壁即为鼻腔外侧壁，其窦口在中鼻道。由于窦口位置较高，而窦腔底低于鼻腔底部，不利于窦内分泌物引流，故上颌窦较易感染。后外侧壁与翼腭窝和颞下窝毗邻，上颌窦癌破坏此壁可侵犯翼内肌，导致张口受限。

筛窦位于眼眶与鼻腔之间的筛骨内，其外侧壁由筛骨纸样板与眼眶相邻。筛窦感染时可经纸样板引起眼眶内的感染。顶壁为筛顶，上为前颅窝。

额窦位于鼻上方的额骨内，左右各一。额窦通过额窦口与额隐窝相通，其下方根据钩突附着决定额窦引流。

蝶窦位于鼻腔后上方的蝶骨体内。其外侧壁毗邻海绵窦、颈内动脉和视神经管。在气化较好的蝶窦，颈内动脉和视神经管形成隆起，如骨质菲薄甚至缺损，鼻内镜手术可损伤视神经或颈内动脉导致失明或致命性大出血。顶壁上方为颅中窝的底，呈鞍形，称之为蝶鞍。蝶鞍承托垂体。前壁参与构成鼻腔顶的后段和筛窦的后壁（蝶筛板），上方近鼻中隔处为蝶窦自然开口（图9-1-4）。后壁骨质较厚，毗邻枕骨斜坡。下壁即鼻后孔上缘和鼻咽顶，翼管神经孔位于下壁外侧的翼突根部。

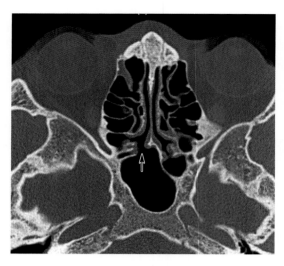

图 9-1-4 鼻窦轴位 CT
可见蝶窦开口处（箭头）

（魏 欣）

第二节 鼻 生 理 学

一、鼻腔生理学

鼻腔具有呼吸、嗅觉和共鸣的功能，参与反射、吸收、免疫等功能。

（一）呼吸功能

鼻腔是人体呼吸道的门户，在机体与外部环境接触中起重要作用。

1. **鼻气流** 气流进入鼻腔在鼻内孔处受到阻力，分为层流和紊流。层流从鼻内孔上方弧形流向后鼻孔，为鼻腔气流大部，与通气量有关，是肺部进行气体交换的主要部分，也是鼻腔进行加温加湿调节的主体气流。紊流为形成于鼻内孔后方呈涡旋状不规则的气流，增加气体与鼻腔黏膜接触，有利于尘埃等颗粒物沉降于黏膜表面。层流和紊流常同时存在，但平静呼吸时仅有层流。

2. **鼻阻力** 鼻阻力由鼻瓣区产生，占整个呼吸道阻力的 40%～50%，有助于吸气时形成胸腔负压，以及呼气时让气体在肺泡中停留时间延长，增加气体交换时间，鼻阻力是保证肺泡气体进行交换的重要因素。鼻周期的存在使得双侧鼻阻力会发生改变，但总的鼻阻力是基本不变的。如果鼻阻力下降如萎缩性鼻炎可出现肺功能下降，而鼻阻力增加如慢性鼻炎会导致鼻腔通气不足，影响呼吸、循环功能。

3. **鼻周期** 是指正常人双侧下鼻甲黏膜内的容量血管呈交替性收缩与扩张，表现为双侧鼻甲大小和鼻阻力呈相应性的交替改变，这种改变 2～7 小时轮换 1 次，但双侧鼻腔总阻力维持不变，也称生理性鼻甲周期。其意义在于促使睡眠时反复翻身，有助于解除睡眠疲劳。

4. **温度调节作用** 依赖于鼻腔广大而迂曲的黏膜面和丰富的血液供应，鼻腔黏膜可以把吸入的外界空气调节到接近正常体温，达到保护下呼吸道的作用。

5. **湿度调节作用** 鼻腔黏膜中的腺体可在 24 小时内分泌约 1000ml 液体，其中 70% 用于提高吸入空气的湿度，有利于呼吸道的纤毛运动。

6. **过滤及清洁作用** 鼻前庭的鼻毛可以对空气中的粗大粉尘颗粒和细菌有阻挡和过滤作用，气流紊流和层流均可使细小尘埃颗粒沉降于鼻腔黏膜，其中水溶性颗粒被溶解，不可溶的颗粒和细菌则随着纤毛运动达到后鼻孔，进入咽腔，被吐出或咽下。

7. **黏膜纤毛系统的作用** 鼻腔鼻窦黏膜为假复层柱状纤毛上皮，每个上皮细胞有 250～300 根纤毛，其长度为 5～6μm，平均直径 0.3μm。纤毛表面覆盖一层由无机盐、黏多糖、黏蛋白、溶菌酶以及水构成的黏液毯，以每分钟 5mm 的速度自前向后传送，有保护纤毛和帮助纤毛运动的作用。

（二）嗅觉功能

主要依赖于鼻腔嗅区黏膜及嗅细胞发挥作用，起到识别、报警、影响食欲和情绪等作用。

（三）发声共鸣功能

依赖鼻腔的空间在发声时起到共鸣作用，可使声音变得悦耳。

（四）鼻肺反射和喷嚏反射功能

鼻肺反射是以鼻腔黏膜三叉神经作为传入支，以三叉神经核和迷走神经核为中枢核，支气管平滑肌的迷走神经为传出支，形成反射弧，是鼻部疾病引起支气管病变的重要原因之一。

喷嚏反射是以三叉神经为传入支，在其受到刺激时，发生一系列如深吸气、舌根上抬、腹肌和膈肌剧烈收缩、声门突然打开等反射动作，使得气体可以从鼻腔急速喷出，借以清除鼻腔中的异物或刺激物，起到保护作用。

（五）鼻黏膜非特异性和特异性免疫功能

鼻腔黏膜细胞和腺体合成、分泌以及血管渗出等形成的物质构成鼻黏膜免疫系统，其中溶菌酶和乳铁蛋白具有非特异免疫功能，免疫球蛋白 A 和 G 具有特异性免疫功能。

（六）鼻黏膜吸收功能

鼻黏膜表面积约 150cm^2，上皮下层具有丰富毛细血管、静脉窦、动-静脉吻合支以及淋巴管交织成网，可使吸收药物迅速进入血液循环。

（七）排泄泪液功能

泪液可通过泪小点、泪小管、泪总管、泪囊和鼻泪管到达下鼻道的顶部。

二、鼻窦生理学

鼻窦的生理仍存在一定的争议，但基本达成共识的是具有以下功能。

1. 增加呼吸区黏膜面积、促进对吸入空气的加温加湿作用，并增强防御功能。
2. 对声音起共鸣作用。
3. 减轻头颅重量、增加头部在水中的浮力。
4. 保护重要器官的作用。
5. 保温绝热作用。

（魏 欣）

第十章 ···

鼻症状学及检查方法

------------------- ▪ 第一节　鼻　症　状　学 ▪ -------------------

（一）鼻塞

鼻塞即经鼻通气不畅，鼻塞可分为完全或部分阻塞、交替性、体位性、间歇性、进行性加重和持续性。有单、双侧之分。

持续性鼻塞在新生儿需考虑先天性后鼻孔闭锁；儿童持续性鼻塞多为腺样体肥大所致，可出现所谓"腺样体面容"，单侧多见于异物或肿瘤；极少数为鼻咽部畸胎瘤。成人见于鼻息肉、肥厚性鼻炎、鼻中隔偏曲等；单侧且进行性加重者多为鼻肿瘤，若伴有血性鼻涕者，应警惕恶性肿瘤的可能。交替性鼻塞见于急性鼻炎及慢性单纯性鼻炎。间歇性鼻塞多见于血管舒缩性鼻炎或变应性鼻炎。

全身性疾病如甲状腺功能减退、糖尿病等内分泌功能紊乱性疾病，全身血管舒缩失调及长期服用降压药等也可引起鼻塞。此类疾病的治疗应以治疗原发病为主。

（二）鼻漏

鼻漏是指鼻分泌物过多从前、后鼻孔流出的现象。在正常情况下，鼻黏膜的腺体如浆液腺、黏液腺、杯状细胞和嗅腺都会产生少量黏液，以维持鼻腔黏膜纤毛运动，调节吸入空气的温度和湿度。当鼻部有病变时，分泌物的量和性质均可发生变化。

1. 水性鼻漏　分泌物稀薄，呈透明清水样，为血管渗出液及黏液混合分泌物，多见于急性鼻炎早期、变应性鼻炎发作期。前者分泌物中含有脱落上皮细胞、黏蛋白、少数红细胞；后者则含有嗜酸性粒细胞和少量黏蛋白。脑脊液鼻漏亦呈水样，无黏性，检测含葡萄糖在 1.7mmol/L 以上即可确诊。

2. 黏液性鼻漏　呈半透明状，内含黏蛋白。常见于慢性鼻炎和慢性鼻-鼻窦炎。

3. 黏脓性鼻漏　为黏液和脓的混合物，由细菌感染引起，较黏稠，脱落的黏膜上皮细胞及浸润的多形核白细胞为其主要成分。常见于急性鼻炎恢复期、慢性鼻-鼻窦炎。若牙源性上颌窦炎常为恶臭黄绿色脓性鼻漏。

4. 血性鼻漏　即鼻分泌物中含有血液，常见于鼻真菌感染、外伤、异物以及鼻腔、鼻窦、鼻咽肿瘤等。如有血性鼻漏应做鼻腔、鼻窦检查，必要时做全身检查，以明确出血部位及原因。

（三）鼻出血

鼻出血原因甚多，既可为鼻腔局部疾病所致，也可为全身疾病在鼻部的表现。鼻出血多为单侧，亦可为双侧，出血量多少不一，轻者可鼻涕中带血，重者可引起失血性休克，多次反复出血则可导致贫血。

1. 局部原因

（1）外伤：外力碰撞、儿童挖鼻等可导致外伤性鼻出血，根据出血多少采取不同的处理方法，轻者只需简单压迫或鼻腔填塞即可止血，重者如损伤大动脉或外伤形成假性动脉瘤破裂，可出现致死性鼻出血。

（2）鼻中隔偏曲：多发生在嵴或矩状突附近或偏曲的凸面，因该处黏膜较薄，易受寒冷空气的影响。黏膜较干燥，以致破裂出血。偶有偏曲的凹面因黏膜干燥出血。鼻中隔穿孔也常鼻出血。

（3）肿瘤：良性肿瘤如血管瘤，恶性如鼻腔鳞癌、鼻咽癌等均可导致鼻出血。

（4）鼻腔鼻窦炎症：干燥性鼻炎、萎缩性鼻炎、急性鼻炎、真菌性鼻窦炎等常为少量鼻出血的病因。鼻腔结核、麻风及梅毒等，可因有黏膜糜烂、溃疡、肉芽或形成鼻中隔穿孔等引起出血。

（5）气候因素：在高原地区，因相对湿度过低，气候干燥，引起鼻黏膜干燥结痂所致反复发作性鼻出血。

（6）异物：多见于儿童，多为一侧性鼻出血。某些动物性鼻腔异物，如水蛭等，则可反复引起大量出血。

2. 全身因素

（1）急性发热性传染病：如上呼吸道感染、流行性感冒、麻疹、猩红热、伤寒及腮腺炎等。多因高热，鼻黏膜剧烈充血、肿胀，以致毛细血管破裂出血，故一般鼻出血发生在发热期，量较少，出血部位多在鼻腔前段。

（2）血液疾病

1）凝血功能异常：如血友病，大量应用抗凝药物、纤维蛋白形成障碍，异常蛋白血症及胶原性疾病等。

2）血小板量或质的异常：如血小板减少性紫癜、白血病、再生障碍性贫血等。这种鼻出血乃因毛细血管壁受到损害改变所致，故一般属于渗透性出血，多为双侧性，呈筛眼状多处渗血，持续不断，汇成片状，血块收缩不佳。

（3）循环系统疾病

1）动脉压过高：如高血压、动脉硬化症、肾炎等，其他如用力过猛、情绪剧烈波动、气压急剧变化，均可因一时性动脉压升高而发生鼻出血。出血前可有头痛、头晕等预兆。出血来势甚猛，但又可突然停止。常为一侧性。急、慢性肾炎虽可发生鼻出血，但以萎缩肾及发生尿毒症时为显著。

2）静脉压增高：患慢性气管炎、肺气肿及肺源性心脏病者，当剧烈咳嗽或气喘发作时，鼻腔静脉曲张亦为鼻出血常见原因。出血部位多位于下鼻道后方的鼻咽静脉丛。其他如二尖瓣狭窄、纵隔肿瘤以及上腔静脉高压患者亦常发生鼻出血。

（4）维生素缺乏

1）维生素 C 缺乏：维生素 C 缺乏可使血管壁的细胞间质胶原蛋白减少，血管脆性和通透性增加，因而易致出血。

2）维生素 B_2 及维生素 P 缺乏：亦可引起鼻出血。

3）维生素 K 缺乏：维生素 K 与凝血酶原形成有关，若缺乏维生素 K 则凝血酶原时间延长，易发生鼻出血。

（5）肝脾疾病及风湿病　均可引起鼻出血，其中尤以肝硬化发生鼻出血者最常见。风湿热引起鼻出血者多见于小儿。

（6）化学品及药物中毒　磷、汞、砷、苯等中毒，可破坏造血系统的功能，引起鼻出血，长期服用水杨酸类药物，可致血内凝血酶原减少，以致手术后创面渗血。

（7）内分泌失调　在月经前数日及月经期内，血中雌激素含量减少，鼻黏膜血管扩张，因此有少数妇女于月经期出现鼻出血。

（8）遗传性出血性毛细血管扩张症　患者在鼻中隔前方、手指尖、鼻尖和舌尖等处，有小动脉及小静脉扩张现象，易反复发生鼻出血，常有家族性易出血史。

临床上有部分患者找不到鼻出血的确切病因，而鼻出血控制后不再出血，此类鼻出血称为特发性鼻出血。

（四）嗅觉障碍

嗅觉是具有气味的微粒即嗅素随吸入气流进入鼻腔，接触嗅区黏膜，刺激嗅细胞产生神经冲动，经嗅神经、嗅球、嗅束传至皮层中枢所产生的感觉功能。人嗅觉通路的任何部位发生病变都会影响嗅觉功能，产生嗅觉障碍。

常见的嗅觉障碍有3种：嗅敏感度降低，也称为嗅觉减退或丧失；嗅觉过敏；嗅觉倒错。

1. 嗅觉减退或丧失　一般可分为呼吸性和感觉性两种。

（1）呼吸性嗅觉减退或丧失：又可分为阻塞性和非阻塞性两种。前者如鼻甲肥大、鼻孔闭锁、鼻息肉、鼻肿瘤等原因，使携带嗅素的气流受阻，达不到嗅区所致；后者是鼻腔虽无阻塞但呼吸气流方向改变，不经嗅区所致；如气管切开或全喉切除术后等。此类情况在体格检查时容易找到原因。

（2）感觉性嗅觉减退或消失：又可分为末梢性和中枢性两种。前者包括嗅黏膜嗅区神经末梢病变，如萎缩性鼻炎、中毒性嗅神经炎、有害气体损伤、老年性退变等。此类患者多有嗅觉同一反应，即用很强烈的气味可引起嗅觉，但患者不能分辨，认为是同一种气味。中枢性又称颅内型，多为颅底骨折、嗅沟脑膜瘤、基底脑膜炎、脑脓肿、脑血管疾患等所致。

2. 嗅觉过敏　患者对气味的敏感性增强，轻微的气味即感到极为强烈，难以忍受，甚至引起头痛、呕吐等，多为嗅神经炎、嗅神经退化的早期表现。此外，神经衰弱，妇女妊娠、月经时也可以出现嗅觉过敏。

3. 嗅觉倒错　甲种气味被嗅成乙种气味，香味被嗅成臭味时，称为嗅觉倒错。无气味感觉有气味时，称为幻嗅。常见于神经官能症、癫痫、神经分裂症，以及内分泌失调者。

（五）鼻源性头痛

鼻源性头痛即由于鼻病所引起的头痛，一般分为感染性和非感染性。

1. 感染性鼻源性头痛　常见于急性鼻-鼻窦炎，其头痛常有一定的部位和时间，如急性额窦炎晨起即额部头痛、逐渐加重，午后转轻；而急性上颌窦炎则晨起轻，午后眶下部疼痛加重；在低头弯腰、引起鼻黏膜充血时则头痛加重；而在鼻黏膜使用血管收缩药和表面麻醉药后，头痛可以减轻。

2. 非感染性鼻源性头痛　见于萎缩性鼻炎、鼻中隔偏曲以及鼻腔鼻窦肿瘤等。

鼻源性头痛的特点为多具有鼻部症状，如鼻塞、流涕等；当去除鼻部因素，如使用表面麻醉药对鼻中隔骨棘接触下鼻甲黏膜进行麻醉时，头痛可以缓解。

（魏　欣）

第二节　鼻检查方法

（一）一般检查法

1. 外鼻检查　检查鼻及鼻腔时，需按照一定的顺序仔细检查，以免遗漏。主要通过观看和触摸来完成。

注意观察外鼻有无畸形，属何种畸形，例如鼻翼有否塌陷，前鼻孔是否狭窄或闭锁，外鼻是否存在红、肿、皮肤增厚、变硬触痛或鼻翼扇动等。

2. 鼻前庭检查　注意观察鼻前庭皮肤有无红肿、糜烂、结痂或皲裂，观察有无新生物。

3. 鼻腔检查　鼻腔检查分两种，即前鼻镜检查法和后鼻镜检查法。

（1）前鼻镜检查法：检查者将前鼻镜放入鼻前庭内，张开上下两叶，扩大前鼻孔，右手扶持受检者头部，随检查需要变动头位，依次检查鼻腔各部。先让受检者头位稍低（第一位置），由下至上顺序观察鼻底、下鼻道、下鼻甲、鼻中隔前下部，再让受检者头后仰30°（第二位置），检查中鼻道、中鼻甲及嗅裂和鼻中隔中部，再让受检者头后仰至60°（第三位置），观察鼻中隔上部、鼻丘、中鼻甲前上。注意观察黏膜颜色、有无肿胀；鼻道分泌物有无以及性状；鼻中隔有无偏曲以及鼻腔有无新生物。正常鼻黏膜为淡红色，表面光滑湿润而有光泽。急性炎症时黏膜呈鲜红色，有黏性分泌物。慢性炎症时黏膜呈暗红色，下鼻甲前端有时呈桑葚状，分泌物为黏脓性，变应性鼻炎的黏膜苍白水肿或呈淡紫色，分泌物水样清稀。萎缩性鼻炎黏膜萎缩、干燥，失去正常光泽，被覆脓痂，中、下鼻甲缩小。中鼻道、嗅裂有脓性分泌物是鼻窦病变所致。

（2）后鼻镜检查法：用以观察鼻中隔后缘，鼻后孔，中、下鼻甲后端以及后鼻孔畸形等疾患的情况。并同时可观察鼻咽部及咽鼓管情况。

（二）内镜检查

鼻内镜技术的发展使得鼻科领域产生了巨大的变革。鼻内镜包括 0°、30°、45°、70°等多种视角镜，镜管直径有用于成人的 4mm 和用于儿童的 2.7mm 内镜。

1. **操作步骤**

（1）患者正坐或平卧位，头部固定。

（2）检查者站立于被检查者右前方，正对监视器。

2. **持镜方法** 一般左手持镜，右手可同时进行活检等其他操作，持镜手法可根据个人的习惯采用不同方式，但以适于鼻内镜手术操作时的持镜方式为宜。

3. **检查步骤** 内镜先从总鼻道沿鼻底平行向后缓缓推进，同时注意经过部位有无异常，穿过后鼻孔，进入鼻咽部，分别观察鼻咽顶后壁、侧壁、咽隐窝、隆突、咽鼓管咽口等；然后将内镜慢慢向外退出，镜头稍稍向上，观察蝶筛隐窝、中鼻道、鼻顶、嗅裂，最后退出时观察鼻中隔前端及鼻前庭。也可进镜后先观察鼻前庭、中隔前端、中鼻甲、钩突、中鼻道、嗅裂、蝶筛隐窝，最后检查鼻咽部。

（三）嗅觉检查

1. **简单测试法** 利用日常能产生气味的嗅素如乙醇、醋、樟脑、酱油等作为测嗅素，通常以水为对照物，通过检查受检者对各种测试物的鉴别，简单测试嗅觉功能。

2. **嗅阈检查** 通过大样本统计得到多数人可嗅到的最低嗅素浓度，依据一定划分梯度将嗅素分为不同的浓度，通过受检者对每种嗅素的辨别能力测出其最低辨别阈，也可以 7×10 小方格绘出嗅谱图，使结果更为直观。

3. **嗅觉诱发电位测定** 嗅觉诱发电位是检测嗅觉的一项客观而灵敏的电生理指标，可用于嗅觉减退、嗅觉倒错和婴幼儿、脑损伤患者的嗅觉水平的检查；用于术中监测嗅觉的变化，常用于颅前窝手术和某些涉及筛顶容易伤及嗅觉系统、引起嗅觉功能障碍的鼻部手术。术后应用嗅觉诱发性电位检查嗅觉水平，可以客观评价手术效果。嗅觉水平的下降可以是某些疾病发生的前兆，如帕金森病、阿尔茨海默病、多发性硬化、颞叶癫痫等疾病早期往往伴有嗅觉水平的下降，嗅觉诱发电位可用于该类疾病早期诊断的参考。

（四）影像学检查法

1. **X 线平片**

（1）**鼻骨正侧位** 用于诊断鼻骨有无骨折，观察鼻骨骨折的部位，有无错位等，该方法简便、费用低，但由于重叠过多，细微骨折容易漏诊。

（2）**鼻窦枕颏位**（亦称 Water 位）和枕额位（亦称 Caldwell 位） 主要显示额窦、筛窦和上颌窦，观察窦腔形态、大小、黏膜及窦壁骨质情况。目前鼻窦 X 线平片在临床上应用很少，基本上被 CT 检查所取代。

2. **CT 检查** 常规采用薄层高分辨 CT 扫描，同时结合冠状位重建图像，必要时采用多平面重建（MPR），可显示病变鼻窦的位置、范围、解剖学致病因素、鼻腔鼻窦黏膜病变程度，观察有无骨质吸收或骨折，了解窦口-鼻道复合体是否通畅，还可根据某些 CT 特征对鼻窦炎性质进行确定，例如在密度增高的窦腔内出现钙化斑就是真菌性鼻窦炎的特征。鼻腔 CT 仿真内镜（CTVE）可清楚显示鼻腔解剖结构，尤其是窦口-鼻道复合体，还可显示鼻腔内占位性病变的范围及其与周围结构的关系，与鼻腔纤维内镜检查的结果有较高的一致性。

3. **MRI 检查** 鼻腔鼻窦 MRI 检查能比 CT 更清晰地显示鼻部软组织疾病。如显示鼻腔鼻窦肿瘤及其对周围软组织的侵犯情况，能准确地判断肿瘤向颅内扩散的情况，观察鼻窦内软组织占位性病变的范围、程度及与周围肌肉、血管等组织的解剖关系。另外，MRI 还可用于导向活检，是帮助制订治疗计划和选择手术进路的重要依据。MRI 结合增强扫描通常可对良性肿瘤做出较为准确的鉴别诊断。缺点是 MRI 检查不能较好地显示解剖学骨性标志和变异，可结合 CT 三维重建，综合评估肿瘤分期。

（魏 欣 李治群）

第十一章...

鼻部常见疾病

外鼻位于人体面部最前端，容易受到外力伤害；同时鼻腔作为呼吸道的门户，容易受到外界环境影响诱发细菌或真菌性炎症反应；鼻中隔偏曲是鼻塞、鼻出血的重要原因之一；鼻腔、鼻窦肿瘤尤其恶性肿瘤严重影响患者的生命质量和生存。本章重点介绍鼻部常见疾病。

第一节　鼻、鼻窦及邻近组织外伤

一、鼻骨骨折

鼻骨位于人体面部中央最前端，容易受到外伤出现骨折。鼻骨由于上厚下薄，因此，鼻骨骨折多位于下部。

【病因】　多因为外力作用，如受到拳击、硬物撞击、车祸等原因。

【临床表现】

1. **临床症状**　局部疼痛，可因鼻腔黏膜撕裂出现鼻出血，合并鼻中隔骨折或鼻腔黏膜肿胀可出现一侧或双侧鼻塞。

2. **临床体征**　鼻部皮下淤血，可伴触痛，鼻部塌陷或偏曲，可触及骨擦感，鼻部肿胀时可掩盖鼻畸形。

3. **影像学检查**　X线侧位像可见鼻骨骨质不连续，严重时可见骨质错位、变形或凹陷，同时伴有鼻背部软组织肿胀（图11-1-1）。CT不仅可以显示骨折线的走行方向、骨折碎片的移位以及软组织损伤，还可显示X线观察不到的细微骨折，CT三维重建可直观显示鼻骨骨质表面的连续性（图11-1-2）。

【诊断】　根据外伤病史、临床体征以及影像学检查，可明确诊断，由于鼻骨骨折常合并颜面或颅脑外伤，需进行相关检查以免漏诊。

【治疗】　治疗原则为恢复正常鼻外形和通气功能。

对于有骨折无移位的单纯骨折不需特殊处理。对于闭合性鼻骨骨折，在明确诊断后即可进行鼻骨骨折复位术，如果有鼻部肿胀影响判断的，可嘱患者在肿胀消退后再进行手术，但时间不超过2周为宜，以免骨痂形成影响复位。合并有临床症状的中隔骨折或脱位，鼻骨骨折复位后中隔不能自行复位的可同期进行鼻中隔矫正手术。对于陈旧性鼻骨骨折的可采用鼻小柱进路蝶形切口开放式复位。

闭合式复位方法：根据患者年龄和意愿，可采用表面麻醉或全身麻醉，用鼻骨复位器在鼻外量出前鼻孔至双侧内眦连线的长度并用拇指做好标记，把复位器放入鼻腔至塌陷鼻骨下方，向上用力复位，同时另一手扶住鼻骨以帮助鼻骨塑形，往往可听见复位时的骨擦音。复位后仔细检查是否复位到位，鼻腔填塞纱条起支撑和止血作用，48小时后取出。

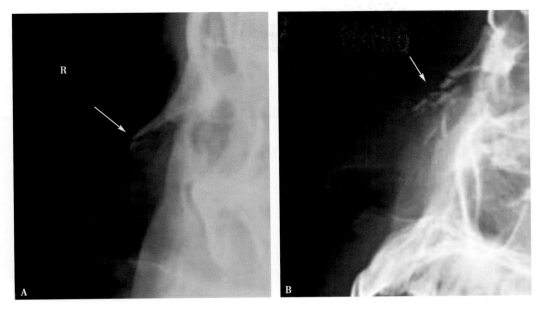

图 11-1-1　X 线侧位片示鼻骨骨折
A. 线性骨折（箭头所示）　　B. 粉碎性骨折（箭头所示）

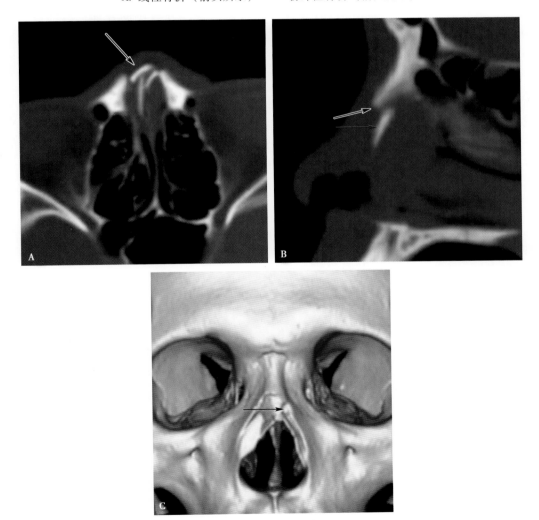

图 11-1-2　鼻骨骨折 CT 表现
A. 轴位 CT 骨窗图像　B. 矢状位 CT 骨窗图像　C. CT 三维重建（VR）

二、鼻窦骨折

（一）额窦骨折

根据骨折部位可分为前壁骨折、后壁骨折以及底部骨折，其中以前壁骨折最为常见（图 11-1-3），后壁骨折常伴有脑膜撕裂，可并发脑脊液鼻漏或颅内血肿。

【临床表现】 前壁骨折可表现为局部肿胀，消退后可见前额凹陷；后壁骨折可有脑脊液鼻漏、颅内出血或血肿；底部骨折可有眶上区肿胀，眼球向下移位。

【诊断】 根据外伤史、临床表现可以做出诊断，CT扫描可明确骨折部位以及范围。

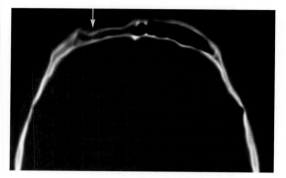

图 11-1-3 水平位 CT 示右侧额窦
前壁骨折（箭头所指）

【治疗】 处理原则为恢复外形和功能，线性骨折无须特殊处理，可使用减充血剂药持鼻窦引流通畅即可；前壁凹陷性骨折需进行切开复位手术，可借用原有开放性伤口或眉弓切口，用剥离子挑起凹陷骨折片复位，并用钛板固定。后壁骨折需了解有无颅内并发症，如有需请神经外科协助处理；鼻部骨折如果鼻额管通畅，可不予处理，部分狭窄可放置 T 形管，严重狭窄需刮除额窦全部黏膜，用自体脂肪行额窦填塞术。

（二）筛窦骨折

筛窦位于颅底和眼眶之间，骨折可累及前颅底引起脑脊液鼻漏，累及眼眶和眶尖引起眼球移位和视力障碍，累及筛前动脉引起严重鼻出血或眶内血肿等。

【临床表现】 可有鼻出血、鼻根部塌陷、内眦增宽、视力下降或 Marcus-Gunn 瞳孔。

【诊断】 根据外伤史、临床表现可以做出诊断，CT 扫描可明确骨折部位以及范围。

【治疗】 单纯骨折无须处理，有鼻出血的可行鼻腔填塞或筛前动脉结扎术，合并视力下降的应尽早进行视神经减压术。

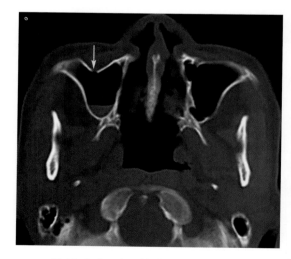

图 11-1-4 水平位 CT 示右侧上颌窦
前壁骨折（箭头所指）

（三）上颌窦骨折

多发生于前壁（图 11-1-4），常为颌面复合骨折的一部分。

【临床表现】 局部肿胀，消退后可见面部凹陷畸形，如同时合并眶下神经损伤可有面部麻木。

【诊断】 根据外伤史、临床表现可以做出诊断，CT扫描可明确骨折部位以及范围。

【治疗】 可采用经唇龈沟进路暴露上颌窦前壁，必要时辅助眶下缘切口，用剥离子挑起凹陷骨折片复位，并用钛板固定。

（四）蝶窦骨折

蝶窦毗邻垂体窝和视神经、颈内动脉，其骨折常累及上述结构导致脑脊液鼻漏、视力下降和致死性大出血。单纯蝶窦骨折少见，常为颅底骨折的一部分。单纯蝶窦骨折无须治疗。

三、眼眶骨折

（一）眼眶击入性骨折

是暴力来自于眼眶外侧导致的骨折，常合并上颌骨骨折。

【临床表现】　眶周淤血、眼睑肿胀、眼球突出、外眦向外下方移位，但无视力下降以及眼球活动障碍。

【诊断】　根据外伤史、临床表现、眶下壁触及阶梯样感以及 CT 检查可确诊。

【治疗】　可行眉外侧和下睑缘切口，用剥离子插入颧弓下方，将下陷的上颌骨向前外方抬起复位，并用钛板固定。

（二）眼眶击出性骨折

是暴力来自于眼球前方，眶内压力增大，导致眶下壁或内壁骨折，眶内容物突入上颌窦或筛窦的骨折。

【临床表现】　眼睑淤血、眼球活动受限、复视甚至视力下降或失明。合并眶下神经受损可出现面部麻木感。

【诊断】　根据根据外伤史、临床表现以及 CT 检查可确诊。

【治疗】　禁擤鼻涕以免眶内感染，同时尽快回纳眶内容物以及复位固定，手术进路可采用经下睑上颌窦或鼻内镜下经筛窦或上颌窦。

（魏　欣）

第二节　急性鼻炎

急性鼻炎是鼻黏膜的急性炎症。由病毒感染引起，传染性强，是上呼吸道感染的一部分，俗称伤风、感冒。常波及鼻窦及咽喉部，并发急性鼻窦炎、急性中耳炎、气管及支气管炎和肺炎。此病多发于秋、冬季及季节交替时。各年龄组均可发病，以儿童为主。

【病因】　各种呼吸道病毒均可致本病。最常见的有鼻病毒、腺病毒、冠状病毒、流感病毒及副流感病毒。传染源主要为患者。传播途径以飞沫传播及粪-口途径为主。最常见的致病病毒鼻病毒以手为最主要的传播媒介。

在鼻腔黏膜受到病毒感染后，局部原细菌趁机活跃、繁殖，造成继发细菌感染。脓性卡他表示病毒性鼻炎继发细菌感染。主要致病菌为链球菌、葡萄球菌、肺炎球菌、流感杆菌及卡他球菌等。

【临床表现】

1. 初期（前驱期）　1~2 天，多表现为全身酸困，鼻及鼻咽部发干灼热，鼻黏膜充血、干燥。

2. 急性期　2~7 天，渐有鼻塞，鼻分泌物增多，打喷嚏和鼻腔发痒，说话呈闭塞性鼻音，嗅觉减退。鼻黏膜明显充血肿胀，鼻腔内充满黏液性或黏脓性分泌物，可转为脓样（图 11-2-1）。全身有不同程度的发热、头胀、头痛等。

3. 恢复期　鼻塞逐渐减轻，脓涕也减少，若不发生并发症，则数日后可自愈。

【诊断】　根据病史、症状和局部检查，一般容易诊断。急性鼻炎的症状与鼻腔黏膜高反应疾病及其他急性

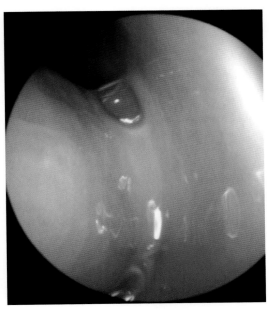

图 11-2-1　鼻腔内见黏脓性分泌物

呼吸道传染病相似，故需鉴别。

1. 变应性鼻炎　患者有接触变应原病史，有反复发作病史。症状以鼻痒、阵发性喷嚏、大量清水样涕和鼻塞为主，一般无发热等全身症状。局部检查以鼻黏膜苍白水肿、水性分泌物为主，可伴有钩突、筛泡息肉样变。皮肤点刺试验、鼻腔分泌物细胞学检查、激发试验及血清特异性 IgE 抗体测定可做鉴别。

2. 血管运动性鼻炎　本病病因不明，患者多有精神紧张、焦虑及环境温度变化而引起内分泌功能紊乱。症状以鼻塞、鼻漏、喷嚏某一症状为主。发作突然，消失迅速。有明显的诱因，可反复出现。一般无发热等全身症状。局部检查鼻腔黏膜颜色及形态无特征性改变。抗组胺药一般有效。

3. 流感病毒引起的上呼吸道感染　与急性鼻炎相比，全身症状较重。主要为突然起病的高热、寒战、头痛、肌痛、全身不适。鼻腔症状较轻或不明显。诊断上较难与普通感冒区分，病毒的分离鉴定是唯一可靠的方法。

4. 其他呼吸道传染病　包括风疹、猩红热、百日咳等，通过详细的体格检查和观察可鉴别。

【治疗】　以支持和对症治疗为主，并注意防止并发症。鼻腔通气引流，以促进恢复。

1. 全身治疗　卧床休息，宜多喝水，患者应予以隔离以免传染他人。发热者可内服解热发汗药，中药以疏风解表祛邪为主，如桑菊感冒片和银翘解毒片等。合并细菌感染或有并发症时，可使用抗生素类药物。

2. 局部治疗

（1）必要时 1% 麻黄碱液滴鼻，通气引流。

（2）针刺迎香、鼻通穴，或做穴位按摩。

（魏　欣）

第三节　真菌性鼻-鼻窦炎

真菌性鼻窦炎是鼻窦黏膜组织，甚至骨质的真菌感染性疾病，或鼻窦黏膜对真菌的反应性疾病，或真菌在鼻窦内呈团块状积聚的一类鼻窦常见的炎性疾病。真菌性鼻窦炎分为侵袭性和非侵袭性两类。真菌性上颌窦炎的发病率有较明显的增高趋势。临床上常见的致病菌主要是曲霉菌（占 80% 以上），其次为毛霉菌、白色念珠菌、孢子菌，这些均为条件致病菌。毛霉菌感染则相当险恶，因为其更倾向于侵入动脉弹性内膜层，形成血栓，继发缺血性血栓及出血性坏死。各种因素所致的鼻腔、鼻窦通气引流受阻，是部分真菌性鼻窦炎的主要致病因素之一。长期使用糖皮质激素、广谱抗生素、抗肿瘤药物患者，放疗及艾滋病患者等均为真菌性鼻窦炎的易发人群。临床上发病女性高于男性。上颌窦易发病，其他鼻窦易发病依次为筛窦、蝶窦及额窦。常以单个鼻窦发病为主，也可逐渐累及一侧全组鼻窦。

【病因】　临床上较常见的真菌性鼻-鼻窦炎的致病菌主要是曲霉菌，但毛霉菌的感染也越来越多见。鼻脑型毛霉菌病虽然少见，但病情凶险，发展极为迅速，死亡率很高。另外，源于腐烂的蔬菜、种子、水果和动物的排泄物、土壤等物质中的根霉菌、根毛霉菌及犁头霉菌，以及毛霉菌、汉霉菌、被孢霉菌等也被认为与侵袭性真菌性鼻窦炎的发病相关。曲霉菌和毛霉菌能侵犯血管壁，导致血栓形成和局部缺血。曲霉菌需要特殊的环境繁殖和入侵，包括鼻腔黏膜本身由于之前的感染或手术操作造成的损伤、黏膜肥厚、慢性细菌性鼻窦炎等。酸性和高糖环境，如糖尿病酮症酸中毒是毛霉菌生长的理想状况。铁代谢紊乱或储存铁过量也有利于毛霉菌病的发生。毛霉菌有嗜血管内皮细胞的特性，故其易于破坏血管。

【临床表现】

1. 侵袭型真菌性鼻-鼻窦炎　真菌侵入黏膜动脉，引起血栓性动脉炎，导致黏膜和骨壁缺血性坏死，严重者累及眼眶、翼腭窝甚至颅前窝，出现眼球突出、眼肌麻痹、视力减退、眶后疼痛、发热，昏迷而死亡。鼻腔鼻窦内有血性脓液、肉芽、坏死性骨质缺损。分急性侵袭型真菌性鼻-鼻窦炎和慢性侵袭型真菌性鼻-鼻窦炎。

　　2. 非侵袭型真菌性鼻-鼻窦炎　病变局限鼻腔鼻窦腔内，窦腔内充满淡绿、暗褐、灰黑色污秽碎屑状干酪样物，黏膜水肿增生。

　　（1）真菌球型：形成由菌丝、孢子、退变的白细胞和上皮细胞结成暗褐、灰黑色团块状肉芽肿，真菌球不断增大压迫骨壁，鼻窦黏膜水肿和增生。

　　（2）变态反应型：又称变应性真菌性鼻窦炎，常有鼻息肉和哮喘病史，经多次鼻窦手术，但鼻窦炎仍反复发作。窦腔内充填坚硬、易碎和黏稠的白褐色物，镜检可见有多数嗜酸性粒细胞团，游离的嗜酸颗粒，夏科-莱登（Charcot-Leyden）结晶和真菌丝。

　　【诊断】

　　1. 真菌球　多见于老年人，女性多于男性。患者通常免疫功能正常。单侧鼻窦多发，上颌窦发病率最高，其次为蝶窦、筛窦，额窦罕见。临床表现似慢性鼻窦炎，如单侧鼻塞、流脓涕或有恶臭等。亦可不表现任何症状，仅在鼻窦影像学检查时发现。真菌球发展较大者，可有面部隆起和疼痛，少有脓血涕和周围结构如眼眶受累症状，一般无全身症状。鼻窦 CT 显示单侧鼻窦不均匀密度增高（图 11-3-1），70% 可见高密度钙化斑或点，可有窦壁膨隆或吸收，一般无骨质破坏。鼻窦 CT 检查是术前重要诊断参考，最终依据是病原学。

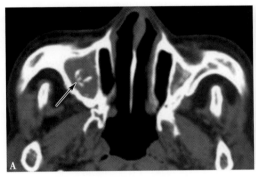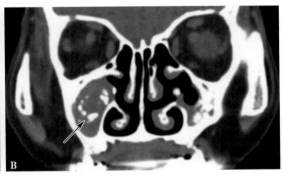

图 11-3-1　右侧上颌窦真菌球鼻窦 CT 表现

A. 轴位 CT　B. 冠状位 CT 重建，显示右侧上颌窦内见软组织密度影充填，其内见斑点状或沙粒状钙化（箭头所指），窦腔形态正常，窦壁骨质无破坏

　　2. 变应性真菌性鼻-鼻窦炎　多发生于有特应性体质的成人和青年人，常伴鼻息肉、支气管哮喘。本病发病隐袭，进展缓慢，多累及一侧多窦。病变在鼻窦内扩展性发展，致鼻窦扩张性增大和鼻窦骨壁压迫性吸收。临床表现为眶侧或颌面部缓慢进展的隆起，隆起无痛、固定、质硬，呈不规则形，隆起不断增大压迫眼眶引起眼球突出、移位，进而眼球活动受限、复视、上睑下垂等。鼻窦 CT 显示病变中央高密度变应性黏蛋白影呈均匀的毛玻璃状（图 11-3-2）。Gomori 染色见病变组织中有真菌菌丝，但鼻窦黏膜和骨质中无真菌侵犯。

　　3. 急性侵袭性真菌性鼻-鼻窦炎　多发生于免疫功能低下或缺陷者。常见于糖尿病酮症酸中毒、器官移植、长期应用糖皮质激素或抗肿瘤药物或广谱抗生素、放射治疗及艾滋病患者。致病菌主要为曲霉菌和毛霉菌。本型起病急骤，病变进展迅速，病情凶险，死亡率甚高，临床表现为发热，鼻腔结构破坏、坏死、大量脓性结痂、眶周及面颊部肿胀、疼痛（侵犯眶下神经），或眼球突出、结膜充血、眼肌麻痹、视力减退及眶后疼

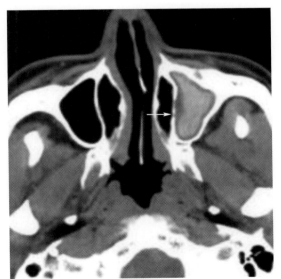

图 11-3-2　左侧上颌窦真菌性鼻窦炎

轴位 CT 示左侧上颌窦内较高密度影呈均匀性毛玻璃状（箭头所指）

痛等，或腭部缺损，或剧烈头痛、颅内高压、癫痫、意识模糊或偏瘫等，或眶尖综合征、海绵窦血栓性静脉炎等，若不及时诊治，可在数日内死亡。鼻窦 CT 显示病变累及鼻腔和多个鼻窦，广泛的骨壁破坏，侵犯面部、眼眶、颅底或翼腭窝。

4. 慢性侵袭性真菌性鼻-鼻窦炎   本病特点是具有缓慢进行性的组织侵犯。常见致病菌为曲霉菌、毛霉菌、链格子菌属和念珠菌属等。患者有血性涕或较严重头痛，鼻窦 CT 表现多窦受累或骨质破坏和术中观察窦内病变为泥石样物并伴多量稠脓，窦黏膜表现为剧度肿胀、暗红色、质脆易出血和表面颗粒样改变或黏膜呈黑色、坏死样改变。早期诊断和合理的治疗多数可获得治愈。后期者治疗较困难，易复发，愈后较差。

【治疗】   真菌性鼻-鼻窦炎的治疗原则如下。

1. 早期的手术治疗   侵袭型者一经确诊应尽早手术，清除鼻腔和鼻窦内真菌病原和坏死及不可逆的病变组织，恢复鼻窦的通畅引流。手术方式和范围应根据病变范围和患者的具体情况而定。

2. 药物治疗

（1）急性侵袭性真菌性鼻-鼻窦炎术后必须用抗真菌药物，伊曲康唑和两性霉素 B 为常用的抗真菌药物。

（2）变应性真菌性鼻-鼻窦炎手术后应用糖皮质激素是非常重要的辅助治疗。

3. 对症支持治疗   增强抵抗力，恢复免疫功能，治疗原发病，停用抗生素及免疫抑制药。必要时输全血或血浆。

（魏 欣）

第四节   鼻中隔偏曲

鼻中隔偏曲是耳鼻咽喉头颈外科常见病、多发病，是鼻中隔的上下或前后径偏离矢状面，向一侧或两侧偏曲，或者局部形成突起并引起鼻腔功能障碍。如无鼻功能障碍的鼻中隔偏曲称为"生理性鼻中隔偏曲"。其发病原因与外伤、发育异常、鼻腔一侧的鼻甲肥大或肿瘤压迫及遗传因素有关。其发病率之高愈来愈引起国内外鼻科专家的重视，据国内外有关文献记载为 12.7% ~81.2%。偏曲一般呈 C 形或 S 形，局部呈尖锥样突起者称骨棘或矩状突（图 11-4-1）；由前向后呈条状山嵴样突起称骨嵴。鼻中隔偏曲类型见图 11-4-2。

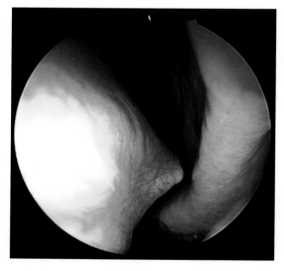

图 11-4-1   鼻中隔偏曲向左侧呈骨棘

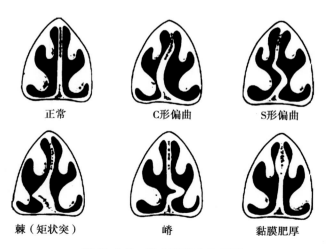

正常   C形偏曲   S形偏曲

棘（矩状突）   嵴   黏膜肥厚

图 11-4-2   鼻中隔偏曲的类型

【病因】

1. 鼻中隔之骨和软骨发育不均衡。

2.肿瘤或异物压迫鼻中隔。

3.外伤。

4.小儿腺样体肿大影响鼻通气，使鼻腔的底部上抬，逐渐使鼻中隔发育呈偏曲状态。

【临床表现】

1.**鼻塞** 为常见症状。多为持续性。一般在鼻中隔凸出的一侧较重，常为单侧鼻塞，如C形偏曲或嵴突，对侧下鼻甲代偿性肥大，也出现双侧鼻塞。S形偏曲多为双侧鼻塞。鼻中隔偏曲患者如患急性鼻炎，则鼻塞更重，且不容易康复。鼻塞严重者还可出现嗅觉减退。

2.**头痛** 如偏曲部位压迫下鼻甲或中鼻甲，可引起同侧反射性头痛。鼻塞重，头痛加重。

3.**鼻出血** 多在鼻中隔凸出的一面或嵴（棘）处，因该处黏膜张力较大，且黏膜较薄，加之鼻中隔软组织血供丰富，在鼻腔干燥、用力擤鼻及打喷嚏时，较易出血。

4.**邻近器官受累症状** 鼻塞妨碍鼻窦引流，可诱发化脓性鼻窦炎或真菌感染。如影响咽鼓管通气引流，则可引起耳鸣、耳闷。长期鼻塞、张口呼吸，易发生感冒和上呼吸道感染，并可在睡眠时发生严重鼾声。

5.**鼻腔可见鼻中隔偏曲以及骨棘或骨嵴** 其对侧下鼻甲可代偿性肥大，应注意与鼻中隔黏膜肥厚相鉴别。鼻中隔偏曲患者可并发外鼻畸形，如歪鼻、前鼻孔狭小等。

【诊断】 结合病史和症状，诊断较为容易。鼻内镜检查有助于了解鼻中隔偏曲的类型和程度，是否同时存在鼻内其他疾病，必要时CT冠状位扫描，可以更清楚地显示偏曲情况，同时有助于了解鼻窦有无肿瘤等原发病变（图11-4-3）。

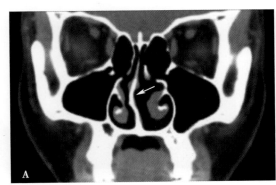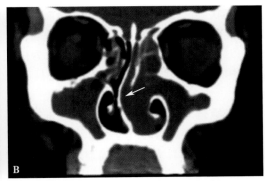

图11-4-3 CT平扫冠状位重建显示鼻中隔偏曲

A. 单纯鼻中隔C形偏曲（箭头所指）　　B. 鼻中隔C形偏曲（箭头所指）伴左侧鼻腔大量
软组织（息肉），左侧上颌窦、筛窦及右侧上颌窦充满软组织或积液（慢性鼻窦炎）

【治疗】 手术矫正是唯一治疗方法。但若同时有鼻息肉或鼻甲肿大应先行鼻息肉和鼻甲手术，若鼻通气改善、鼻部症状消失，偏曲的中隔也可不做处理。

有如下情形之一者即应予以手术：①鼻中隔偏曲引起长期持续性鼻塞者；②鼻中隔高位偏曲影响鼻窦引流者；③因鼻中隔偏曲致反复鼻出血者；④因鼻中隔偏曲而引起反射性头痛者；⑤有鼻中隔明显偏曲的血管运动性鼻炎（结构性鼻炎）。

鼻内镜下行鼻中隔成形术和传统手术相比，有照明好、术野清晰、易于剥离的优点，特别是对后端、高位偏曲暴露不充分的患者有较大的优势，提高了手术疗效。鼻中隔成形术常用三线减张法。

三线减张法：患者取仰卧位，常规消毒铺巾，麻醉生效后，在0°广角镜下，于鼻中隔左侧皮肤与黏膜交界处做纵行切口，自鼻中隔顶切向鼻底，再由鼻底向后适当延长；切开黏软骨膜用吸引剥离子按常规方法进行分离，向后上分离至偏曲的筛骨垂直板后方，向下方分离至犁骨，暴露偏曲的筛骨垂直板，用鼻中隔剥离子轻压鼻中隔软骨与筛骨垂直板的结合处，断开鼻中隔软骨与筛骨垂直板的连接，剥离子在对侧黏骨膜下充分游离筛骨垂直板，适当咬除筛骨垂直板前缘的骨质（第二张力线）；在鼻中隔软骨前缘垂直切除 2~3mm 软骨条（第一张力线），并用剥离子在对侧黏骨膜下充分游离鼻中隔软骨，分离和断开鼻中隔软骨与犁骨的连接，使鼻中隔软骨后、下缘游离，用中甲剪水平切除 3~5mm 宽鼻中隔软骨下端软骨条（第三张力线）；向下凿除偏曲的上颌骨鼻嵴及腭骨鼻嵴，此处常是形成鼻中隔骨嵴、骨棘及后位偏曲的受力部位，向后咬除偏曲的犁骨。合并慢性鼻炎鼻甲肥大者行下鼻甲骨折外移或部分切除术，合并鼻窦炎鼻息肉者同期行内镜鼻腔鼻窦手术。术毕双鼻腔止血纱布或膨胀止血海绵填塞48~72小时后抽出。

（魏 欣）

第五节 慢性鼻-鼻窦炎

慢性鼻-鼻窦炎是指鼻窦与鼻腔黏膜的慢性炎症，病程超过 12 周。慢性鼻-鼻窦炎临床可以分为两型：①慢性鼻-鼻窦炎不伴鼻息肉；②慢性鼻-鼻窦炎伴有鼻息肉。

鼻息肉好发于中鼻甲游离缘、筛窦、筛泡、筛骨钩突、半月裂孔及上颌窦口等处。由鼻部黏膜长期水肿所致，是多种因素共同作用的结果，以变态反应和慢性炎症为主要原因。临床上需要与鼻中隔黏膜肥厚或中鼻甲肥大、脑膜-脑膨出、内翻性乳头状瘤、鼻咽纤维血管瘤以及鼻部恶性肿瘤相鉴别。

【临床表现】

1. **主要症状** 鼻塞，黏性或黏脓性鼻涕。

2. **次要症状** 头面部胀痛，嗅觉减退或丧失。

诊断时以上述 2 种或 2 种以上相关症状为依据，其中主要症状中的鼻塞、黏性或黏脓性鼻涕必具其一。

【检查】

1. **鼻内镜检查** 来源于中鼻道、嗅裂的黏性或黏脓性分泌物，鼻黏膜充血、水肿或有息肉，如图11-5-1。

2. **影像学检查** 鼻窦 CT 扫描显示鼻窦黏膜增厚，窦口-鼻道复合体不通畅，合并鼻息肉时，可见鼻腔鼻道内有软组织密度影，边界较清楚，密度均匀，增强扫描呈轻度线状强化；当息肉充满鼻道或窦腔时，鼻道或窦腔呈膨胀性改变，一般不伴有骨质破坏，偶有轻度骨质吸收或硬化，如图11-5-2。

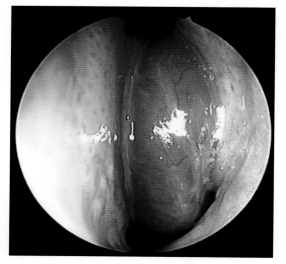

图 11-5-1 左侧鼻腔息肉

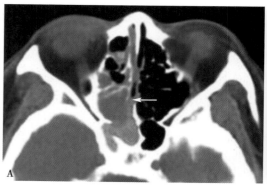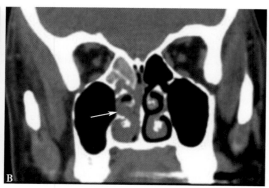

图 11-5-2 CT 平扫示右侧筛窦炎并鼻息肉形成

A. CT 轴位平扫图像 B. CT 冠状位重建：右侧筛窦及鼻腔内见软组织密度影充填，未见骨质破坏

诊断时依据临床症状、鼻内镜检查和（或）鼻窦 CT 扫描结果进行。对儿童慢性鼻-鼻窦炎诊断时，应先依据症状和体征，并结合鼻内镜的检查结果进行判定，如无法明确诊断或是有特殊情况，才建议行

CT 检查。

【病情评估】　根据中华医学会耳鼻咽喉头颈外科学分会鼻科学组发布的《慢性鼻-鼻窦炎诊断和治疗指南（2012 年，昆明)》的推荐，对慢性鼻-鼻窦炎患者病情进行整体评估采用以下方法：

1. **主观病情评估**　视觉模拟量表（visual analogue scale，VAS）是患者对病情严重程度的主观评价。按照 VAS 评分将病情分为（图 11-5-3）：轻度 0 ~ 3；中度 > 3 ~ 7；重度 > 7 ~ 10。若 VAS > 5，则表示患者的生命质量受到影响。

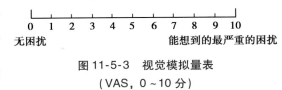

图 11-5-3　视觉模拟量表
（VAS，0 ~ 10 分）

2. **客观病情评估**　Lund-Mackay 评分法（表 11-5-1）根据鼻窦 CT 扫描来对病变范围进行评价。Lund-Kennedy 评分法（表 11-5-2）是通过鼻内镜检查对病情严重程度进行评价。

表 11-5-1　鼻窦 Lund-Mackay 评估表

鼻窦系统	左侧	右侧
上颌窦		
前组筛窦		
后组筛窦		
蝶窦		
额窦		
窦口鼻道复合体		
每侧总分		

评分标准：①鼻窦：0 = 无异常，1 = 部分浑浊，2 = 全部浑浊；②窦口鼻道复合体：0 = 无阻塞，2 = 阻塞；③每侧 0 ~ 12，总分 0 ~ 24

表 11-5-2　鼻内镜检查 Lund-Kennedy 评估表

特征	侧别	基线	3 个月	6 个月	1 年
息肉	左侧				
	右侧				
水肿	左侧				
	右侧				
鼻漏	左侧				
	右侧				
瘢痕	左侧				
	右侧				
结痂	左侧				
	右侧				
总分					

评分标准：①息肉：0 = 无息肉，1 = 息肉仅在中鼻道，2 = 息肉超出中鼻道；②水肿：0 = 无，1 = 轻度，2 = 严重；③鼻漏：0 = 无，1 = 清亮、稀薄鼻漏，2 = 黏稠、脓性鼻漏；④瘢痕：0 = 无，1 = 轻，2 = 重（仅用于手术疗效评定）；⑤结痂：0 = 无，1 = 轻，2 = 重（仅用于手术疗效评定）；⑥每侧 0 ~ 10，总分 0 ~ 20

【治疗】

1. 药物治疗

（1）糖皮质激素

1）鼻内糖皮质激素：具有抗炎、抗水肿作用，疗程不少于 12 周。

2）全身糖皮质激素：主要用于慢性鼻-鼻窦炎伴有鼻息肉，尤其是严重、复发性鼻息肉患者，可以短期减量口服。需注意全身使用激素的禁忌证，密切观察用药过程中可能发生的不良反应。不伴有鼻息肉的慢性鼻-鼻窦炎不推荐使用。不推荐全身或鼻内注射糖皮质激素。

（2）大环内酯类药物：十四元环大环内酯类药物具有抗炎和免疫调节作用，主要用于慢性鼻-鼻窦炎伴有鼻息肉、常规药物治疗效果不佳、无嗜酸粒细胞增多、IgE 值正常、变应原检测阴性的非变应性慢性鼻-鼻窦炎患者。推荐小剂量（常规剂量的 1/2）长期口服，疗程不少于 12 周。

鼻内镜手术后不常规使用大环内酯类药物，如果术后 4 周以上的鼻黏膜仍呈持续性充血、肿胀并伴有脓性分泌物，也可以考虑使用。

（3）抗菌药物：慢性鼻-鼻窦炎伴急性感染时，可以根据细菌培养和药物敏感试验结果选择敏感的抗菌药物进行治，常规剂量，疗程不超过 2 周。

（4）黏液溶解药：可稀化鼻腔和鼻窦分泌物并改善鼻黏膜纤毛活性，有促进黏液排出和有助于鼻腔鼻窦生理功能恢复的作用，推荐使用。

（5）抗过敏药物：对伴有变应性鼻炎和（或）哮喘的患者可应用抗过敏药物，包括口服或鼻用抗组胺药、口服白三烯受体拮抗药，疗程不少于 4 周。对于伴有哮喘的患者，首选口服白三烯受体拮抗药。

（6）中药：中医诊疗在临床实践中积累了很多有价值的经验，中药制剂作为治疗慢性鼻-鼻窦炎的辅助方法，可视病情根据辨证施治原则酌情使用。

（7）减充血药：原则上不推荐使用。持续性严重鼻塞的患者可短期使用，疗程 <7 天。

（8）鼻腔冲洗：是治疗慢性鼻-鼻窦炎的有效手段，也是鼻内镜手术后常用的辅助治疗方法。

2. 手术治疗

（1）手术适应证

1）影响窦口鼻道复合体或各鼻窦引流的明显解剖学异常。

2）影响窦口鼻道复合体或各鼻窦引流的鼻息肉。

3）经药物治疗症状改善不满意。

4）出现颅内、眶内等并发症。

对儿童慢性鼻-鼻窦炎手术适应证应严格限制，12 岁以下原则上不宜手术。

（2）围术期处理：围术期处理是以手术为中心，原则上应包括手术前 1~2 周至手术后 3~6 个月的一系列用药策略及处理原则。

1）手术前期（7~14 天）：原则是减轻鼻腔和鼻窦黏膜炎性反应，控制全身相关疾病，为提高手术质量和安全性创造理想的条件。

2）手术期：处理原则为合理、微创的鼻-鼻窦手术。

3）手术后处理：抗炎、减少术腔粘连、减少术腔囊泡和息肉形成、保持窦口开放引流、加速黏膜上皮化。

手术后不宜频繁进行鼻内镜检查和对术腔进行外科干预。术后局部处理时间可限定为：术后 1~2 周内进行首次术腔清理，以清除陈旧性积血和分泌物为主，以后根据术腔恢复情况确定随访处理的间隔时间，每次处理的间隔时间一般不少于 2 周，持续 3~6 个月。

（3）难治性鼻-鼻窦炎的治疗：难治性鼻-鼻窦炎是指经过规范化的鼻内镜手术和综合治疗 3 个月以上，病情仍未得到有效控制，术腔持续存在感染和迁延性炎性反应，是临床治疗中的难点。因其致病因素复杂，临床单一方法治疗难以取得满意疗效，建议在深入进行病因学分析的基础上，制订个性化的综合治疗方案。

（魏 欣）

第六节　鼻前庭囊肿

鼻前庭囊肿是位于鼻前庭底部皮肤下、上颌骨牙槽突浅面软组织内的囊性肿块，以女性多见（图 11-6-1）。

【病因】　主要为两种学说，腺体潴留学说认为系鼻腔底部黏膜黏液腺腺管堵塞，分泌物潴留所致；面裂学说认为系胚胎期面部各突起连接处残留的上皮组织发展形成所致。

【病理】　囊肿壁由含弹性纤维和许多网状血管的结缔组织构成，内衬纤毛柱状上皮、立方上皮或扁平上皮。囊液多为黏液性，呈棕黄色，大多不含胆固醇，合并感染时呈脓性。

【临床表现】　囊肿生长缓慢，早期多无症状，随肿物增大可见鼻前庭处隆起，可伴同侧鼻塞或肿痛感，合并感染时囊肿增大迅速，局部疼痛加重。检查可见鼻前庭区隆起，触诊可扪及光滑有弹性半球形肿物，局部穿刺可抽出棕黄色黏液，大多不含胆固醇，CT 可见梨状孔区类圆形软组织影，无邻近牙齿病变。

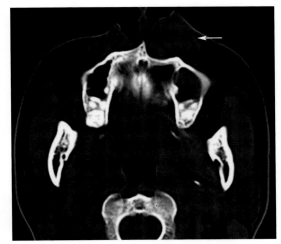

图 11-6-1　鼻窦轴位 CT 示左侧鼻前庭囊肿（箭头所示）

【诊断】　根据临床表现，多可确诊。需与牙源性囊肿鉴别，后者继发于牙齿病变，故多有同侧上列牙病变，囊性为黄褐或酱黑色，多含有胆固醇，影像学检查可见牙槽突骨折破坏或囊内含牙。

【治疗】　治疗以手术为主，可采用经唇龈沟进路，彻底切除囊肿壁，术后鼻腔填塞。随着内镜技术发展，可采用内镜下囊肿揭盖术，切除突入鼻腔部分囊壁，使囊肿造口于鼻腔，具有创伤小、时间短、恢复快的优点。

（魏　欣）

第七节　鼻腔鼻窦良性肿瘤

一、血　管　瘤

血管瘤是鼻腔鼻窦最常见的良性肿瘤，来源于脉管组织的良性肿瘤，可分为毛细血管瘤和海绵状血管瘤。毛细血管瘤体积小，多发生于鼻中隔，可有蒂，镜下见由多数成熟的薄壁毛细血管组成，紧密排列成丛状或分叶状。海绵状血管瘤体积大，广基，质软，无包膜，好发于鼻腔外侧壁以及下鼻甲，可累及鼻窦，镜下见组织由大小不一相互沟通的血窦组成。

【临床表现】　以鼻出血为主要临床症状，肿瘤较大时可出现鼻塞或压迫邻近器官出现复视、头痛等症状，查体可见鼻腔内带蒂或广基地暗红色新生物，质软，触及易出血。上颌窦海绵状血管瘤可突出于中鼻道，呈出血性息肉状物，摘除或活检可导致严重出血。

【诊断】　根据临床表现多可做出诊断，上颌窦海绵状血管瘤需要与上颌窦出血坏死性息肉以及恶性肿瘤进行鉴别。

【治疗】　治疗以手术切除为主，术中需切除肿瘤以及根部黏膜，绝大多数血管瘤切除均可在鼻内镜下进行，鼻腔巨大血管瘤或累及鼻窦、颅底单纯内镜下切除困难的可根据肿瘤位置选择辅助唇龈切口或鼻侧切开进路，术前可行上颌动脉栓塞，以减少术中出血。

二、内翻性乳头状瘤

内翻性乳头状瘤是鼻科常见鼻腔鼻窦肿瘤之一，多发于单侧，最常见部位是筛窦上颌窦周围，其发生可能与人乳头瘤病毒有关。尽管病理学为良性，但生物学有侵袭性，有恶变可能，通常被认为是一种交界性肿瘤。

【临床表现及分期】

1. 单侧鼻塞伴脓涕，可伴涕中带血。

2. 双侧病变可出现嗅觉减退。

3. 肿瘤增大可导致头痛、眼痛、复视等症状。

4. 查体可见肿物形如多发性息肉，但表面不光滑，质较硬，触碰易出血。

5. CT 扫描鼻腔或鼻窦内可见软组织密度肿块影，形态不规则，边界不清楚，密度较均匀（图 11-7-1），内含空气可形成有特征性的"空泡征"（图 11-7-2），可发生骨质吸收或骨质增生，骨质破坏严重者常提示恶变；增强扫描呈轻度强化，MR 增强可见特征性的"脑回征"（图 11-7-3），并可对鼻窦腔内病变是肿瘤还是潴留炎性分泌物进行鉴别。

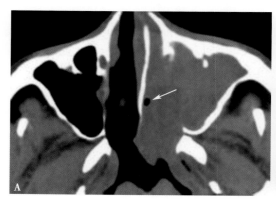 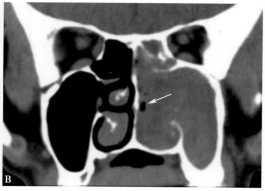

图 11-7-1　内翻性乳头状瘤

A. CT 轴位平扫　B. 冠状位重建

示左侧鼻腔、筛窦及上颌窦被软组织密度影充填，内见含气的低密度"空泡征"（箭头所指），

左侧上颌窦开口明显扩大，窦壁骨质吸收不明显

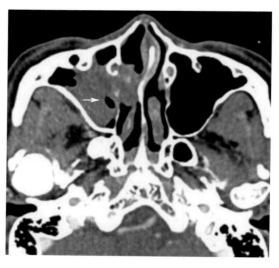

图 11-7-2　轴位 CT 示右侧上颌窦内翻性乳头状瘤

可见"空泡征"（箭头所指）

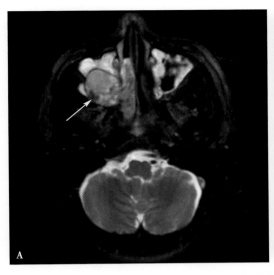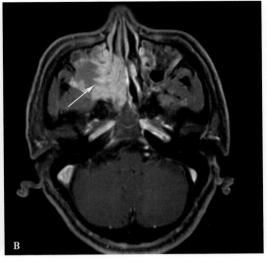

图 11-7-3　右侧鼻腔内翻性乳头状瘤（恶变?）

A. MR 轴位 T_2WI 压脂　B. 轴位 T_1WI 增强

双侧筛窦、上颌窦黏膜明显增厚，右侧上颌窦及蝶窦充满长 T_2 信号，右侧鼻腔、上颌窦内见一不规则

软组织信号，信号不均，呈稍长 T_2 信号，增强实性病灶明显强化，呈"脑回征"（箭头所指）

临床有多种分期方法，以 Krouse 分期最常用。

T_1：病变局限在鼻腔。

T_2：病变累及筛窦或上颌窦内侧壁和上部。

T_3：病变累及上颌窦外侧壁、下部，或侵犯蝶窦、额窦。

T_4：病变超出鼻腔鼻窦范围或恶变。

【诊断】　根据病史、查体和影像学检查，可做出初步诊断，但确诊需要进行病理活检，如果恶变，需按照恶性肿瘤进行治疗。

【治疗】　治疗以手术为主，需完整切除肿瘤及病变黏膜，生发中心骨质需部分磨除，复发率高与切除不干净有关。上颌窦内翻性乳头状瘤可采用经泪前隐窝进路，额窦内翻性乳头状瘤可采用 Draf Ⅲ 手术切除。伴恶变的需按恶性肿瘤切除原则处理。

（魏　欣　牟忠林　涂　蓉　万江花）

第八节　鼻腔鼻窦恶性肿瘤

鼻腔鼻窦恶性肿瘤在头颈恶性肿瘤中相对发病率较低，占全部头颈恶性肿瘤的 3%～5%；鼻腔鼻窦恶性肿瘤中，上颌窦恶性肿瘤最多见，筛窦恶性肿瘤次之，额窦、蝶窦恶性肿瘤和鼻腔恶性肿瘤少见；但晚期肿瘤常累及全部鼻腔鼻窦，难以确定起源。鼻腔鼻窦恶性肿瘤的病理类型多样，包括鳞状细胞癌、腺癌、肉瘤、神经内分泌癌、嗅神经母细胞瘤、腺样囊性癌、恶性黑色素瘤、来自于鼻腔鼻窦小涎腺的恶性肿瘤等等；其中以鳞状细胞癌、腺癌、嗅神经母细胞瘤、恶性黑色素瘤等居多，各种肿瘤的生物学特性各异，缺少统一的治疗规范。病例多集中在一些大的医院，一般医院的专科医师难以全部掌握各种鼻腔鼻窦恶性肿瘤的治疗，因此，对于鼻腔鼻窦恶性肿瘤应有从基础到临床的全面掌握分析，才能更好地为患者设计治疗方案。

一、鼻腔恶性肿瘤

鼻腔恶性肿瘤病理类型不同，但是临床表现大致相似。

【病因及流行病学】　鼻腔恶性肿瘤的病因目前仍不清楚，可能和病毒感染、化学有害气体及粉尘刺

激、家族的基因易感性等有关。人乳头瘤病毒感染引起的鼻腔鼻窦乳头状瘤和鼻腔的癌变有关。

【病理】 鼻腔恶性肿瘤以鳞状细胞癌、腺癌、腺样囊性癌、恶性黑色素瘤（图 11-8-1）、嗅神经母细胞瘤较多见，其他还有未分化癌、淋巴上皮癌、肉瘤、恶性肉芽肿、淋巴瘤等；无色素型恶性黑色素瘤大体表现上容易和鼻息肉、鼻内翻乳头状瘤相混淆。恶性淋巴瘤特别是 NK-T 淋巴瘤可能没有明显的肿块可见，仅仅表现为黏膜的广泛的充血、糜烂及结痂。

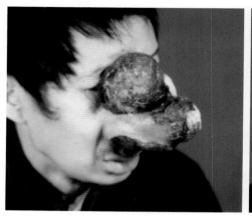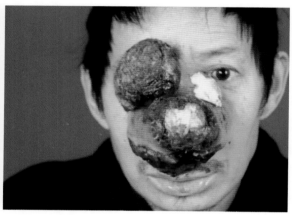

图 11-8-1 鼻腔鼻窦恶性黑色素瘤

【临床表现】

1. 症状

（1）涕中带血：早期肿瘤病变可发生溃疡、出血，导致涕中带血或鼻出血。这种症状可因局部治疗暂时好转，但不久即反复发作。

（2）鼻塞：肿瘤占据一侧鼻腔影响通气，以单侧鼻塞，进行性加重为特点。

（3）溢泪：肿瘤侵犯鼻泪管或泪囊时，导致泪道堵塞而引起溢泪。

（4）肿瘤晚期可累及鼻咽部、眶内及颅底，堵塞上呼吸道引起夜间睡眠打鼾或病理性睡眠呼吸暂停，也可有视力下降或复视、头痛等。

2. 体格检查 鼻镜下可见鼻腔有表面粗糙的新生物，可有溃疡，触之质地脆，容易出血。肿瘤较大时，鼻腔常有臭味。

【诊断】 依据症状体征，可以做出初步的诊断。最终的诊断依靠病理检查。

1. 影像学检查

（1）CT 检查：可见鼻腔软组织影，边界不清，与鼻窦内阻塞性炎症难以区分，可以有邻近骨质破坏，CT可以评估病变的软组织受累范围以及骨质破坏情况（图11-8-2）；如果颅底有受累，增强的 MR 扫描是必要的。

（2）MR 检查：可表现为鼻腔 T_1 高信号、T_2 低信号的软组织影，邻近鼻窦则表现为 T_1 低信号、T_2 高信号的影像（图 11-8-3）；还可以判定硬脑膜及硬脑膜下受累及病变的范围。

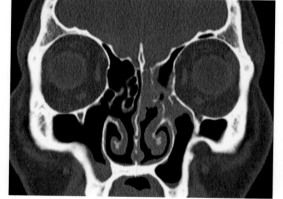

图 11-8-2 冠状位 CT 示左鼻腔恶性血管外皮瘤

2. 鼻腔及鼻内镜检查 利用纤维鼻咽镜及鼻内镜可直接观察肿瘤原发部位、大小、形状和鼻窦开口情况。疑有上颌窦恶性肿瘤者，鼻内镜可进入窦内观察病变或取活检；蝶窦、额窦也可采用。

3. 活检及细胞涂片检查 确诊依赖于病理学检查。肿瘤侵入鼻腔者可从鼻腔直接取材活检，疑有鼻窦肿瘤可鼻内镜下取活检或涂片，也可采用上颌窦穿刺检查。对于病理学检查结果阴性、诊断特别困难而临床上确属可疑病例，须多次活检，可行鼻窦探查术切片确诊。

【TNM 分期】（AJCC，2010）

T 分级

T_1：肿瘤局限在任何 1 个亚区，有或无骨质破坏。

T_2：肿瘤侵犯 1 个区域内的 2 个亚区或侵犯至鼻筛复合体内的 1 个相邻区域，伴或不伴有骨质破坏。

T_3：肿瘤侵犯眼眶的底壁或内侧壁、上颌窦、腭部或筛板。

T_{4a}：中等晚期局部疾病

肿瘤侵犯任何以下一处：眼眶内容物前部、鼻部或颊部皮肤、微小侵犯至前颅窝、翼板、蝶窦或额窦。

T_{4b}：非常晚期局部疾病

肿瘤侵犯任何以下一处：眶尖、硬脑膜、脑组织、颅中窝、脑神经（除外三叉神经上颌支）、鼻咽或斜坡。

N 分级

N_0：局部淋巴结无明显转移。

N_1：局部单个淋巴结转移，最大直径等于或小于 3cm。

N_2：同侧单个淋巴结转移，最大直径超过 3cm，但小于 6cm，或同侧有多个淋巴结转移，其中最大直径无超过 6cm 者。

N_{2a}：同侧单个淋巴结转移，最大直径超过 3cm，但小于 6cm。

N_{2b}：同侧有多个淋巴结转移，其中最大直径无超过 6cm 者。

N_{2c}：同侧或对侧淋巴结转移，其中最大直径无超过 6cm 者。

N_3：转移淋巴结的最大直径超过 6cm。

N_x：局部转移淋巴结完全无法分级。

M 分级

M_0：无明显远处转移。

M_1：有远处转移。

M_x：远处转移无法判断。

分期

0 期：Tis N_0 M_0

Ⅰ 期：T_1 N_0 M_0

Ⅱ 期：T_2 N_0 M_0

Ⅲ 期：T_3 N_0 M_0；T_1 N_1 M_0；T_2 N_1 M_0；T_3 N_1 M_0

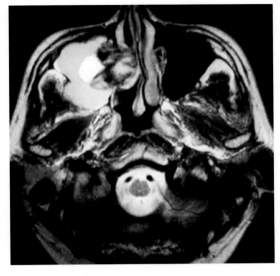

图 11-8-3 水平位 MR 示右侧鼻腔恶性黑素素瘤

【治疗】 鼻腔鼻窦恶性肿瘤一般采用以手术为主的综合治疗。根据病理类型、病变的范围采用综合治疗。对于中低度恶性的肿瘤，如鳞状细胞癌、腺癌、腺样囊性癌、嗅神经母细胞瘤等，如果根据影像学检查估计肿瘤可以彻底切除，可以先手术切除，然后放射治疗或同步放射化学治疗。如果肿瘤恶性程度较高或病变范围较大，不适宜先手术，则先选择放射治疗或同步放射化学治疗，然后再根据情况决定手术切除。

1. 手术治疗 鼻腔恶性肿瘤可采用鼻内镜下手术切除，或鼻侧切开将肿瘤切除，随着鼻内镜技术的进步，越来越多的病例采用鼻内镜下手术切除，具有创伤小、功能保留好、痛苦小、患者恢复快等优势，并且取得了较好的疗效。对于患者面部美容要求较高，而鼻内镜下切除困难的病例，可以采用面中翻揭的进路切除肿瘤。

2. 放射治疗 鼻腔恶性肿瘤的单独放射治疗效果不佳，一般和手术综合运用，根据病情选择术前放射治疗或术后放射治疗，或同步放射化学治疗，化学治疗药物可选择紫杉醇、顺铂、卡铂等，可联合用药，也可单药应用。

3. **化学治疗** 对于间叶组织来源的恶性肿瘤或分化差的上皮源性恶性病变，化学治疗可以使肿瘤缩小，起到一定的作用，因为肿瘤耐药性的问题，单独化学治疗很难彻底根治肿瘤，可手术或放射治疗前给予诱导化学治疗 2~3 个周期，使肿瘤缩小。或与放射治疗一起应用的同步放射化学治疗。

【预后】 鼻腔恶性肿瘤以局部扩展为主，淋巴结转移和远处转移较少，整体预后较好，5 年生存率75% 左右。

二、上颌窦恶性肿瘤

上颌窦恶性肿瘤是鼻腔鼻窦恶性肿瘤中最常见的，约占头颈恶性肿瘤的 3%，占全身恶性肿瘤的0.2% 左右。因上颌窦恶性肿瘤位置隐蔽，早期难以发现，一般发现都是中晚期，治疗困难，预后差。

【病因及流行病学】 上颌窦恶性肿瘤的病因目前尚不清楚，可能和不良气体及粉尘刺激、反复慢性炎症、病毒感染、家族易感基因等有关，有流行病学发现伐木工人及家具制造工人容易发生上颌窦恶性肿瘤，可能和粉尘及化学气体的刺激有关。

【病理】 鳞状细胞癌最多见，其他还有腺样囊性癌、乳头状瘤恶变、黑色素瘤、肉瘤、癌肉瘤，以及来自小涎腺的恶性肿瘤如黏液表皮样癌及肌上皮癌等。

【肿瘤的侵袭和转移】 上颌窦上方毗邻眼眶，下方为牙槽突，内侧为鼻腔，外侧为翼颚窝和颞下窝，上颌窦周围有很多神经血管与颅内相通，通过这些神经血管或孔隙，肿瘤可向周围及颅内侵袭。侵犯前壁的眶下神经，可沿该神经向眶下裂及眶上裂侵犯而入颅达到海绵窦的前上部，累及视神经、动眼神经、展神经；向后外侧壁侵犯，累及上颌神经，沿上颌神经向上，经卵圆孔侵犯颅内，到达海绵窦的前下部，侵犯三叉神经的其他分支；也可累及颈内动脉（图 11-8-4）。

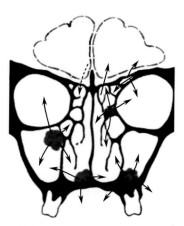

图 11-8-4 上颌窦恶性肿瘤局部侵犯示意图

【临床表现】 通常从内眦到下颌角画一条假想的线，称为 Ohrgan 恶性线，肿瘤发生在这条线内下方的预后较好，发生在这条线外上方的预后较差。可能是因为发生在内下方的肿瘤容易早期发现。

1. **面部蚂蚁爬行感** 上颌窦前壁在面颊的深面，起源于前壁的肿瘤可向前累及眶下神经及面颊部的皮肤，导致面部麻木、面部蚂蚁爬行感。

2. **鼻塞及涕中带血** 上颌窦内侧壁也是鼻腔的外侧壁，肿瘤在内侧壁时可累及鼻腔导致鼻堵塞及涕中带血，也可以因为肿瘤溃破导致鼻出血，肿瘤可感染引起鼻涕中有腐败的臭味。

3. **复视、视力下降及眼球突出** 上颌窦的顶壁与眼眶相毗邻，肿瘤破坏顶壁，可以侵入眼眶，可引起复视、眼球固定、视力下降或眼球突出等。

4. **面部及头部疼痛** 上颌窦的后外侧壁毗邻翼腭窝、颞下窝，肿瘤突出到后外侧壁时，累及上颌神经时引起持续疼痛，药物难以缓解。累及翼肌时，可有张口困难的症状。

5. **牙痛及牙齿松动脱落** 上颌窦的下壁是上牙槽突，肿瘤累及下壁时，可引起牙痛、牙齿松动或牙齿脱落，不要误认为是牙齿的病变。

6. 早期肿瘤的检查往往无阳性发现，肿瘤增大到一定程度，可有面部肿胀、牙齿松动，牙齿叩痛，牙龈处肿块或硬腭肿瘤，有时会有肿瘤局部的溃疡。鼻内镜检查可见鼻腔外侧壁内移，肿瘤穿破上颌窦内侧壁进入鼻腔时，可在鼻内镜下见鼻腔肿瘤，伴溃疡或感染而形成表面的假膜。累及面部皮肤的可见面部皮肤红肿、压痛，边界不清，或有皮肤溃破，累及上唇时容易有颌下或颈部淋巴结肿大。

【诊断】　根据临床表现及影像，一般可做出诊断，但最后诊断还是要靠病理活检。

1. CT　CT 可见窦腔内软组织肿块，密度较均匀，边界不清，偶见坏死囊变；肿块较大时可见窦壁骨质破坏，肿瘤突破窦壁并向周围侵犯眼眶、颞下窝、翼腭窝等结构；增强扫描肿瘤明显强化，其内坏死囊变区不强化，CT 三维重建可清楚显示肿瘤大小及侵犯范围（图 11-8-5）。

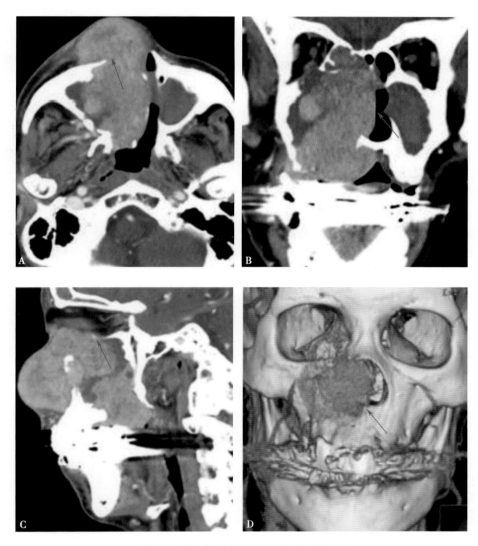

图 11-8-5　右侧上颌窦癌的影像学表现

A. 轴位 CT 增强扫描显示右侧上颌窦窦腔内见软组织肿块，边界不清，呈明显强化，肿块突破右侧上颌窦前壁（箭头所指），侵及面颊部皮下组织　B. CT 增强扫描冠状位重建图像显示肿块向上突入右侧筛窦内（箭头所指），向下突破上颌窦下壁侵犯硬腭　C. CT 增强扫描矢状位重建图像显示肿块向上突破右侧上颌窦上壁侵及右侧眼眶（箭头所指），向下侵犯硬腭，向前侵犯鼻前庭　D. CT 容积再现技术（VR）显示右侧上颌窦骨质破坏及肿瘤范围（箭头所指）

2. MRI　MRI 可以区分上颌窦腔内是肿瘤还是液体潴留。还可以观察早期骨质破坏时的上颌骨骨髓信号变化，判断是否有骨质早期破坏，用以区分是良性肿瘤还是早期恶性肿瘤（图 11-8-6）。

3. PET-CT 扫描　PET-CT 扫描可以初步区分良性或恶性病变，并可以观察有无颈部淋巴结转移及远处转移，对于病变的临床分类分期有重要意义，但是价格较高。

4. 活体组织检查　是最后确诊上颌窦癌的金标准，如果肿瘤侵入鼻腔，可直接钳取；如果肿瘤局限于上颌窦腔，可以在鼻内镜下，经上颌窦自然口或经下鼻道开窗进入上颌窦切取组织。

【临床分期】 上颌窦癌的 TNM 分期（AJCC 2010年）如下：

1. **解剖划分** 从内眦至下颌角做一假想直线，由此将上颌骨分为后上（上部结构）和前下（下部结构）两部。上部包括骨性后壁和上颌骨顶壁的后半部，其余属下部结构。

2. **T 分级**

T_x：肿瘤无法确定。

T_{is}：原位癌。

T_1：肿瘤局限在上颌窦的黏膜，无骨质的破坏或侵蚀。

T_2：肿瘤导致骨质的破坏或侵蚀包括侵犯至硬腭和（或）中鼻道，除外侵犯至上颌窦的后壁和翼板。

T_3：肿瘤侵犯任何以下一处：上颌窦的后壁骨质、皮下组织、眼眶的底壁或内侧壁、翼腭窝、筛窦。

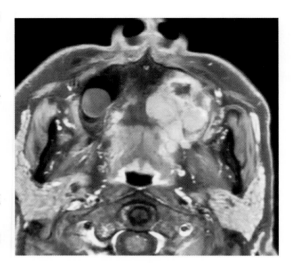

图 11-8-6　水平位 MR 示左侧上颌窦腺样囊性癌

T_{4a}：中等晚期局部疾病。肿瘤侵犯眼眶内容前部、颊部皮肤、翼板、颞下窝、筛板、蝶窦或额窦。

T_{4b}：非常晚期局部疾病。肿瘤侵犯下列任何一个部位：眶尖、硬脑膜、脑组织、颅中窝、脑神经（除外三叉神经上颌支）、鼻咽或斜坡。

3. **N 分级**

N_0：局部淋巴结无明显转移。

N_1：局部单个淋巴结转移重要，最大直径等于或小于 3cm。

N_2：同侧单个淋巴结转移，最大直径超过 3cm，但小于 6cm，或同侧有多个淋巴结转移，其中最大直径无超过 6cm 者。

N_{2a}：同侧单个淋巴结转移，最大直径超过 3cm，但小于 6cm。

N_{2b}：同侧有多个淋巴结转移，其中最大直径无超过 6cm 者。

N_{2c}：同侧或对侧淋巴结转移，其中最大直径无超过 6cm 者。

N_3：转移淋巴结的最大直径超过 6cm。

N_x：局部转移淋巴结完全无法分级。

4. **M 分级**

M_0：无明显远处转移。

M_1：有远处转移。

M_x：远处转移无法判断。

5. **分期**

0 期：$T_{is}N_0M_0$。

Ⅰ 期：$T_1 N_0 M_0$。

Ⅱ 期：$T_2 N_0 M_0$。

Ⅲ 期：$T_3 N_0 M_0$；$T_1 N_1 M_0$；$T_2 N_1 M_0$；$T_3 N_1 M_0$。

Ⅳ A 期：$T_{4a} N_0 M_0$；$T_{4a} N_1 M_0$；$T_1 N_2 M_0$；$T_2 N_2 M_0$；$T_3 N_2 M_0$；$T_{4a} N_2 M_0$。

Ⅳ B 期：T_{4b} 任何 N M_0；任何 T $N_3 M_0$。

Ⅳ C 期：任何 T 任何 N M_1。

6. **组织学分级（G）**

G_x：级别无法评估。

G_1：高分化。

G_2：中分化。

G_3：低分化。

G_4：未分化。

【治疗】 上颌窦恶性肿瘤的治疗目前还没有前瞻性的病例对照研究,回顾性分析发现, 对于可手术切除的患者, 手术加手术后放射治疗是效果最好的治疗模式。手术加放射治疗综合治疗的 5 年生存率为 56% 左右, 而单纯放射治疗的 5 年生存率只有 22% 左右。对影像学评估后认为不能手术彻底切除的患者, 或病变累及眼眶内容及颅底颅内的病例, 可以先放射治疗, 或先化学治疗, 待病变缩小后再手术切除。

1. **手术治疗** 颌窦癌 T_1 及 T_2 病变比较少见, 多为 T_3 或 T_4 病变, 根据病变范围决定切除的范围, 但应有一定的安全切缘。一般需要上颌骨大部分切除或全上颌骨切除, 上颌骨切除后, 导致硬腭缺损, 使口鼻腔沟通, 进食时鼻腔反流, 说话时有开放性鼻音; 眼眶的下壁切除, 导致眶内容失去支撑, 眼球下垂而引起复视。因此, 全上颌骨切除后如果没有即刻对局部缺损进行修复重建, 则严重影响患者的生命质量。

上颌骨切除时, 应注意安全切缘, 常常在眶下神经、上颌骨颧突、翼突根部、上颌神经残端等部位容易有肿瘤残留。对于上颌窦周围神经增粗的患者, 手术中应送冷冻切缘。

上颌骨切除后的修复重建: 上颌骨切除后, 如果肿瘤切除彻底, 最好进行 1 期修复重建。修复重建的方法分为赝复体修复和自体组织瓣修复, 自体组织瓣又分为局部带蒂的组织瓣和血管化的游离组织瓣, 根据患者的缺损大小、有无糖尿病高血压等基础疾病来选择修复方式; 赝复体修复相对简单易行, 但不容易局部严密贴合, 饮水漱口容易鼻腔反流, 并且放射治疗后局部组织挛缩后赝复体容易不合适大小。自体组织瓣可以选用带蒂的组织瓣, 或游离的血管化的组织瓣; 局部带蒂组织瓣主要有带蒂颞肌瓣 (图 11-8-7)、颏下带蒂皮瓣、颊黏膜瓣、舌瓣等, 带蒂颞肌瓣是最方便的局部组织瓣, 具有制作方便、转移距离短、供区外形及功能影像小等特点, 可同时修复硬腭和支撑眶下壁。

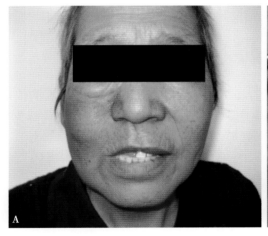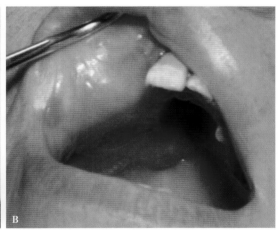

图 11-8-7 右上颌骨切除颞肌修复术后
A. 面部外观 B. 口腔近右上颌部分所见

颏下带蒂皮瓣及颊黏膜瓣、舌瓣适合修复单纯硬腭的缺损, 特别是颏下带蒂皮瓣, 如果患者胡须不重, 或女性患者, 可切取 $5 \sim 8cm$, 组织量大, 供区局部缺损及功能影响不明显。

如果有显微手术技能, 能进行小血管吻合的条件, 患者无糖尿病、高血压、动脉硬化等疾病, 自体游离组织瓣是上颌骨缺损修复重建的理想材料, 适合于各种大小的缺损。适合于全上颌骨切除后缺损重建的自体游离组织瓣有股前外侧穿支血管皮瓣 (图 11-8-8)、腹直肌肌皮瓣、腓骨肌皮瓣、前臂皮瓣、小腿内侧皮瓣、髂骨瓣、肩胛骨瓣、胸大肌肌皮瓣等; 其中, 不带骨骼的组织瓣称为软修复, 带骨骼组织的瓣称为硬修复, 可以根据术者的操作熟练程度选择, 软修复一般首选股前外侧皮瓣, 缺损大的也可选择腹直肌肌皮瓣或胸大肌肌皮瓣; 硬修复可优先选择腓骨肌皮瓣, 或髂骨肌皮瓣。我们将上颌骨切除术后的缺损分为 4 种类型①上颌骨下半部的缺损: 需要修复硬腭及鼻底; ②上颌骨上半部的缺损: 需对眶底进行支撑修复；③全上颌骨切除后缺损：需要修复硬腭及眶底支撑；④扩大上颌骨切除后的缺损：切除的范围除了上颌骨以外，可能还包括眶内容、颅底、下颌骨升支、面颊部皮肤等，需要修复硬腭、支撑颅底、覆盖面部皮肤等。股前外侧皮瓣可以携带部分肌肉而增大组织量，并且具有切取制作方便，可以上下 2 组术者同时操作，供区缺损部位隐蔽，功能无影响等优点，股前外侧皮瓣最大可以取到 12 ~ 16cm，可以同时修复硬腭缺损和眶下壁支撑。对于巨大的上颌骨合并眶内容切除和（或）颅底切除的缺损，游离腹直机肌皮瓣可以提供较大的组织容量，覆盖、填充缺损，支撑颅底，重建面部轮廓等。

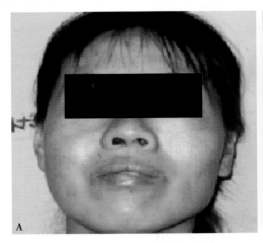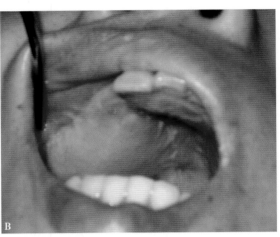

图 11-8-8　右侧上颌窦癌上颌骨切除股前外侧皮瓣修复术后
A. 面部外观　B. 口腔内所见

2. 放射治疗　放射治疗是上颌窦恶性肿瘤综合治疗的重要组成部分，分为手术前放射治疗和手术后放射治疗。手术前放射治疗一般用于：①肿瘤病变范围较大，手术难以彻底切除；②肿瘤恶性程度高，边界不清；③有眶内容、视神经等重要结构受累，或距离肿瘤较近。手术后放射治疗一般用于 T_2 以上的病变。分为常规放射治疗、三维适形调强放射治疗、三维适形实时调强放射治疗等。一般放射剂量为局部肿瘤量 65 ~ 70Gy。

【预后】　上颌窦癌的预后和肿瘤的病理类型、治疗方式的选择、医师的水平、患者的依从程度有关。先体外照射然后手术治疗的优点是能使肿瘤体积缩小，微血管闭塞，减少术中出血，减少癌细胞的扩散，5 年生存率为 56% 左右。根据 CT 及 MRI 评估肿瘤范围，计算机优化选择最佳照射方案。近年来，治疗原则由以外科治疗为主转为以放疗为主配合动脉插管灌注化疗，5 年生存率显著提高。

三、筛窦恶性肿瘤

筛窦恶性肿瘤相对于鼻腔恶性肿瘤和上颌窦恶性肿瘤少见，该区域的恶性肿瘤以嗅神经母细胞瘤（图 11-8-9）、鳞状细胞癌多见，而欧洲则以腺癌多见；其他也可见肉瘤、黑色素瘤、腺样囊性癌、恶性淋巴瘤、神经内分泌癌等。

嗅神经母细胞瘤属于相对惰性的恶性肿瘤，大部分患者病程相对缓慢，和肿瘤的分化程度有关，1988 年 Hyams 提出嗅神经母细胞瘤的分级系统，以分化程度将肿瘤分为 4 级。

1 级：分化最好，肿瘤有明显的小叶结构，瘤细胞分化好，Homer-Wright 型假菊形团常见，可见不同数量钙化。

2 级：分化较好，肿瘤有小叶结构、含血管的纤维基质，细胞核出现异型性，可见散在核分裂象，仍可见到假菊形团及不同程度的钙化。

3 级：肿瘤分化较差，肿瘤组织仍有小叶结构及血管间质，瘤细胞核分裂明显，可见 Flexner-Wintersteiner 型真菊形团及局部坏死，无钙化灶。

4 级：肿瘤分化最差，小叶结构不明显，瘤细胞分化原始，菊形团罕见，无钙化灶，坏死常见。

【临床表现】　早期的筛窦恶性肿瘤常没有明显的症状，发展到一定程度，可以有涕中带血、头痛，

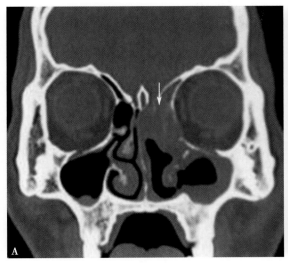
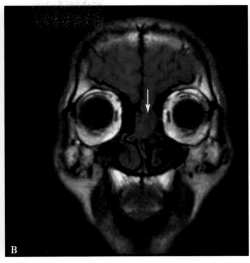

图 11-8-9　左侧筛窦嗅神经母细胞瘤（箭头所指）
A. 冠状位 CT　B. 冠状位 MR

侵犯到鼻腔时可以有鼻塞，合并感染还可以有带血丝的脓性鼻涕及臭味；累及眼眶内容可导致复视、视力下降；晚期累及颅内时还可以有颅内高压导致的头痛、恶心呕吐等症状。

【诊断】　筛窦恶性肿瘤的诊断主要是临床结合影像学检查，增强 CT 可以观察肿瘤的范围以及肿瘤对周围骨质的侵犯，增强的 MR 可以鉴别肿瘤还是鼻窦的阻塞性炎症，也可以显示硬脑膜及脑组织受累。确定诊断依靠病理组织的活检。因病理类型多样，特别是小细胞性恶性肿瘤，常需要免疫组化的进一步分类分型，来指导临床治疗方案的制定。

筛窦恶性肿瘤的 TNM 分期一般与鼻腔恶性肿瘤相同。

【治疗】　筛窦癌一般选择综合治疗的方法，对于筛窦的鳞状细胞癌、嗅神经母细胞瘤、腺癌、乳头状瘤恶变等上皮来源的中低度恶性的肿瘤，如果评估认为手术可以彻底切除，一般采用手术加放射治疗；如果评估认为不能彻底切除，则选择放射治疗加手术的模式。对于腺样囊性癌、黏液表皮样癌等对放射治疗不敏感的肿瘤，一般选择手术切除，辅助术后放射治疗的综合治疗模式，而对于间叶组织来源的恶性肿瘤如各种肉瘤及恶性黑色素瘤，因其恶性程度高，容易发生远处转移，可以选择先化学治疗，然后手术，再放射治疗的模式。

【预后】　筛窦恶性肿瘤的预后整体较上颌窦恶性肿瘤略好，但和患者的病理类型、肿瘤的大小、治疗方式的选有关，5 年生存率为 50% ～65% 。

（房居高　牟忠林　李治群　涂　蓉）

第十二章...

鼻部治疗操作及手术

第一节 鼻腔异物及结石取出术

异物是耳鼻咽喉科常见的急诊之一，多见于儿童，也可见于成人。鼻腔异物是指外来的物质存留于鼻腔，一般可分为非生物类异物和生物类（动物类和植物类）异物两大类。非生物类异物如各类材质的小玩具（包括塑料、玻璃、金属等）、卫生纸、纽扣电池等；植物类异物如花生、果核、黄豆等；动物类异物如昆虫、水蛭等，一般见于热带地区。有时见于外伤、呕吐或进食时打喷嚏、手术后遗留填塞物等造成鼻腔异物，鼻腔微小异物长时间存留可形成鼻石。临床多表现为一侧性鼻塞及脓血涕，可并发鼻窦炎。

（一）适应证与禁忌证

1. 适应证 病史明确，有单侧鼻塞、脓血涕等典型症状，前鼻镜检查或鼻内镜检查见鼻腔异物存留；较大较深异物可行 CT 检查定位。

2. 禁忌证 有严重心脏病、原发性高血压、严重出血性疾病等疾患不能耐受操作或手术者，须待病情平稳后方能取异物。

（二）麻醉与体位

1. 麻醉 可以配合的患者可无须麻醉或在表面麻醉下取出异物，不合作的患者可采取全身麻醉下取异物。

2. 体位 在表面麻醉下取异物，患者取坐位。如为儿童，要求助手固定儿童头部和手脚，防止患儿在操作过程中不合作而导致器械损伤鼻腔黏膜或者使异物向后经鼻咽下坠进入气管风险。全身麻醉下气管内插管取平卧位，全身麻醉不行气管内插管则取头低平卧位。

（三）手术步骤

1. 在无麻醉药或表面麻醉下，取正确的体位，具体已在"（二）麻醉与体位"章节详述。

2. 在前鼻镜下先确定异物位置，一般位于总鼻道（图 12-1-1）。根据异物的性质和形状选取不同的鼻科手术器械。对于球类和光滑异物禁用镊子夹取，需用钝头异物钩自异物上方越过异物后压异物于鼻腔底部，将异物由后向前钩出（图 12-1-2）。

3. 如异物过大，可将其夹碎后分块取出，一般不主张将异物推向后方鼻咽部，从口腔取出。如需从鼻咽部取出，可取仰卧头低位，准备好抽吸设备，防止异物坠入或误吸入气管。

4. 检查有无异物残留和鼻腔黏膜的损伤，如有黏膜损伤血等需进一步治疗。

（四）术后处理

1. 因异物在鼻腔停留时间较长，可使鼻腔内黏膜肿胀明显，并发鼻窦炎等，可适当使用抗生素抗感染。

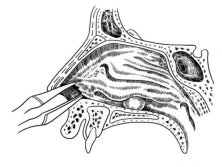

图 12-1-1　异物一般位于总鼻道

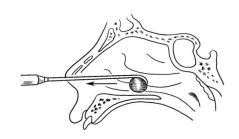

图 12-1-2　将异物由后向前钩出

2. 观察有无术后鼻腔出血，如有出血则进行止血治疗。

（魏　欣）

第二节　上颌窦穿刺术

上颌窦穿刺术是自下鼻道外侧壁用穿刺针刺入上颌窦腔，适用于诊断和治疗急性或急性复发性上颌窦炎以及进行上颌窦病变组织活检，是耳鼻咽喉科常用的局部治疗和诊断方法之一，由于不能根本解决慢性上颌窦口阻塞，因此不推荐作为慢性上颌窦炎的治疗方法。

（一）适应证与禁忌证

1. 适应证　急性上颌窦炎或急性复发性上颌窦炎；上颌窦内病变性质不明，可行诊断性穿刺；诊断为上颌窦恶性肿瘤者，可行上颌窦穿刺活检术。

2. 禁忌证　有反复多次鼻腔出血病史，X 线摄片和 CT 检查怀疑上颌窦内血管瘤者；有严重心脏病、高血压、严重出血性疾病等不能耐受手术者。

（二）术前准备

先使用 1% 麻黄碱等血管收缩药充分收缩鼻腔黏膜，暴露好下鼻道前端。避免在患者空腹时手术，防止虚脱。

（三）麻醉与体位

1. 麻醉　在鼻腔喷 1% 丁卡因 3 次行鼻腔黏膜表面麻醉或置 1% 丁卡因棉片于下鼻道外侧壁及下鼻甲表面数分钟。

2. 体位　患者取坐位，头正中位背直靠在手术椅背上。

（四）手术步骤

1. 取坐位，头保持正中，在前鼻镜直视下，将上颌窦直型穿刺针（图 12-2-1）放入下鼻道前部接近下鼻甲骨附着处，针尖斜面朝向鼻中隔，其尖端距下鼻甲前端 1～1.5cm，指向同侧眼外眦部（图12-2-2）。

2. 取出前鼻镜，一手固定患者头部，另一手拇指与示指持穿刺针，掌心顶住针的后端，朝向同侧眼外眦方向，轻轻旋转推进，当进入窦腔时有落空感。

3. 拔出针芯，将连有橡皮管的 20ml 注射器接于穿刺针上，先回抽一下，如有空气则证明穿刺针在上颌窦内。做抽吸探查，可帮助诊断上颌窦内的病变（图 12-2-3）。

4. 让患者头低下偏向健侧，颈下放一托盘，缓缓注入无菌生理盐水冲洗，直至回流的冲洗液完全清亮为止，必要时可注入适量抗生素。

5. 放回针芯后旋转拔出穿刺针，穿刺部位处置入棉片填压止血，15 分钟后取出。术者应仔细观察并详细记录穿刺液的性质，黄色液体提示囊肿，血性分泌物提示可能为肿瘤，如脓液有恶臭，可能为厌氧菌感染等。

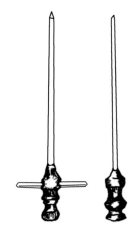

图 12-2-1 上颌窦直型
穿刺针

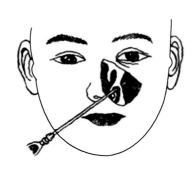

图 12-2-2 针尖指向外眦部

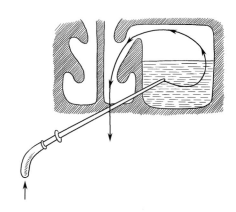

图 12-2-3 抽吸探查

（五）术后处理

1. 给予 1% 麻黄碱棉片压迫下鼻道 15 分钟，观察无明显出血后取出。

2. 如出现面部皮下气肿或感染，应进行抗感染、消肿治疗。

（赵 颖 魏 欣）

第三节 鼻内镜下鼻腔鼻窦手术

　　鼻内镜手术是指在鼻内镜的指示下使用特殊手术器械经鼻进行鼻腔、鼻窦、眼眶、颅底等部位的手术。20 世纪 80 年代初由奥地利鼻科学者 Messerklinger 首创，1985 年美国学者 Kennedy 首次提出"功能性内镜鼻窦手术（functional endoscopic sinus surgery，FESS）"的概念，完善和推动了现代鼻内镜手术。借助鼻内镜，医师可以很容易地对鼻腔深部结构和病变进行详细检查，提高了鼻科疾病的早期诊断率，同时配合鼻窦内镜相关的手术器械，对既往传统的鼻中隔矫正、鼻窦开放以及鼻腔鼻窦肿瘤切除等手术进行了改良，使得手术更彻底，创伤和并发症更小。此外，对颅底肿瘤和眼眶疾病的手术治疗也提供了一种经鼻进路可能，逐渐开展经鼻垂体瘤切除术、经鼻前颅底肿瘤切除术、经鼻脑脊液鼻漏修补术、经鼻眶内肿瘤手术、经鼻眶减压术、经鼻视神经减压术、经鼻泪囊鼻腔造口术等鼻颅底和鼻眼相关手术，大大减少创伤和并发症，使得鼻科学出现翻天覆地的变化，极大的促进鼻科学的发展。自 20 世纪 90 年代引入我国，在国内得到迅速发展。

（一）适应证与禁忌证

1. 适应证

（1）经保守治疗无效的慢性鼻窦炎（可伴鼻息肉）。

（2）鼻窦炎合并眼眶、颅内并发症。

（3）由鼻腔解剖异常导致的鼻部疾病或症状。

（4）鼻腔、鼻窦异物及前颅底异物。

（5）可在内镜下切除的鼻前庭、鼻腔、鼻窦、鼻咽肿瘤或囊肿（图 12-3-1）。

（6）保守治疗无效的鼻出血。

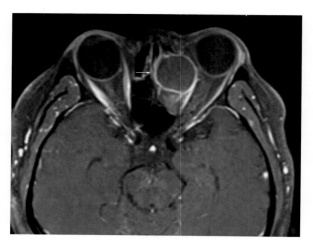

图 12-3-1 鼻窦轴位 MR 示左侧
筛窦囊肿（箭头所示）

（7）外伤性视神经病。

（8）由慢性泪囊炎、外伤性泪囊炎、鼻泪管病变等导致的溢泪。

（9）恶性突眼。

（10）近鼻侧眶内肿瘤及异物（图12-3-2）。

（11）脑脊液鼻漏修补（图12-3-3）。

（12）可经鼻内镜切除的颅底占位病变。

（13）可经鼻内镜切除的咽旁占位病变。

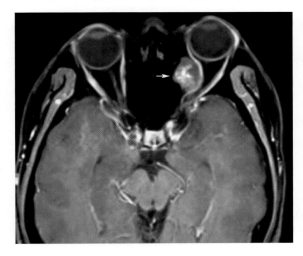

图12-3-2 鼻窦轴位MR示左侧眼眶
血管瘤（箭头所示）

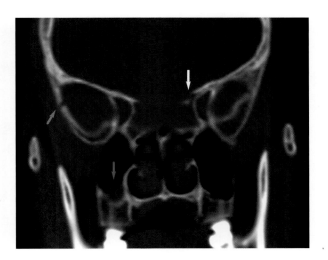

图12-3-3 外伤后脑脊液鼻漏鼻窦
冠状位骨窗CT

鞍区前颅窝底（粗箭头所示）和右眼眶外侧壁骨折
（蓝色箭头所示），蝶窦和右上颌窦腔积液（红色箭头）

2. 禁忌证

（1）伴急性传染病、血液病或严重心血管病等全身疾病，且未能良好控制。

（2）侵犯广泛的恶性肿瘤。

（二）手术原则和技巧

1. **熟悉解剖** 在内镜下必须熟悉鼻腔内立体视野下的解剖结构才能进行手术，否则易发生错误或不必要的损伤，术者最好能先做尸头解剖训练后，再进行临床实践。

2. **严格掌握鼻内镜手术适应证和禁忌证** 尤其对于慢性鼻窦炎的手术治疗要慎重，应该明白慢性鼻窦炎的治疗，药物为主，手术为辅，即使接受手术治疗，术后仍需药物治疗，甚至是长期的。

3. **微创概念与功能保存是内镜手术的灵魂** 在清除病变，建立引流通道时，必须保存正常的组织结构，保留鼻腔正常黏膜，尽量避免术腔骨质裸露。手术切除范围，应根据病变严重程度来决定。

4. 手术中应该根据不同的鼻窦部位，使用不同的角度内镜和器械，以保证所有操作在视野范围内，同时精良的咬切器械和电动吸引切割钻可以最大限度减少正常黏膜的损伤。

5. 应该采用一切可能的手段减少术中出血，包括围术期用药、术中控制血压、头高30°手术体位、术中精细操作、及时电凝止血等方法，以保证术中解剖标志的正确识别，减少手术并发症的发生。

（魏 欣）

第四节 修正性内镜鼻窦手术

修正性内镜鼻窦手术（revision endoscopic sinusitis surgery，RESS）是指慢性鼻窦炎经过1次以上内镜鼻窦手术，仍然存在鼻部症状，需要再次进行内镜鼻窦手术。常以鼻息肉的复发为代表，其原因主要有：①难治性鼻窦炎；②前次手术矫正鼻中隔或开放鼻窦气房不彻底，残留病灶，或术中损伤过多正常黏膜，导致骨质裸露，肉芽囊泡反复生长，创面愈合困难；③不规范的术后用药和随访。RESS 的难度比首次手术更大，在于：①前次手术改变或切除了鼻窦正常的解剖结构，使得再次手术的定位标志缺失，增加手术并发症的发生率；②前次手术后的炎症发展，以及纤维组织增生，病变组织切除困难，同时导致术中更容易出血。

（一）适应证与禁忌证

1. 适应证

（1）鼻中隔矫正不彻底或鼻腔粘连、狭窄，导致鼻部症状发生。

（2）中鼻道狭窄，窦口闭锁，影响引流。

（3）气房开放不全，残留炎症和感染，经保守治疗无效。

（4）息肉复发。

2. 禁忌证

（1）伴急性传染病、血液病或严重心血管病等全身疾病，且未良好控制。

（2）因为囊性纤维化、免疫缺陷或原发性纤毛不动综合征的患者为相对禁忌证。

（二）手术原则和技巧

1. 充分了解上次手术的时间、类型和范围。

2. 术前进行鼻窦三维 CT 和鼻内镜检查，分析上次手术失败的原因，了解目前主要病变位置和范围，确定本次手术的方案。

3. 重视围术期的规范化药物治疗。

4. 尽量保留正常鼻腔鼻窦黏膜。

5. 术中采用一切手段减少出血，保证术野干净，充分利用固定不变的解剖标志如上颌窦口、后鼻孔上穹隆等以及可利用的残留解剖标志进行定位，最大限度减少并发症的发生。

6. 术中随时阅片，帮助判断，如有影像导航最为理想。

（魏 欣 牟忠林）

第四篇

咽 科 学

　　咽位于颈椎前方，上起颅底，咽部黏膜有丰富的神经、血管分布。咽是呼吸和消化的共同通道，具有吞咽、呼吸、发声共鸣、调节中耳气压及防御等生理功能。本章从咽的应用解剖学与生理学入手，了解其解剖结构和主要生理功能，进而重点探讨咽部的症状、临床检查方法以及咽部常见疾病的诊疗要点。

第十三章 ...

咽应用解剖与生理学

◾ **第一节　咽应用解剖学** ◾

（一）咽的解剖

咽部可分为鼻咽、口咽和喉咽三部（图13-1-1）。

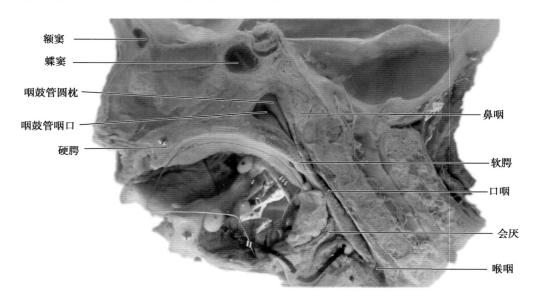

额窦
蝶窦
咽鼓管圆枕
咽鼓管咽口
硬腭

鼻咽
软腭
口咽
会厌
喉咽

图 13-1-1　咽的分部

1. 鼻咽　前经鼻后孔与鼻腔相通，顶为蝶骨体及枕骨基底部，后面平对第1、2颈椎。顶后壁呈穹隆状，黏膜内有丰富的淋巴组织聚集呈橘瓣状纵行排列，称腺样体，又称咽扁桃体。若腺样体肥大，可堵塞鼻咽腔而影响鼻腔通气，也可阻塞咽鼓管咽口引起听力下降。咽鼓管咽口位于下鼻甲后端约1.0cm的鼻咽两侧，周围有散在淋巴组织，称咽鼓管扁桃体。咽鼓管咽口上方有一隆起，称咽鼓管圆枕。圆枕后上方有一凹陷，称咽隐窝，是鼻咽癌的好发部位。其上方毗邻破裂孔，鼻咽癌易经此侵入颅内。下方与口咽相通，吞咽时，软腭上提与咽后壁接触，鼻咽与口咽暂时隔开。

2. 口咽　位于口腔后方，介于软腭水平与会厌上缘平面之间。前方经咽峡与口腔相通。所谓咽峡，即指上由腭垂和软腭游离缘，下由舌背以及两侧腭舌弓和腭咽弓围成的环形狭窄部分。腭舌弓和腭咽弓之间为扁桃体窝，腭扁桃体即位于其中（图13-1-2）。在每侧腭咽弓的后方有纵行条状淋巴组织，名咽侧索。咽后壁黏膜下有散在的淋巴滤泡。

口腔顶盖称腭。前2/3为硬腭，由上颌骨腭突和腭骨水平部构成其支架。后1/3为软腭，组成软腭

130

的肌肉有腭帆张肌、腭帆提肌、腭舌肌、腭咽肌、腭垂肌等。口腔下壁为舌和口底部。舌由肌肉群组成，舌背表面粗糙，覆盖复层扁平上皮，与舌肌紧密相连。后端有盲孔，为胚胎甲状舌管咽端的遗迹。舌后 1/3 即舌根，上面有淋巴组织团块，称舌扁桃体。舌下面的黏膜结缔组织突出于中央，并向下移行于口底构成舌系带，其两侧有下颌下腺开口处。偶见舌系带过短，舌伸展受阻而影响构音。

3. **喉咽**　位于会厌上缘与环状软骨板下缘平面之间，上接口咽，下连食管入口，该处有环咽肌环绕，前面与喉腔相通，前面自上而下有会厌、杓状会厌襞和杓状软骨所围成的入口，称喉口。在喉口两侧各有一较深的隐窝名为梨状隐窝，是异物常嵌顿之处。舌根与会厌之间左右各有一浅窝，称会厌谷，是异物易存留之处。两侧梨状隐窝之间、环状软骨板之后称环后隙（图 13-1-3）。

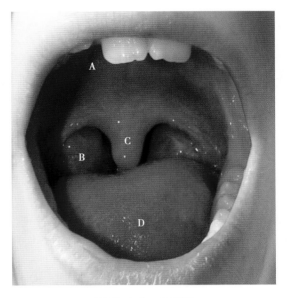

图 13-1-2　口咽部
A. 舌　B. 扁桃体　C. 悬雍垂　D. 软腭

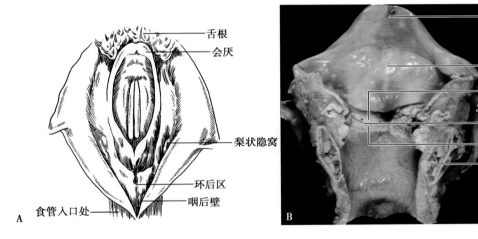

图 13-1-3　喉咽解剖

（二）咽壁解剖

1. **咽壁**　从内到外分为 4 层：黏膜层、纤维层、肌肉层和外膜层。

（1）黏膜层：鼻咽的黏膜与鼻腔及咽鼓管黏膜相连续，其表层为假复层纤毛柱状上皮，固有层中含混合腺体。口咽及喉咽的黏膜上皮为复层扁平上皮，黏膜下层有黏液腺，不断分泌液体，使咽部黏膜得以湿润。上皮层之下尚有大量淋巴组织，聚集参与组成咽淋巴环的内环。

（2）纤维层：又称腱膜层，主要由咽颅底筋膜构成，为黏膜与肌层间的结缔组织，在咽后壁中线部位形成咽缝，为咽缩肌附着处。

（3）肌肉层：按其功能的不同，可分为 3 组。

1）咽缩肌组：有咽上缩肌、咽中缩肌和咽下缩肌，此三肌由下而上呈叠瓦状排列。各咽缩肌收缩时，咽腔缩小，将食物压入食管。

2）提咽肌组：主要为茎突咽肌、腭咽肌等。提咽肌收缩时可使咽喉上举，协助完成吞咽动作。

3）腭帆肌组：包括腭帆提肌、腭帆张肌、腭咽肌、腭舌肌和腭垂肌等。具有缩小咽峡、关闭鼻咽、暂时分隔鼻咽与口咽的作用。

（4）外膜层：覆盖于咽缩肌之外，由咽肌层周围的结缔组织所组成，上薄下厚，是颊咽筋膜的延续。

2. **筋膜间隙** 在咽壁的后方及两侧，有颈部筋膜构成的潜在性蜂窝组织间隙。由于这些间隙的存在，在吞咽动作及颈部活动时，软组织才能协调一致，获得正常的生理功能。同时，由于筋膜间隙的分隔，在疾病发展一定时期，既可将病变限制于同一间隙之内，但又为病变在同一间隙内的扩散提供了途径。咽部的众多间隙中较重要的有咽后间隙及咽旁间隙。

（1）咽后间隙：位于椎前筋膜和颊咽筋膜之间，上起颅底、下达上纵隔，相当于第1、2胸椎平面，咽缝将此间隙分为左右两部分。间隙内有淋巴组织，婴幼儿期有数个淋巴结，儿童期逐渐萎缩，至成人仅有极少淋巴结，引流扁桃体、口腔、鼻腔后部、鼻咽、咽鼓管等部位的淋巴，因此，这些部位的炎症可引起咽后间隙感染，甚至于形成咽后脓肿。

（2）咽旁间隙：位于咽后间隙的两侧，左右各一，形如锥体，底向上，尖向下。上界为颅底，下至舌骨大角处，内侧以颊咽筋膜及咽缩肌与腭扁桃体相隔，外壁为下颌骨升支、翼内肌和腮腺包囊的深面，后壁为椎前筋膜。茎突及其附近肌肉将此隙分为前后两部。前隙较小，内侧与腭扁桃体毗邻，扁桃体炎症可扩散至此间隙；后隙较大，有颈内动脉、颈内静脉、舌咽神经、迷走神经、舌下神经、副神经及交感神经干等穿过，内有颈深淋巴结上群，咽部感染可向此间隙蔓延。

（三）咽淋巴组织

咽黏膜下淋巴组织丰富，较大淋巴组织团块呈环状排列，称为内环淋巴，又称 Waldeyer 淋巴环，主要由咽扁桃体（腺样体）、腭扁桃体、舌扁桃体、咽鼓管扁桃体、咽后壁淋巴滤泡及咽侧索等组成。淋巴外环包括下颌角淋巴结、下颌下淋巴结、颏下淋巴结、咽后淋巴结等。内环淋巴可引流到外环淋巴，因此，若咽部的感染或肿瘤不能为内环的淋巴组织所局限，可扩散或转移至相应的外环淋巴结。内环的淋巴组织在儿童期处于增生状态，一般在 10 岁以后开始萎缩退化。

1. **咽扁桃体** 咽扁桃体又称腺样体，位于鼻咽顶与后壁交界处，为复层柱状纤毛上皮所覆盖，表面不平，易存留细菌。居正中之沟裂最深，此处有时可发现胚胎残余的憩室状凹陷，称咽囊。腺样体出生后即有，一般在 10 岁以后逐渐萎缩。咽扁桃体与咽壁间无结缔组织及被膜，不易彻底切除。

2. **腭扁桃体** 腭扁桃体位于口咽两侧由腭舌弓和腭咽弓围成的扁桃体窝内，系卵圆形块状淋巴组织，左右各一。为咽淋巴组织中最大者。其内侧游离面黏膜上皮为鳞状上皮，上皮向扁桃体实质内陷入形成一些分支状盲管，深浅不一，盲管开口在扁桃体表面的隐窝，细菌易在盲管和陷窝内存留繁殖，形成感染"病灶"。

3. **扁桃体的血管和神经**

（1）扁桃体的动脉：有 5 支，均来自颈外动脉的分支。腭降动脉，为上颌动脉的分支，分布于腭扁桃体上端及软腭；腭升动脉，来自面动脉；面动脉之扁桃体支；咽升动脉扁桃体支。以上 4 支均分布于腭扁桃体及腭舌弓、腭咽弓；舌背动脉，来自舌动脉，分布于腭扁桃体下端。

（2）扁桃体的静脉：腭扁桃体包膜外有一静脉丛，将静脉血流入咽静脉及舌静脉，最后汇入颈内静脉。

（3）扁桃体的神经：由咽丛、三叉神经第 2 支（上颌神经）以及舌咽神经的分支分布。

（四）咽的血管、神经及淋巴

1. **动脉** 来自咽升动脉的咽支、面动脉的腭升动脉和扁桃体动脉、舌动脉的舌背支及腭降动脉，均为颈外动脉的分支。

2. **静脉** 经咽静脉丛与翼静脉丛相通，汇入面静脉和颈内静脉。

3. **神经** 咽的感觉神经和运动神经来自由舌咽神经、迷走神经咽支及交感神经构成的咽丛，鼻咽上部的感觉由来自三叉神经的上颌支所司。

4. **淋巴** 咽部淋巴均流入颈深淋巴结。鼻咽部淋巴先汇入咽后淋巴结，尔后汇入颈深淋巴结上群；口咽部淋巴主要汇入下颌淋巴结；喉咽部淋巴管穿过甲状舌骨膜，然后皆汇入颈内静脉附近的颈深淋巴结中群。

第二节　咽 生 理 学

咽为呼吸与消化的共同通道，具有很多复杂的生理功能。

（一）吞咽功能

吞咽是一种由许多肌肉参加的反射性协同运动，食物经口腔进入咽腔后，吞咽反射使软腭上举，关闭鼻咽，杓会厌肌和提咽肌收缩以及舌体后缩，使会厌覆盖喉入口，咽的吞咽反射引起喉咽和食管入口的开放，同时咽缩肌收缩，压迫食团下移，食物经梨状隐窝进入食管，咽肌瘫痪时，则会出现咽下困难或食物反流等现象。

（二）呼吸功能

鼻咽、口咽为呼吸通道。咽黏膜内或黏膜下含有丰富的腺体，使吸入的空气经过咽部时继续得到调温、湿润及清洁，但弱于鼻腔的类似作用。

（三）共鸣与构音

咽腔为共鸣腔之一，发音时，咽可以根据发音需要而改变形状，产生共鸣，起到增强发音效果的作用。并在软腭、口、舌、唇、齿等协同作用下，构成各种语言。正常的咽部结构与发音时咽部形态大小的相应变化，对语言的形成和清晰度都有重要作用。

（四）防御和保护功能

来自鼻、鼻窦和咽鼓管的分泌物，可经咽的反射作用而吐出，或吞下由胃酸将其中微生物消灭。此外，咽肌的反射活动，对人体具有保护作用。在吞咽或呕吐时，咽肌收缩，可关闭鼻咽和喉腔，避免食物或呕吐物反流到鼻腔或吸入气管，如果有异物误入咽腔，也可借咽肌收缩而阻止其下行，并引起恶心、呕吐，排出异物。

（五）调节中耳气压功能

咽鼓管咽口的开放与吞咽运动密切相关。吞咽时咽鼓管开放，可以使中耳气压与外界大气压得以平衡，以维持中耳正常功能，从而保持正常的听力。

（六）扁桃体的免疫功能

扁桃体位于呼吸和消化道的门户，在儿童期是个非常活跃的免疫器官。它含有各个发育阶段的淋巴细胞，包括 B 细胞、T 细胞、浆细胞，吞噬细胞，并产生各种免疫球蛋白（IgG、IgA、IgM、IgE），所以既具有主要的体液免疫作用，也有一定的细胞免疫作用。腺样体也是免疫器官，但作用较小，儿童接触外界变应原的机会较多，腺样体肥大是正常生理现象，可能是免疫活动征象。青春期以后逐渐缩小。

（周学军　汪奕龙）

第十四章 ...

咽症状学及检查方法

---■ **第一节 咽症状学** ■---

咽症状主要由咽及其邻近器官的疾病引起，也可能是全身性疾病的局部表现。主要有咽痛、咽感觉异常、吞咽困难、声音异常及饮食反流等。

（一）咽痛

咽痛是最常见的症状之一，可由咽部疾病或其邻近器官疾病引起，也可以是全身疾病的伴随症状。咽黏膜和淋巴组织的急、慢性炎症，咽部溃疡，咽部创伤（异物、擦伤、烫伤），特异性感染（结核、白喉），恶性肿瘤，茎突过长，以及某些全身疾病（白血病、单核细胞增多症）等，均可有咽痛，但疼痛的程度有差别。剧烈疼痛者多见于急性炎症、咽间隙化脓性感染、喉咽癌等。疼痛可放射到耳部，并因疼痛而不愿咽下食物。

在临床上可见到两种情况：自发性咽痛和继发性咽痛。前者在咽部平静状态无任何动作时出现，常局限于咽部某一部分，多由咽部疾病引起；后者由咽部各种活动如吞咽、进食或压舌板等器械的刺激引起。举凡咽部黏膜和淋巴组织的急、慢性炎症，咽部创伤、溃疡、异物，特异性感染（结核、白喉），恶性肿瘤，茎突过长，颈动脉鞘炎，颈部纤维组织炎，咽肌风湿性病变，以及某些全身性疾病（白血病、艾滋病）等，均有不同程度咽痛。

（二）咽感觉异常

咽感觉异常是指喉咽部有异物、堵塞、贴附感、瘙痒、干燥等感觉异常症状，常见于咽及周围组织的器质性病变，如慢性炎症、咽角化症、扁桃体肥大、悬雍垂过长、茎突过长、肿瘤、反流性食管炎、会厌囊肿（图14-1-1）等；功能性因素，多与恐惧、焦虑等精神因素有关，也可因内分泌功能紊乱引起。

（三）吞咽困难

吞咽困难是指正常吞咽功能发生障碍。吞咽困难的程度，轻者感觉吞咽不畅，进硬食发噎，饮食正常；中度只能进半流食；重者只能进流食，或完全阻塞滴水不入。引起吞咽困难的原因大致分3类。

1. 功能障碍性 有剧烈咽痛如急性化脓性扁桃体炎、扁桃体周脓肿、咽后脓肿、急性会厌炎、会厌脓肿的患者，因疼痛不敢吞咽往往伴有吞咽困难，其程度亦随疼痛的轻重而异。某些先天性畸形如后鼻孔闭锁、腭

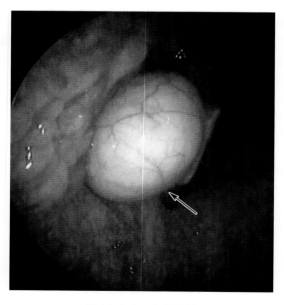

图 14-1-1 会厌囊肿

裂等，出生后即有吞咽困难。

2. **梗阻性**　咽部或食管狭窄、肿瘤或异物，妨碍食物下行，尤以固体食物难以咽下，流质饮食尚能通过。食管内梗阻如先天性食管蹼、先天性食管狭窄、食管瘢痕狭窄、食管异物、环后癌、食管癌、食管下咽憩室、食管腔外压迫如颈椎骨质增生、甲状腺瘤、巨大咽旁肿瘤、颈部广泛淋巴结转移瘤、纵隔肿瘤等。

3. **神经麻痹性**　因中枢性病变或周围性神经炎所致咽肌瘫痪，引起吞咽困难，进食液体时更为明显。如两侧锥体束病变、假性延髓性麻痹、锥体外系损害、脑炎、脊髓灰质炎、脊髓空洞症、脑出血、脑栓塞等。

儿童突然发生吞咽困难，应考虑食管异物。中年以上患者发生吞咽困难，并逐渐加重，应先考虑食管癌。曾有吞服腐蚀剂病史或有食管异物创伤史，可能为瘢痕性狭窄，因情绪激动而诱发吞咽困难，并反复发作，应考虑贲门失弛缓症。出现伴发症状亦有诊断意义，如吞咽困难伴发呃逆，应考虑食管末段病变，如癌、膈疝或贲门失弛缓症。如先有嘶哑，后有吞咽困难，可能喉部病变累及喉返神经及下咽部。如有饮水呛咳，应考虑气管食管瘘。吞咽后反流，引起咳嗽，可能由于贲门失弛缓症或下咽食管憩室食物反流。

（四）声音异常

咽腔是发声的共鸣腔，腭与舌是协助发声的重要器官，与声音的清晰度和音质音色密切相关。如有缺陷和病变时，所发声音含混不清（语言清晰度极差）或音质特色和原来不一样（音色改变），或是在睡眠状态下发出不应有的音响（打鼾），统称为声音异常。

口齿不清与音色改变。唇齿舌腭有缺陷时，对某些语音发声困难或不能，导致口齿不清。腭裂、软腭瘫痪等患者，发声时不能闭合鼻咽，出现开放性鼻音；而腺样体肥大、后鼻孔息肉、肥厚性鼻炎、鼻咽部肿瘤等病因使共鸣腔阻塞时，则出现闭塞性鼻音。咽腔内有占位性病变（脓肿或肿瘤），发音缺乏共鸣，说话时如口内含物，吐字不清，幼儿哭声有如鸭鸣。

（五）饮食反流

当饮食不能顺利通过咽部进入食管而反流到口腔、鼻咽和鼻腔时，称之为饮食反流。见于以下疾病：

1. **咽**　咽肌瘫痪、咽后脓肿、扁桃体周脓肿、腭裂、喉咽部肿瘤等。
2. **食管**　食管畸形、食管憩室、食管狭窄、食管扩张症、反流性食管炎等。
3. **胃**　胃肠神经官能症、胃炎、胃癌、胃扩张。
4. **其他疾病**　如内分泌失调、大脑功能失调、甲状腺功能减退、原发性慢性肾上腺皮质功能减退、营养缺乏症、酸碱平衡失调等亦可导致胃肠功能紊乱，也会引起反流。

（周学军）

第二节　咽检查方法

（一）一般检查法

1. **咽部视诊**　受检者正坐张口，平静呼吸。检查者用压舌板掀起唇颊，观察牙、牙龈、硬腭、舌及口底有无出血、溃疡及肿块，然后手持压舌板，轻轻压下舌前2/3，观察口咽部形态；黏膜的色泽，有无充血、分泌物、假膜、溃疡、新生物等；软腭是否对称及其活动情况；咽后壁有无淋巴滤泡及咽侧索有无红肿；扁桃体的大小及腭舌弓、腭咽弓的情况，若用拉钩将腭舌弓拉开，则能更好看清扁桃体真实情况；用压舌板挤压腭舌弓，检查隐窝内有无干酪样物或脓液溢出。

2. **咽部触诊**　受检者正坐，头微前倾，检查者立于受检者右侧，右手戴手套或指套，用示指自右口角伸入咽部检查。触诊适用于咽部肿块的诊断，确定病变的部位、大小、表面特征、硬度、活动度，检查有无波动、波动、压痛及与颈部的关系。触诊还可用于诊断茎突过长及确定小儿腺样体大小。但遇有咽部脓肿可疑者，触诊应慎用，以免脓肿破裂、误吸而窒息的危险。

3. **颈部触诊** 由于咽部与颈部的关系密切，颈部淋巴结肿大常提示某些咽部疾病的存在，故应仔细检查颈部。检查时患者正坐，两臂下垂，头略低。检查者立于受检者身后，用两手指尖按顺序进行触诊，应两侧同时进行，以便对照。先从颏下及下颌下区淋巴结开始，然后沿胸锁乳突肌前缘至胸骨处，分别检查颈深淋巴结上群、中群和颈前淋巴结，最后检查颈后三角及锁骨上淋巴结。检查的内容包括有无肿胀和肿块，肿块的大小、硬度、活动度、有无压痛、肿块与周围有无粘连、是否有搏动感等。

4. **间接鼻咽镜检查** 被检者正坐，张口适度，咽反射敏感者，检查前用丁卡因行表面麻醉。左手持压舌板，压下舌前 2/3，暴露咽后壁，右手持加温而不烫的鼻咽镜，镜面朝上，由口角伸入口内，置于软腭及咽后壁之间（图 14-2-1），勿触及周围组织，以免因咽反射而妨碍检查，调整镜面角度，可观察到软腭背面、鼻中隔后缘、后鼻孔、各鼻道及鼻甲后端，还有咽鼓管圆枕、咽鼓管咽口、咽隐窝及腺样体（图 14-2-2）。检查时应注意鼻咽黏膜有无充血、粗糙、出血、溃疡、隆起及有无新生物等。

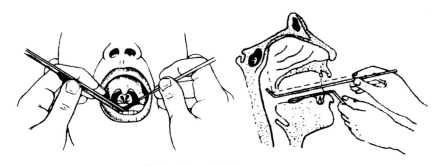

图 14-2-1 间接鼻咽镜检查法

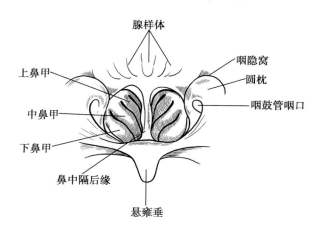

图 14-2-2 间接鼻咽镜下的正常镜像

5. **间接喉镜** 间接喉镜是临床最常用和便捷的喉咽部检查方法。咽反射敏感、舌根高、会厌上抬差等患者，应用此检查喉咽部暴露欠佳。

（二）内镜检查法

1. **硬管内镜检查** 鼻内镜镜管较细，鼻腔黏膜经收缩麻醉后，将内镜经鼻底放入鼻咽部，转动镜管以观察鼻咽各部。经口内镜镜管较粗，经口越过软腭而置于口咽部，使镜管末端窗口向上观察鼻咽部。

2. **纤维（电子）内镜检查** 纤维（电子）内镜是一种软性内镜，可弯曲，经鼻腔导入后，能随意变换角度而观察到鼻咽部全貌，准确度更高。检查前应清理干净鼻内分泌物，并以 1% 丁卡因行鼻腔及鼻咽黏膜表面麻醉。

（三）影像学检查法

1. **X 线检查** 主要有侧位检查和颅底位检查，由于分辨率有限，基本被 CT 扫描所代替。

造影检查主要有喉咽部（梨状隐窝）造影，是梨状隐窝病变的首选检查方法。受检者吞服 150% ~ 200%（W/V）双重造影钡悬浮液，分别摄充盈期，静止期正、侧位和左右斜位片，观察会厌谷、梨状隐窝和食管入口部形态。为更好地显示上述结构，还可做改良瓦尔萨尔瓦动作，即服钡后让受检者捏鼻闭口用力向外屏气，把口颊及咽部吹胀起来，摄取正、侧位片。CT 和 MRI 也能较好地显示其解剖结构，但显示功能情况不如造影。

2. CT 扫描　包括平扫和增强扫描。鼻咽部与颅底关系密切，故检查鼻咽部要包括颅底，并选用软组织窗位和骨窗位同时观察，以了解颅底骨和其他骨结构的情况。因咽部结构都为软组织，病变与咽旁间隙和颈部大血管关系密切，因此，咽部检查均需增强扫描，对病变的定位、定性及与周围结构的关系有很大帮助，并能鉴别血管和淋巴结。

咽部 CT 扫描时必须嘱患者缓慢平静呼吸，不能做吞咽动作和讲话，以免产生伪影。

鼻咽、口咽、喉咽具体扫描方法如下。

（1）鼻咽部 CT 扫描

1）横断面扫描：患者仰卧位，听眦线垂直于扫描台面。先摄取头颈部侧位定位片，扫描范围自蝶骨体部至硬腭平面，层厚及层间距均为 5mm，扫描条件为 130kV，160mA。欲了解颈部淋巴结情况，以 10mm 层厚及间距向下扫描至舌骨平面。

增强扫描采用静脉注 80 ~ 100ml 碘造影剂，注射速度为 2 ~ 3ml/s，注入 50ml 后开始连续扫描。

2）冠状面扫描：患者仰卧，头下垂，后仰，使听眦线尽量与台面平行（可适当调整机架角度），扫描范围自翼板前缘至第 1 颈椎前缘，层厚及层间距均为 5mm。自多排螺旋 CT 广泛应用以来，冠状面扫描有逐渐被横断面扫描冠状面重建取代之势。

（2）口咽部 CT 扫描

1）横断面扫描：体位同鼻咽部扫描，扫描范围自硬腭至会厌软骨上缘，层厚及层间距均为 5mm。欲了解淋巴结情况，以 10mm 层厚及层间距向下扫描至第 3 颈椎下缘。

2）冠状面扫描：与鼻咽部相同。

（3）喉咽部 CT 扫描

1）横断面扫描：患者仰卧位，下颌上抬，先摄取头颈部侧位定位片，扫描平面与声带平行，如无法确定声带走行方向，扫描平面可与中部颈椎间隙保持一致；扫描范围自舌骨上会厌上缘至声门下区以下（即环状软骨下缘以下），相当于第 3 颈椎上缘至第 6 颈椎下缘；层厚、间隔均为 5mm。

2）冠状面扫描：可通过横断面扫描冠状面重建来获得冠状面图像。

3. MRI 检查　磁共振成像（magnetic resonance imaging，MRI）是 20 世纪 80 年代继 CT 后影像学又一次重大进展。它具有优良的组织分辨率及多方位的成像能力和各种成像序列，对咽部正常解剖及病变的显示比 CT 更清晰、更全面。MRI 图像可清晰显示鼻咽部的黏膜部分、深部结构，所以，MRI 既有利于浅表病变的检出，又有助于估计病变的浸润深度。脂肪在 T_1、T_2 加权图像上均呈高信号，鼻咽部咽旁间隙围以脂肪组织，它的消失或移位均提示病变的存在且可判断病变部位，这要比 CT 敏感得多。

咽部成像常选自旋回波序列进行扫描。线圈选择头部、颈部线圈。以横断面为基本方向，同时辅以矢状面或冠状面。咽部成像常选用自旋回波序列，T_1 加权像采用重复时间（repetition time，TR）：400 ~ 700 毫秒，回波时间（echo time，TE）15 ~ 30 毫秒，T_2 加权像 TR：2000 ~ 4000 毫秒，TE60 毫秒、90 毫秒或 120 毫秒。层厚 3 ~ 5mm，矩阵 256 × 256 或根据需要更高 FOV（field of view）18 ~ 44cm。为减少呼吸运动伪影，扫描时要叮嘱患者避免吞咽动作，并根据扫描方位的不同在扫描范围上、下方或前方施加饱和带。增强扫描参数与平扫相同。

4. 核医学成像　咽部 PET- CT，可用于恶性肿瘤病变的分期。

（牟忠林　李治群　涂　蓉）

第十五章 ...

咽部常见疾病

第一节　咽先天性及其他疾病

一、先天性鼻咽部狭窄与闭锁

【病因】　一般新生儿出生后颊咽膜已经完全破裂，若颊咽膜未破裂则造成先天性鼻咽部闭锁。

【临床表现】　患儿出生后即无呼吸和哭声。刚出生时，患儿颜色正常，但结扎脐带后，不久即发绀。表现为新生儿鼻塞。呼吸困难。发绀及哺乳时加重等鼻腔完全堵塞的症状。检查咽部可见软腭后缘与咽后壁之间见一层薄膜（图 15-1-1）。

【诊断】　鼻孔前无气流吹动。用血管收缩药收缩鼻腔黏膜后，用细探头无法经鼻腔部通入咽部，用亚甲蓝滴入鼻腔不能进入咽部。用鼻内镜即可确诊。

【治疗】　通常手术治疗，常在鼻内镜下穿通、切开闭锁膜，一般放置硅胶管扩张 3～6 个月，防止再狭窄。

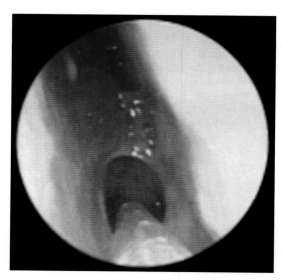

图 15-1-1　鼻咽部闭锁

二、腭　　裂

【病因】　腭裂发生可能与妊娠期食物中营养缺乏、内分泌异常、病毒感染及遗传因素有关。腭裂作为一种先天性发育缺陷，随着生长发育，畸形也随着年龄发生变化，可引起语言、听力等功能障碍，以及患者在社会交往中形成的心理障碍等。

【临床表现】　重度腭裂可使新生儿因不能吸乳而发生严重营养障碍，或因吞咽功能不全发生吸入性肺炎。若能通过舌的代偿作用使吞咽作用接近正常而可以进食。则会有特征性的开放性鼻音。

【诊断】

1. 软腭裂　仅软腭裂开，有时只限于腭垂。一般不伴唇裂，临床上以女性比较多见。

2. 不完全性腭裂　亦称部分腭裂。软腭完全裂开伴有部分硬腭裂；有时伴发单侧不完全唇裂，但牙槽突常完整。

3. 单侧完全性腭裂　裂隙自腭垂至切牙孔完全裂开，并斜向外侧直抵牙槽突，与牙槽裂相连；健侧裂隙缘与鼻中隔相连；牙槽突裂有时裂隙消失仅存裂缝，有时裂隙很宽；常伴发同侧唇裂。

4. 双侧完全性腭裂　常与双侧唇裂同时发生，裂隙在前颌骨部分，各向两侧斜裂，直达牙槽突；鼻中隔、上颌突及前唇部分孤立于中央。

【治疗】　较小的腭裂如悬雍垂裂，如果不影响咽部正常生理可不治疗。如果影响咽部生理功能，通常推荐手术治疗，可通过整形手术修补腭裂，必要时进行发音训练。

三、舌根异位甲状腺

【病因】　为胚胎发育过程中，甲状腺部分或全部未下降而停留在舌盲孔处所致。

【临床表现】　常表现为舌根肿块、不适，较大时可影响患者的语音、吞咽或呼吸。肿大的异位腺体导致吞咽困难，堵塞喉口而使患者有含物音。专科检查可见舌根部伴血管扩张的淡红色肿块，可压迫会厌，质中等偏硬（图15-1-2）。

【诊断】

1. 服用放射性同位素^{131}I 后，通过同位素扫描可确定舌根肿块是否为甲状腺组织。

2. 依靠典型临床症状及体查所见，可基本确诊。

3. 虽然可以靠穿刺活检来确定是否为甲状腺组织，但极易引起感染和出血，故临床上一般不使用。

【治疗】　较小的舌甲状腺对功能影响不大时，可以随访观察。较大且对功能有一定影响的舌甲状腺可先试

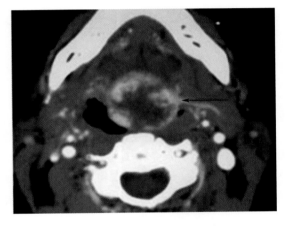

图 15-1-2　舌根异位甲状腺

用甲状腺素行替代性抑制治疗，以缩小体积，缓解症状。过大且影响功能、已有瘤变或癌变者，则应手术治疗。在手术前应仔细评估患者病变的良恶性，以及甲状腺部位是否有腺体，可行碘扫描确定。对于诊断为舌根甲状腺肿大或结节性甲状腺肿的患者，经手术中冰冻病理证实，可以采取异位移植的方法，一般将一侧下颌下腺切除，将舌根的甲状腺带蒂移植于下颌下腺窝内，术后常有甲状腺功能减退，应注意补充甲状腺激素。对于怀疑癌变的患者，应将异位甲状腺全部切除，区域淋巴结清扫的原则参照甲状腺乳头状癌的处理。

四、茎突综合征

【定义】　茎突综合征是因茎突过长或其方位、形态异常刺激邻近血管神经而引起的咽部异物感、咽痛或反射性耳痛、头颈部疼痛和唾液增多等症状的总称。

【临床表现】

1. 症状　本病多见于成年人。起病缓慢，病史长短不一，常有扁桃体区、舌根区疼痛，常为单侧，多不剧烈，可放射到耳部或颈部，吞咽时加重，咽异物感或梗阻感较为常见，多为一侧，吞咽时更为明显，有时在讲话，转头或夜间加重，也可引起咳嗽，当颈动脉受到压迫或摩擦时，疼痛可从一侧下颌角向上放射到头颈部或面部，有时伴有耳鸣、流涎、失眠等神经衰弱的表现。

2. **体征** 触诊扁桃体区可触及坚硬条索状或刺状突起，患者可诉此处为不适之处，并可诱致咽痛或咽痛加重，可为单侧或双侧过长。

3. **影像学检查** 茎突 X 线片（曲面断层）或 CT 平扫加三维重建可显示其长度，或有偏斜、弯曲等情况。正常茎突平均长度约 2.5cm，超过此长度可诊断为茎突过长（图 15-1-3）。

【诊断及鉴别诊断】 依据患者症状、体征及影像学结果可明确诊断。本病需与咽炎、舌咽神经炎、舌咽神经痛、茎突骨折等病相鉴别。

【治疗】 以手术治疗为主。适应证应根据患者情况而定。茎突过长而无症状或症状较轻者可不手术。患者

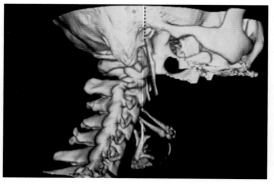

图 15-1-3 CT 表面容积 3D 重建图像，示茎突过长（44.2mm）

症状明显迫切要求手术者可行手术。手术方法多采用经口咽扁桃体途径手术，或行颈外径路手术切短茎突。亦可在局部麻醉或表面麻醉下行茎突截断术。另外辅以封闭、物理治疗等。

（冯 勃 冯勇军）

第二节 咽炎性疾病

一、急性鼻咽炎

【病因】 急性鼻咽炎是鼻咽部黏膜、黏膜下和淋巴组织的急性炎症，好发于腺样体。通常幼儿发病症状较重，成人的症状较轻，多表现为上呼吸道感染的前驱症状。

【临床表现】 幼儿发病全身症状较重，常有鼻塞及流涕伴高热、呕吐、腹痛、腹泻及脱水症状，有时可出现脑膜刺激症状，严重时可出现全身中毒症状；成人症状较轻，以局部症状为主，如鼻塞及流水样涕或黏脓性涕。且常有鼻咽部干燥感或烧灼感，有时有头痛。

【诊断】 根据临床症状特点，上呼吸道症状明显而全身症状相对较轻，并排除过敏性鼻炎等非感染性上呼吸道炎症，即可诊断。

【治疗】 根据药敏试验结果选用敏感抗生素或广谱抗生素；症状严重者可适当加用糖皮质激素，及时控制病情，预防并发症。局部治疗，中西医结合等。

二、急 性 咽 炎

急性咽炎是咽黏膜、黏膜下组织的急性炎症，多累及咽部淋巴组织。常见于秋冬及冬春之交，可以单发，常继发于急性鼻炎或急性扁桃体炎。

【病因】

1. **病毒感染** 以柯萨奇病毒、腺病毒、副流感病毒多见，鼻病毒及流感病毒次之，通过飞沫和密切接触而传染。

2. **细菌感染** 以链球菌、葡萄球菌及肺炎双球菌多见，其中以 A 组乙型链球菌感染者最为严重，可导致远处器官的化脓性病变，称之为急性脓毒性咽炎。

3. **环境因素** 如高温、粉尘、烟雾、刺激性气体等均可引起本病。

【临床表现】

1. 咽部干燥、灼热，有明显咽痛，可放射至耳部。全身症状一般较轻，可有发热、头痛、食欲缺乏和四肢酸痛等。若无并发症，病程一般在 1 周左右。

2. 检查可见咽黏膜急性充血、肿胀，咽后壁淋巴滤泡肿大，有黄白色点状渗出物，腭垂及软腭水肿（图 15-2-1）。

3. 常有下颌角淋巴结肿大、压痛。

【诊断】　根据病史、症状及体征，急性咽炎诊断并不困难。

1. 通过临床症状较难区分致病原因为细菌或病毒感染，细菌感染全身症状较为明显，病毒感染症状一般较轻，常伴有流涕和声嘶。

2. 咽拭子检查有助于明确病因，A 组链球菌的检出率高达 90%。连续咽拭子培养未见细菌生长，可能为病毒及其他病原性微生物感染。

3. 血常规等实验室检查。

4. 注意是否为麻疹、猩红热、流行性感冒、百日咳、脊髓灰质炎、脑炎等急性传染病的前驱症状或伴随症状。

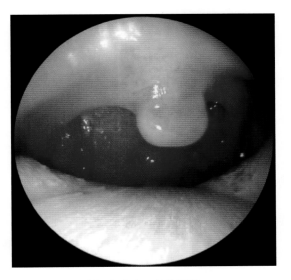

图 15-2-1　急性咽炎

【治疗】

1. **病因治疗**　清除邻近病灶，治疗全身疾病，戒除烟酒，预防急性咽炎发作等。加强身体锻炼、增强体质至关重要。

2. **局部治疗**　局部喷雾，复方替硝唑漱口水含漱，含服度米芬喉片、碘含片及银黄含片等，另外，还可用 1%~3% 碘甘油、2% 硝酸银涂抹咽后壁肿胀的淋巴滤泡。对于咽痛明显的患者，可于饭前含漱双氯芬酸钠含漱液等，减轻吞咽疼痛。

3. **全身治疗**　全身症状较重伴有高热者，除上述治疗外，应卧床休息，多饮水及进食流质，抗病毒药物可经静脉途径给药：如阿昔洛韦注射液和板蓝根注射液等。同时应用抗生素。

三、慢 性 咽 炎

慢性咽炎是咽部黏膜、黏膜下组织、淋巴组织及黏液腺的慢性炎症，常为上呼吸道慢性炎症及变应性疾病的一部分。本病多见成年人，病程长，症状易反复发作，不易治愈。

【病因】

1. **局部因素**

（1）急性咽炎反复发作转为慢性。

（2）咽部长期受邻近器官炎性分泌物的刺激，如慢性鼻炎、鼻-鼻窦炎、变应性鼻炎、鼻咽炎、慢性扁桃体炎等。

（3）各种鼻病长期张口呼吸，引起黏膜过度干燥而导致慢性咽炎。

（4）长期烟酒嗜好，嗜食辛辣食物，或受粉尘、有害气体的刺激，均可引起本病。

（5）职业用声者，如教师、歌唱演员、服务员及其他职业讲话多者。

（6）病原微生物感染，在部分慢性咽炎患者咽分泌物中出现细菌学异常或病原体感染。近年来，少数咽炎因淋球菌感染引起。

2. **全身因素**　多种慢性病，如反流性食管炎、呼吸道变应性疾病、慢性支气管炎、内分泌紊乱、自主神经功能失调、维生素缺乏以及免疫功能紊乱等均与本病有关。

【临床表现】

1. 常有咽部异物感、痒感、灼热感、干燥或微痛感。

2. 常有黏稠分泌物附着于咽后壁，使患者晨起时出现频繁的刺激性咳嗽，伴恶心。

3. 无痰或仅有颗粒状藕粉糊样分泌物咳出，萎缩性咽炎患者有时会咳出带臭味的痂皮。

【诊断】　本病要详细询问病史及治疗情况，应排除鼻、咽、喉、食管、胃和颈部的隐匿性病变，注意舌根部扁桃体是否增生肿大。根据情况排除茎突综合征、翼钩综合征、一些药物的不良反应、结缔组织疾病，这些病变有与慢性咽炎相似的症状，因此，应做全面仔细的检查，以免误诊。经过比较详细的检查后，最后确定慢性咽炎的诊断。

【治疗】

1. 病因治疗 消除刺激性因素，戒烟酒，避免进食刺激性食物。积极治疗鼻炎、气管炎、支气管炎等呼吸道慢性炎症及其他全身性疾病。改善工作环境，增强机体抵抗力。

2. 中医中药 慢性咽炎系脏腑阴虚，虚火上扰，治疗宜滋阴清热。近来临床应用较多的中成药有西瓜霜、草珊瑚含片等。

3. 局部治疗

（1）慢性单纯性咽炎：保持口腔卫生，临床上常用复方硼砂溶液、呋喃西林溶液、2%硼酸液含漱。亦可含服碘喉片、薄荷喉片及上述中成药。

（2）慢性肥厚性咽炎：用25%～30%的硝酸银、电凝、微波、激光等烧灼广泛增生的淋巴滤泡，但使用不当，会增加黏膜瘢痕，使症状加重。所以治疗范围不宜过广、过深。

（3）萎缩性咽炎：局部用2%碘甘油涂抹咽部，可改善局部血液循环，促进腺体分泌。常服用维生素，可促进黏膜上皮生长。

四、咽 囊 炎

咽囊炎，又名咽黏液囊炎或鼻咽囊肿。咽囊乃胚胎脊索退缩时咽上皮内陷而成，可深达枕骨骨膜。囊管向咽黏膜扩展，位于咽扁桃体或其残余下缘。若囊管阻塞，则形成囊肿、鼻咽囊肿、鼻咽脓肿及鼻咽中部瘘管。

【病因】 咽囊感染或化脓即形成咽囊炎。咽囊脓肿自行破裂可形成脓性瘘管。多发生于腺样体切除术后，可能与手术后瘢痕封闭隐窝口有关。

【临床表现】

1. 鼻后孔可见分泌物、结痂，易感冒，有喷嚏、声嘶、口臭、清嗓、咳嗽等症状。

2. 头痛或头颈多部位疼痛，尤其是枕部。

3. 鼻塞、咽痛、鼻音重、颈淋巴结肿大。

4. 可有眩晕、耳鸣、耳痛、听力下降。

5. 鼻咽顶囊管开口肿胀、隆起或积脓。

【诊断】 鼻咽镜下可见鼻咽顶部正中有表面光滑的息肉样肿物，有时上覆有脓痂，除去脓痂可见咽囊开口或瘘口，探针探入囊腔，有分泌物外溢。

【治疗】 彻底切除或破坏咽囊内壁黏膜，以防复发。咽囊较小者可穿刺后用10%～20%硝酸银或50%三氯醋酸烧灼咽囊黏膜。咽囊大者可将软腭拉开或切开，显露咽囊，用细长剪剪除咽囊前壁，刮除后壁，去除干净囊壁，若有腺样体肥大，可予以切除。鼻内镜下咽囊切除视野清晰，操作方便。

（苏炳泽 汪奕龙）

第三节 扁桃体疾病

一、急性扁桃体炎

急性扁桃体炎（acute tonsillitis）为腭扁桃体的急性非特异性炎症。为常见病，患者年龄多为10～30岁，婴儿及50岁以上老人较少见。一般以冬春两季发病较多，常因劳累、受凉、烟酒过度、潮湿、营养不良诱发。慢性疾病，身体抵抗力低下者易患。

【病因】

1. 感染 主要致病菌为乙型溶血性链球菌、葡萄球菌、肺炎双球菌、非溶血性链球菌、流感杆菌等；病毒感染如腺病毒感染；细菌与病毒的混合感染等。

2. 诱发因素 受凉、劳累、环境污染等均可诱发感染。慢性鼻窦炎、慢性扁桃体炎等的患者，于身体抵抗力下降时，隐藏的病菌常大量繁殖而致病。

【临床表现】

1. 起病较急，可有畏寒发热、头痛、食欲差、疲乏无力，一般持续 3～5 天。小儿患者可因高热引起抽搐、呕吐及昏迷。

2. 局部症状

（1）咽痛为主要症状，吞咽时加重，可向同侧耳放射。

（2）吞咽困难：儿童因为疼痛而拒绝进食饮水。

（3）耳痛、耳鸣、耳闷胀：若炎症蔓延至咽鼓管，可出现中耳炎。

3. 炎症可向周围扩散，引起扁桃体周炎、扁桃体周脓肿，也可引起急性中耳炎、急性颈淋巴结炎及咽旁脓肿等。可并发与溶血性链球菌感染有关的风湿热、急性血管球性肾炎、心肌炎、关节炎等，应特别警惕心肌炎患者的突然死亡。

【诊断】　根据病史，检查可见充血肿大的扁桃体，陷窝有脓性分泌物（图 15-3-1），诊断不难。应注意与咽白喉、樊尚咽峡炎及某些血液病所引起的咽峡炎等疾病鉴别（表 15-3-1）。

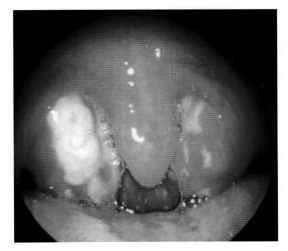

图 15-3-1　充血肿大的扁桃体

表 15-3-1　急性扁桃体炎常见的鉴别诊断

疾病	咽痛	咽部检查	颈淋巴结及全身情况	实验室检查
急性扁桃体炎	咽痛剧烈、吞咽困难	两侧扁桃体表面附有黄白色点状渗出物，有时连成假膜，易擦去	• 下颌角淋巴结肿大、压痛 • 急性病容、高热、寒战	涂片：多为溶血性链球菌、葡萄球菌、肺炎链球菌 血液：白细胞显著增多
咽白喉	咽痛轻	灰白色假膜常超出扁桃体范围。假膜紧韧，不易擦去，强剥易出血	• 颈淋巴结有时肿大，呈"牛颈状" • 精神萎靡、面色苍白、低热、脉搏微弱，呈现中毒症状	涂片：白喉杆菌 血液：白细胞一般无变化
樊尚咽峡炎	一侧咽痛，吞咽困难	一侧扁桃体覆盖灰色或黄色假膜，擦去后可见溃疡	• 患侧颈淋巴结有时肿大 • 全身症状较轻	涂片：梭形杆菌及樊尚螺旋菌 血液：白细胞略增多
单核细胞增多症性咽峡炎	咽痛轻	扁桃体红肿，有时盖有白色假膜，易擦去	• 全身淋巴结肿大，有"腺性热"之称 • 高热、头痛、急性病容、有时出现皮疹、肝脾大等	涂片：阴性或查到呼吸道常见细菌 血液：异常淋巴细胞、单核细胞增多可占50%以上。血清嗜异性凝集实验（+）
粒细胞缺乏症性咽峡炎	咽痛程度不一	坏死性溃疡，上面盖有深褐色假膜，周围组织苍白、缺血。软腭、牙龈有同样病变	• 颈淋巴结无肿大； • 脓毒性弛张热，全身状况迅速衰竭	涂片：阴性或查到一般细菌 血液：白细胞显著减少，粒细胞锐减或消失
白血病性咽峡炎	一般无痛	早期为一侧扁桃体浸润肿大，继而表面坏死，覆有灰白色假膜，常伴有口腔黏膜肿胀、溃疡或坏死	• 全身淋巴结肿大 • 急性期体温升高，早期出现全身性出血，以致衰竭	涂片：阴性或查到一般细菌 血液：白细胞增多，分类以原始白细胞和幼稚白细胞为主

【治疗】

1. 一般治疗　卧床休息，多用温开水漱口，多饮水。进富含维生素等营养的半流质或软食。高热者给予乙醇擦浴或冰袋等物理降温。

2. 药物治疗

（1）根据临床表现及咽细菌培养和药敏结果（如链球菌快速检测）选用敏感抗生素。

（2）必须用足量抗生素，最好症状体征消退后继续用药2～4天。因为扁桃体隐窝呈分支状盲管，深浅不一，经一次急性化脓性扁桃体炎发作后，如未彻底治愈，病菌仍存留于隐窝内。当抵抗力下降时，细菌则大量繁殖，产生大量毒素，易致本病再次发作，或导致细菌性心内膜炎、心肌炎、肾小球肾炎、风湿热、关节炎等并发症。

（3）选用抗生素的顺序：本病首选青霉素类，若青霉素过敏可考虑头孢菌素类药物，但应注意交叉过敏性。若前两者均过敏，则考虑应用喹诺酮类、林可霉素类。

（4）必要时加用皮质类固醇，如地塞米松。

（5）局部使用抗生素，如含片；超声雾化吸入；中药等。

二、慢性扁桃体炎

慢性扁桃体炎多由急性扁桃体炎反复发作或因隐窝引流不畅所致，也可因窝内细菌、病毒感染而演变为慢性炎症。急性传染病（如猩红热、麻疹、流感、白喉等），鼻腔、鼻窦感染亦能引发本病。发病年龄以7～14岁者最多，青年人次之，老年人很少见。

【病因】

1. 多数为急性扁桃体炎反复发作而转变为慢性。

2. 某些传染病如猩红热、流行性感冒、麻疹等感染后可并发慢性扁桃体炎。

3. 邻近病灶如鼻腔和鼻窦感染可伴发本病。

4. 病原菌为甲型或乙型溶血性链球菌、葡萄球菌等。

【临床表现】

1. 有急性扁桃体炎反复发作史，或有扁桃体周脓肿史，易"感冒"、低热、乏力、头痛、消化不良等。

2. 咽干、痒、异物感、灼热、微痛、口臭、干咳。

3. 小儿扁桃体过度肥大，有刺激性咳嗽、打鼾、吞咽及呼吸障碍。

【诊断与鉴别诊断】　根据病史、症状和体征进行诊断。测定红细胞沉降率、抗链球菌溶血素"O"、血清黏蛋白、心电图等有助于诊断。本病应与下列疾病相鉴别：

1. 扁桃体生理性肥大　多见于小儿和青少年，无自觉症状及反复炎症发作病史，扁桃体隐窝口无分泌物潴留，与周围组织无粘连。

2. 扁桃体角化症　为扁桃体隐窝口上皮过度角化所致，而出现白色尖形砂粒样物，触之坚硬，附着牢固，不易擦拭掉。

3. 扁桃体肿瘤　单侧扁桃体迅速增大或扁桃体肿大并有溃疡，常伴有同侧颈淋巴结肿大，应考虑肿瘤的可能。

【治疗】　有手术适应证者，行扁桃体切除术，应严格掌握手术适应证。对于引起肾炎、红斑狼疮、银屑病、掌趾脓疱病的疾病的病灶性扁桃体炎，在调整全身状况的前提下，应尽早手术切除。不宜手术者，可采用全身或局部药物治疗。鉴于慢性扁桃体炎感染的特性及其变应性，除应用抗生素及手术外，应考虑免疫疗法和抗变态反应疗法。

三、扁桃体肥大

【病因】　一般情况下，儿童在6～7周岁时，扁桃体会发育至最大，青春期后会逐渐萎缩。若扁桃体反复受到感染引起慢性炎症，或是营养不良及其他因素影响，则可能引起扁桃体代偿性肥大或者异常增大，此病多见于 3~5 岁儿童，成人属于罕见。

【临床表现】

1. **耳部症状**　由于扁桃体肥大，若有炎性分泌物，易使咽鼓管咽口受阻，导致急性中耳炎，严重可引起耳鸣、耳闷或者听力减退。

2. **鼻部症状**　扁桃体肥大常常引发鼻炎或者鼻窦炎，可导致患儿鼻塞、流涕、张口呼吸、流涎、讲话时带闭塞性鼻音，是儿童鼾症的主要原因。

3. **呼吸道感染症状**　炎性分泌物常常刺激呼吸道黏膜，引起咽喉、气管及支气管炎，故患儿可出现咽部不适、声音改变、咳嗽吐痰、气喘、低热等症状。

【诊断】　根据病史、症状、体征易于诊断。张口可见软腭与咽后壁之间的粘连，后方常有通向鼻咽部的小通道，以弯探针从开口插入探查可了解通道的大小及瘢痕向上扩展的情况。用手指从口内触摸可大致查知粘连的范围及瘢痕的厚薄。鼻腔有较多的分泌物。小儿型纤维鼻咽镜检查及 X 线鼻咽侧位摄片、CT 检查或 MRI 检查有助于诊断。

【治疗】

1. **一般治疗**　注意营养，预防感冒，提高机体免疫力，积极治疗原发病。随着年龄的增长，扁桃体将逐渐萎缩，病情可能得到缓解或症状完全消失。

2. **手术治疗**　若保守治疗无效，手术适应证明确应尽早手术。

四、扁桃体切除术

扁桃体切除术为治疗反复发作的扁桃体感染以及扁桃体肥大最好的手术方法，通常可用常规剥离法扁桃体切除术与等离子扁桃体切除术；激光腭扁桃体部分切除术和电刀切除术；超声刀扁桃体切除术等，最常用的是常规剥离法扁桃体切除术，现在也有采用低温等离子切割。

（一）适应证

1. 慢性扁桃体炎反复发作，每年发作 3 次或 3 次以上。

2. 扁桃体肥大引起的上呼吸道阻塞，造成严重打鼾、吞咽不畅、发音不清。

3. 扁桃体周脓肿，在扁桃体急性炎症消退后 2~3 周手术。

4. 扁桃体引起了全身疾病，成为病灶性扁桃体，待病情稳定后手术。

5. 有些手术的前驱手术，如经口内径路茎突截短术等。

6. 扁桃体良性肿瘤。

7. 有些扁桃体恶性肿瘤早期局限于扁桃体，或瘤体未超过扁桃体窝者，可考虑行放射治疗缩小瘤体后择期切除扁桃体，必要时行颈部淋巴结清扫术。

（二）手术前注意事项

1. 急性扁桃体发炎时不宜切除，因为手术后伤口容易出血或出现继发感染。

2. 在月经期和月经前期不宜手术。

3. 有造血和凝血系统的疾病如血友病、再生障碍性贫血、白血病、紫癜等，都不宜手术。

4. 在肾炎、肝炎、风湿病、结核等疾病的活动期时不宜手术。

（三）手术操作

以最常见的常规剥离法扁桃体切除术为例。

1. **局部麻醉扁桃体剥离法**

（1）患者一般取坐位，手术者坐于患者的对面，光源在患者的头侧。

（2）注射麻醉药：取 0.5%~1% 利多卡因 20ml，加 4~6 滴 1:1000 肾上腺素液混合以后，以 10ml 针筒抽出上述麻醉药的半量，用压舌板于舌面前 2/3 与后 1/3 交界处压下，使咽部暴露清楚，在腭舌弓的上、中、下三处分别注入麻醉药 3~4ml；先将针尖刺入黏膜下注入少许，再将针尖沿扁桃体周围刺入。注入的麻醉药，除麻醉作用外，还可使扁桃体与扁桃体窝分离。在腭咽弓的上方与扁桃体上极之间，亦需注入少许麻醉药，对侧亦依此法麻醉。此时患者感到咽部发胀，吞咽不便。注射完毕后，过5分钟再进行手术。

（3）切口：用扁桃体刀沿腭舌弓，距离游离缘外 1 ~ 2mm 处，自扁桃体上极向下切至腭舌弓根部，再绕过上极，将切口延长，切开腭咽弓。但手术时要注意，切口不可太深，只宜切开黏膜。如切得太深，损伤咽上缩肌。或切入扁桃体组织内，均易引起出血和伤口感染。

（4）剥离扁桃体：用扁桃体剥离器自腭舌弓切口处，先将腭舌弓与扁桃体前面剥离，后将扁桃体上极向下压出，用扁桃体抓钳挟住扁桃体上部，同时用剥离器向下压扁桃体使之与扁桃体窝分开，直至下极留一小蒂。剥离时，剥离器不可向窝内深挖，以免损伤咽上缩肌或血管，造成出血。

（5）圈套摘除：将扁桃体圈套器处扁桃体抓钳套入，以扁桃体抓钳夹住扁桃体向内向上牵引，而将圈套器向外向下套住蒂部，收紧圈套器，将扁桃体摘出。用扁桃体止血钳夹住棉花球，放入扁桃体窝内压迫止血，同时检查扁桃体是否完整，有无组织损伤。

（6）检查：用扁桃体拉钩将腭舌弓拉开，检查扁桃体窝内有无出血，有无扁桃体组织残留，尤其是扁桃体下极三角皱襞处，淋巴组织较多，如未去掉，术后仍可增生肥大，甚至产生炎症。此外，下极的残留常可引起术后出血。如有活动性出血一定要妥善止住。

2. 全身麻醉扁桃体剥离法

（1）取仰卧位，以张口器将口张开，使咽部暴露清楚。并在腭舌弓和腭咽弓黏膜下注射 0.5% ~ 1% 利多卡因加 1:1000 肾上腺素少许，以达止血目的。手术的具体操作同局部麻醉扁桃体摘除术。但术者在患者头侧，因此，手术的方向与局部麻醉时相反。

（2）手术过程中随时要注意保持呼吸道畅通，防止窒息。止血要彻底，防止术后出血。

（3）扁桃体摘除后，如腺样体肥大，宜同时切除腺样体并止血。

（四）手术注意事项以及术后处理

1. 手术注意事项

（1）扁桃体摘除术后最常见并发症为出血，往往由于切除过少（有残留）或切除过多（损伤周围组织）而造成，故操作需细致，沿包膜外剥离。

（2）在圈套器收紧前，避免抓钳滑脱，防止扁桃体落入气管。

2. 术后处理

（1）应观察有无出血，应告诉患者将口中血性分泌物全部吐出，不要咽下。对全身麻醉的患者，注意有无频繁的吞咽动作，以估计有无出血的可能。如有鲜血吐出，应及时进行检查止血。

（2）术后第 1 天宜进冷流食，第 2 天半流质饮食，但不宜太热。1 周后软食，10 天后恢复正常饮食。术后第 1 天若患者因伤口疼痛而不愿进食，可用针刺合谷方法镇痛。

（3）术后第 1 天患者可有发热反应，如 2 ~ 3 天后体温不退，应检查原因，加用抗菌药物，防止感染。

（4）术后 24 小时用 1:5000 呋喃西林溶液漱口，以保持口腔清洁。

（5）术后 6 ~ 12 小时伤口白膜形成，5 ~ 7 天开始脱落，10 天左右白膜脱完，伤口即能愈合。

（6）对于由病灶而切除扁桃体的患者，术后仍需用抗生素以防感染。

（周学军）

第四节　腺样体疾病

腺样体（adenoids）又称咽扁桃体（pharyngeal tonsils），为一群淋巴组织，附着于鼻咽的顶壁和后壁交界处，两侧咽隐窝之间，相当于蝶骨体和枕骨底部。如果感染，腺样体会充血肿胀，甚至肥大。

一、急性腺样体炎

急性腺样体炎为儿童常见疾病，男女没有区别，成年人腺样体多消失，故极少患急性腺样体炎。

【病因】　多发于儿童，季节变化时易发病，常因细菌或病毒感染而起病。

【临床表现】　常突起高热，体温可高达40℃，鼻塞严重，如并发咽炎则有吞咽痛。炎症若延向两侧咽鼓管咽口，可有耳内闷胀、耳痛、听力减退等；感染严重者，可引起化脓性中耳炎。腺样体所在部位与耳鼻咽喉相通，故其症状呈多样化，但仍以呼吸道症状为主。

【诊断】

1. **视诊**　腺样体面容，口咽部常见黏液从鼻咽部流下，常见扁桃体肥大。

2. **触诊**　鼻咽顶后壁处有软组织团块。

3. 可使用纤维鼻咽镜或鼻内镜检查，可见腺样体充血肥大，表面覆盖有渗出物，咽喉壁有炎性分泌物潴留。

【治疗】

1. 患者应卧床休息，对症治疗，及时使用解热药。对于症状比较重的患者可以适量使用抗生素，以控制感染，防止并发症发生。

2. 如果短时间内腺样体反复感染，则应提倡手术切除腺样体以防止继发性的损害如自身免疫性肾炎等。

二、腺样体肥大

腺样体肥大系咽扁桃体增生。儿童腺样体肥大常属生理性，婴儿出生时鼻咽部即有淋巴组织，并随年龄而增生，一般6岁时即达最大程度，若其影响全身健康或邻近器官者，才称腺样体肥大。

【病因】　鼻咽部及其相邻组织或者腺样体自身受到炎症反复刺激，引起腺样体异常肥大增生。

【临床表现】　腺样体肥大最主要的症状为鼻塞，主要是由于腺样体肥大堵塞鼻后孔及咽鼓管咽口，导致呼吸不畅，也可进一步引起耳、鼻、咽、喉等处症状。如患儿长期呼吸不畅导致用口呼吸，气流冲击硬腭会使硬腭变形、高拱，面部的发育会变形，出现上唇短厚翘起、下颌骨下垂、鼻唇沟消失、硬腭高拱、牙齿排列不整齐、上切牙突出、咬合不良、鼻中隔偏曲等，面部肌肉不易活动，缺乏表情，称之为"腺样体面容"。在小儿易并发急性中耳炎或分泌性中耳炎，出现相应症状、体征。

【诊断】

1. 患儿张口呼吸，有典型"腺样体面容"时优先考虑该诊断。

2. 口咽检查见硬腭高而窄，咽后壁见黏性分泌物从鼻咽部流下，多伴有腭扁桃体肥大。

3. 前鼻镜检查可见鼻腔内有大量的分泌物，黏膜肿胀。

4. 电子（纤维）鼻咽镜检查在鼻咽顶部和后壁可见表面有纵行裂隙的分叶状淋巴组织（图15-4-1）。

5. 用手指做鼻咽触诊，在鼻咽顶及后壁可扪及柔软块状物。

6. 鼻咽部侧位X线片、CT或MRI检查也可有助于诊断（图15-4-2）。

【治疗】　若肥大不严重，可以短暂使用黏膜血管收缩药如麻黄碱滴鼻液或抗生素滴鼻液保持鼻腔畅通，并预防上呼吸道感染。

若症状严重影响呼吸，有"腺样体面容"或伴其他慢性疾病久治不愈，如鼻炎、鼻窦炎、分泌性中耳炎等，则考虑手术。手术常将腺样体同肥大的腭扁桃体一同切除，若腭扁桃体肥大不明显，无明显手术指征，也可单独切除腺样体。

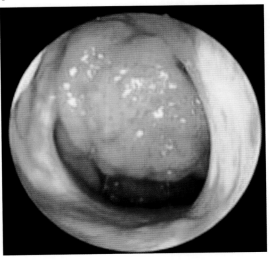

图15-4-1　电子（纤维）鼻咽镜示　腺样体肥大

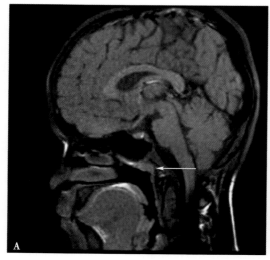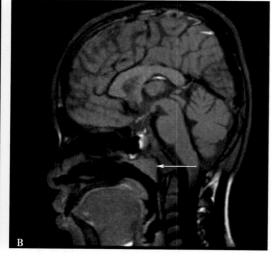

图 15-4-2　MRI 矢状位 T₁WI 示腺样体肥大

A. 13 岁男性，腺样体厚约 6cm（箭头）　B. 11 岁男性，腺样体厚约 12cm（箭头）

（万江花　牟忠林）

第五节　咽及咽旁肿瘤

一、鼻咽纤维血管瘤

　　鼻咽部纤维血管瘤为鼻咽部常见的良性肿瘤，好发于 10～25 岁男性青少年。病理上肿瘤由有纤维组织基质包绕的形状和大小各异的血管间隙组成。

　　【病因】　病因尚不明确，有研究结果表明鼻咽纤维血管瘤发病可能与雄性激素水平相关。

　　【临床表现】　该病临床表现十分危险，常有大出血，且有颅内侵犯倾向，故处理极为困难，常有以下临床症状。

　　1. **反复鼻出血**　最主要的症状，多表现为反复鼻腔出血或口腔大量出血。

　　2. **进行性鼻塞**　肿瘤向前发展堵塞鼻后孔，可引起一侧或两侧鼻塞，常伴流涕、闭塞性鼻音、嗅觉减退等症状。

　　3. **邻近器官的压迫症状**　如肿瘤压迫咽鼓管咽口，则可发生耳鸣、耳痛及听力减退等症状。若破坏颅底及压迫脑神经，则有头痛及脑神经麻痹。若肿瘤侵及眼眶、翼腭窝或颞下窝，则致眼球突出、视力减退、颊部或颞颥部隆起及三叉神经痛。较大肿瘤突入口咽部，可使软腭膨隆、饮食困难。

　　【诊断】　该病诊断主要根据患者的症状以及影像学检查来确定结果，由于活检极易引起大出血，所以临床上应避免使用。

　　1. **触诊**　用手指或器械可触及肿块基底部，肿块活动度小，质地硬。

　　2. **间接鼻咽镜或鼻内镜检查**　可见鼻咽部有圆形或分叶状粉红色肿瘤，表面有血管纹。

　　3. **CT 表现**　鼻咽腔内软组织密度肿块，外缘光滑锐利，增强明显、不均。肿瘤常突入鼻后孔、翼腭窝、颞下窝甚至上颌窦，相邻骨壁压迫吸收，受累肌间隙显示不清（图 15-5-1）。

　　4. **MRI 检查**　肿瘤 T₁ 加权像与质子密度像为低、中等信号强度，T₂ 加权像与梯度回波像为中、高信号强度。瘤内较多流空血管。注射钆造影剂后肿瘤增强明显。矢状层面可见肿瘤来源于鼻咽顶后壁（图 15-5-2）。

　　5. **血管造影**　可显示肿瘤的供血血管，确定肿瘤位置（图 15-5-3）。

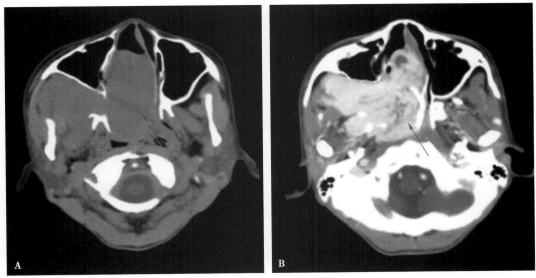

图 15-5-1　鼻咽部纤维血管瘤

A. CT 平扫可见鼻腔内、咽后间隙及颞下窝巨大软组织肿块　B. 增强后肿块明显强化

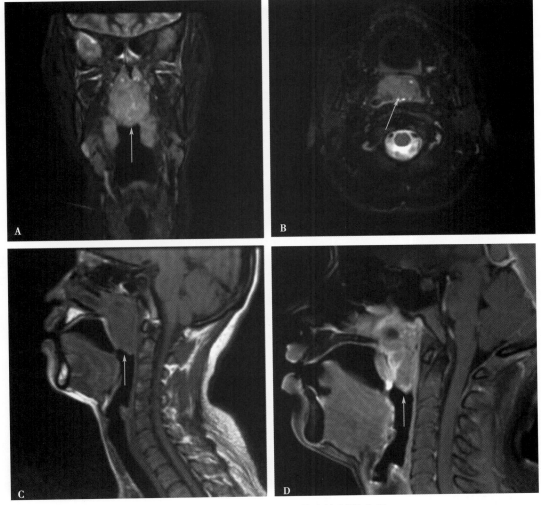

图 15-5-2　鼻咽部纤维血管瘤的 MRI 表现

A. 冠状位 T_2WI　B. 轴位 T_2WI　C. T_1WI 平扫　D. T_1WI 增强

上述四图均可见鼻咽部见一肿块影，上达鼻咽顶壁，向前达后鼻孔，向下达到悬雍垂下缘，
悬雍垂向前推移，肿块边界清楚，增强后明显强化

诊断时要注意鼻咽纤维血管瘤的临床分期，一般采用 Fisch 分期。

Fisch 分期（1983 年）：

Ⅰ期：肿瘤位于鼻腔和（或）鼻咽部，骨质破坏极少。

Ⅱ期：肿瘤侵犯翼腭窝、筛窦、蝶窦。

Ⅲa 期：肿瘤侵犯颞下窝和眼眶，并有骨质破坏，无颅内侵犯。

Ⅲb 期：肿瘤侵犯颞下窝和眼眶，并有骨质破坏，有颅内侵犯。

Ⅳa 期：肿瘤侵犯硬膜内，未侵犯海绵窦、垂体窝及视交叉。

Ⅳb 期：肿瘤侵犯硬膜内，并侵犯海绵窦、垂体窝及视交叉。

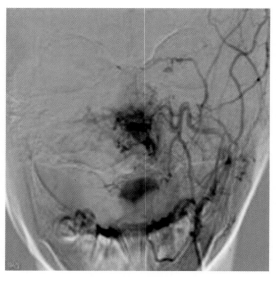

图 15-5-3 血管造影可见鼻咽部纤维瘤丰富的供血血管

【治疗】 一般采用手术治疗，术前可考虑颈外动脉结扎或数字血管减影（DSA）下行供瘤血管栓塞，术中控制性低血压也可控制出血。传统的手术方式是经硬腭的肿瘤切除，或颅面联合手术；随着鼻内镜的成熟，鼻内镜下行鼻咽血管纤维瘤切除术已成为治疗该病的主要方法，适用于 Fisch Ⅰ期、Ⅱ期和Ⅲa 期的病变；一般为术前 2～4 天行 DSA 责任血管栓塞，然后行鼻内镜下手术，术中常采用控制性低血压，该方法有创伤较小、肿瘤暴露较好、患者恢复快，面部无瘢痕等诸多优点。对于Ⅲb 期、Ⅳa 期的患者，可以采用鼻内镜辅助下的颅面联合手术，先开颅将颅内及颅底部分肿瘤切除或切断，再经鼻在鼻内镜下将肿瘤的颅外部分切除；或采用标准的颅面联合手术，面部的上颌窦外旋，切除肿瘤后再将上颌骨复位。对于Ⅳb 期的患者，手术应慎重，避免发生难以控制的大出血。

二、鼻 咽 癌

鼻咽癌是指发生于鼻咽部的恶性肿瘤，是我国高发恶性肿瘤之一，尤其是在南方地区多发，为耳鼻咽喉恶性肿瘤之首。

【病因】 目前认为鼻咽癌发生与遗传、EB 病毒感染及环境等因素有关。

1. **遗传因素** 鼻咽癌具有明显的家族患癌病性和种族易感性，许多鼻咽癌患者有家族患癌病史；鼻咽癌主要见于黄种人，白种人少见；发病率高的民族，如移居他处，其后裔仍有较高的发病率；有研究表明鼻咽癌为一种多因素遗传性肿瘤，染色体和基因上均存在易感遗传变异。

2. **病毒感染** 主要因素为 EB 病毒，从鼻咽癌组织中可分离出带 EB 病毒的类淋巴母细胞株，少数在电镜下可见病毒颗粒。有研究指出人乳头瘤病毒（HPV）也与鼻咽癌的发病率相关。

3. **环境因素** 流行病学调查显示移居国外的国人，其鼻咽癌死亡率随遗传代数逐渐下降；生于东南亚的白种人，其鼻咽癌的发病率有所提高。进食含有亚硝酸盐或亚硝胺前体物的食物可诱发鼻咽癌。

【临床表现】

1. **鼻部症状** 早期最主要的鼻部症状为鼻出血，常见晨起后痰中有血或鼻涕中带血；若瘤体位于鼻后孔附近，可阻塞鼻后孔导致鼻塞，初期可为一侧鼻塞，晚期双侧可出现鼻塞。

2. **耳部症状** 肿瘤原发于咽隐窝或咽鼓管圆枕区时，由于肿瘤浸润，压迫咽鼓管咽口，出现分泌性中耳炎的症状和体征，如耳鸣、听力下降等。

3. **眼部症状** 鼻咽癌侵犯眼部常引起视力障碍、视野缺损、复视、眼球突出及活动受限、神经麻痹性角膜炎。眼底检查可见神经萎缩与水肿。

4. **脑神经损害症状** 鼻咽癌在向周围浸润的过程中以三叉神经、展神经、舌咽神经、舌下神经受累较多，嗅神经、面神经、听神经则甚少受累。肿瘤一般先侵犯第 V 及 Ⅵ 对脑神经，这时最主要的症状为头痛，若继续侵犯第 Ⅱ、Ⅲ、Ⅳ 对脑神经，除了头痛症状加重以外，还可伴复视、面部麻木、眼睑下垂、视物模糊甚至失明等症状。肿瘤也可侵犯压迫位于颅底的第 Ⅸ、Ⅹ、Ⅺ、Ⅻ 对脑神经，导致声嘶、呛咳、吞咽困难和伸舌偏斜等症状。

5. **颈淋巴结转移**　早期即可出现，主要发生于颈深上淋巴结群（Ⅱ区），肿大淋巴结无痛、质硬，早期可活动，晚期与皮肤或深层组织粘连而固定。

6. **远处转移**　鼻咽癌易发生远处转移，常见的转移部位有骨、肝和肾等。常有多处同时发生转移性病变。患者可出现胸痛、咳嗽、肝区或肾区疼痛、黄疸等症状。

7. **恶病质**　患者有显著消瘦、贫血、精神衰弱等全身功能衰竭的表现。

【诊断】

1. **鼻咽部检查**　该项检查为重要检查，须反复仔细寻找可疑之处，若患者咽反射敏感，可采用鼻内镜、电子鼻咽镜或纤维鼻咽镜进行检查，尤其是咽隐窝和顶后壁。早期病变不显，可见黏膜局部充血、糜烂或粗糙不平，有小结节和肉芽状突起；肿瘤晚期肿瘤肉眼可见，一般分为结节型（图 15-5-4）、溃疡型（图 15-5-5）、菜花型和黏膜下型（图 15-5-6）。

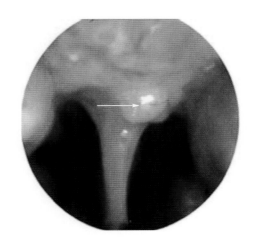

图 15-5-4　鼻咽癌结节型

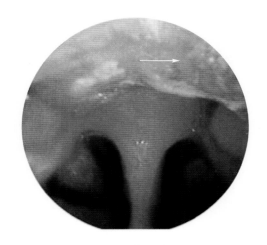

图 15-5-5　鼻咽癌溃疡型

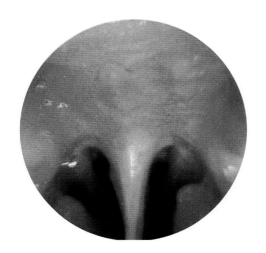

图 15-5-6　鼻咽癌黏膜下型

2. **病理检查**　鼻咽癌以鳞状细胞癌为多见，占 95% 以上，其他类型有腺样囊性癌、腺癌、黏液表皮样癌、多形性腺瘤恶变等。

（1）活检：采取经鼻腔径路或经口腔径路。活检如为阴性，还需密切随诊防止漏诊。

（2）颈淋巴结摘除活检或颈淋巴结细胞学穿刺涂片检查：颈侧淋巴结肿大，且质硬者，应做颈淋巴结穿刺涂片检查。若鼻咽部无明显可疑病变，须考虑淋巴结穿刺或摘除活检。

（3）鼻咽脱落细胞学诊断：主要用于治疗过程中定期检查以动态观察疗效；对于隐性癌者，可在多个部位分别取材送检。

（4）细针抽吸细胞学检查：对转移性鼻咽癌的诊断非常有价值，如颈部淋巴结受累，具有安全、简便、结果快速、可靠等优点。

3. 影像学检查

（1）CT检查：鼻咽癌最常发生于咽隐窝和顶后壁，继而向两侧壁、咽旁、鼻腔、口咽及颅底方向侵犯。鼻咽部显示肿物（图15-5-7），累及上述部位，CT诊断不困难。鼻咽肿物较小且局限时，仅表现为一侧咽隐窝稍变浅或两侧略不对称，CT诊断有一定困难（图15-5-8），可采用增强扫描，提高肿瘤的显示率，如临床能活检证实，此时CT检查有助于分期；如反复活检未能证实，仅凭两侧咽隐窝不对称，则CT难以确诊。MRI显示肿瘤范围优于CT。

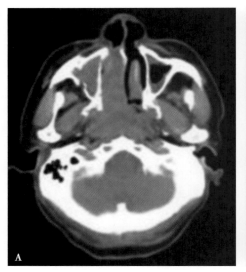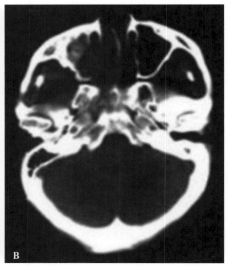

图 15-5-7　晚期鼻咽癌 CT 平扫

A. 软组织窗，可见鼻咽部充满软组织肿块，并向右侧鼻腔侵犯，
双侧上颌窦合并炎症　B. 骨窗显示颅底骨有破坏

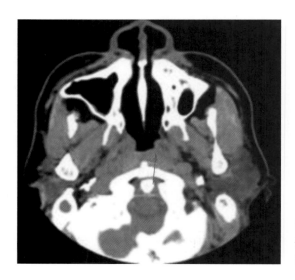

图 15-5-8　早期鼻咽癌 CT 表现

仅见黏膜增厚（箭头所示），肿瘤界
限不如 MRI 显示清楚

（2）MRI 检查：MRI 检查可以确定肿瘤的部位、范围及对邻近结构的侵犯情况。对放射治疗后复发的鼻咽癌，可以鉴别放射治疗后组织纤维化和复发的肿瘤。复发肿瘤常呈不规则的块状，可同时伴有邻近骨和（或）软组织结构的侵犯以及淋巴结肿大（图 15-5-9）。放射治疗后的纤维化呈局限性增厚的块状或局限性的不规则的斑片状结构，与邻近组织的分界不清。在 T_1 加权像上，复发的肿瘤和纤维化组织多呈低信号；在 T_2 加权像上，复发肿瘤为高信号，而纤维组织呈低信号。

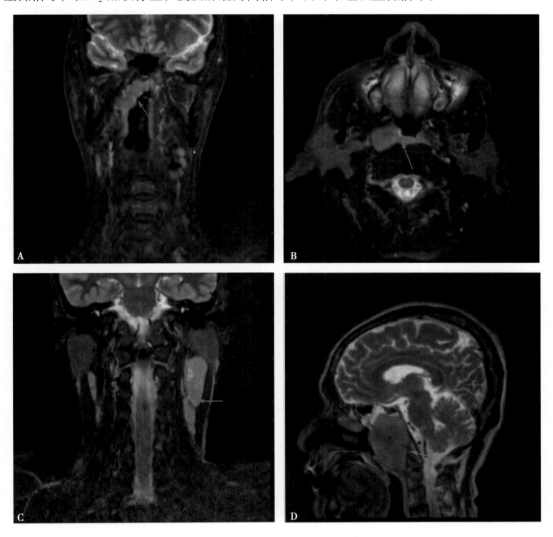

图 15-5-9　MRI 检查 T_2WI 图像

A 和 B. 为同一患者，冠状位和轴位图像，显示右侧侧后顶壁鼻咽黏膜增厚（箭头），边界清楚
C. 冠状位图像显示左侧颈部多发淋巴结肿大转移（箭头）　D. 矢状位图像示鼻咽部肿瘤侵犯颅底骨（箭头）

（3）PET-CT（正电子发射计算机断层显像）：如图 15-5-10。

4. EB 病毒血清学检测　动态 EB 病毒的血清学检查可作为鼻咽癌的诊断和判断治疗后复发的指标。目前临床上已开展多种 EB 病毒血清学检测，如 EB 病毒壳抗原、EB 病毒特异性 DNA 酶等抗体检测等。

5. 按照国际抗癌联盟提出的 TNM 分期法分期

（1）原发肿瘤（T）分期：T_{is} 原位癌；T_0 未见原发癌；T_1 肿瘤局限于鼻咽，或累及口咽或鼻腔；T_2 侵犯咽旁间隙，T_3 颅底骨质和（或）鼻窦受累，T_4 肿瘤侵及颅内、脑神经、下咽、眼眶、颞下窝/咀嚼肌间隙。

（2）淋巴结转移（N）分期：N_0 无颈淋巴结转移；N_1 锁骨上窝以上单侧淋巴结转移，单侧或双侧咽后淋巴结转移，淋巴结最大径≤6cm；N_2 锁骨上窝以上双侧淋巴结转移，淋巴结最大径≤6cm；N_3a

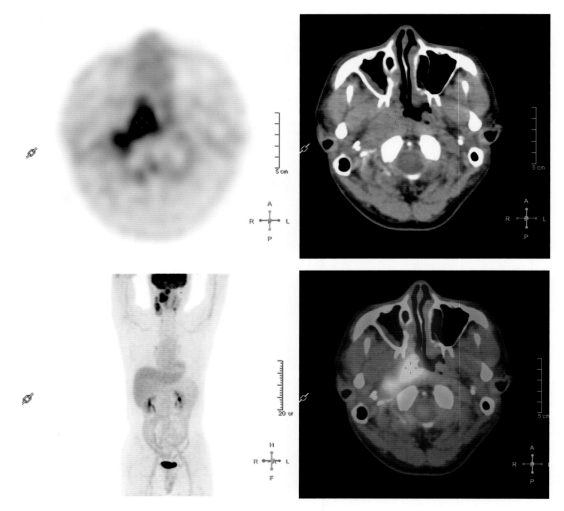

图 15-5-10 PET-CT 图像示鼻咽癌

可见鼻咽左侧壁明显增厚伴团状 FDG 代谢增高灶，考虑鼻咽癌，病灶向上侵及颞骨岩部，邻近蝶骨，扁桃体上方，向前及向外侵及腭帆张肌、蝶窦、翼突内、外侧板、翼内肌、翼外肌、向后累及斜坡左侧；咽旁间隙、左侧下颌下、左侧颈部、左侧锁骨上窝多发淋巴结增大伴 FDG 代谢增高，考虑淋巴结转移灶

淋巴结最大径 >6cm；N_3b 锁骨上窝淋巴结转移。

（3）远处转移（M）分期：M_0 无远处转移；M_1 有远处转移。

附：临床分期

Ⅰ期：$T_1N_0M_0$

Ⅱ期：$T_1N_1M_0$，$T_2N_{0\sim1}M_0$

Ⅲ期：$T_{1\sim2}N_2M_0$，$T_3N_{0\sim2}M_0$

Ⅳa期：$T_4N_{0\sim2}M_0$

Ⅳb期：任何 T、N_3

Ⅳc期：任何 T、任何 N 和 M_1

【治疗】

1. 放射治疗 由于绝大多数鼻咽癌属于非角化性鳞癌，对于放射治疗敏感，所以在治疗上首选放射治疗。常规体外常用高能射线治疗，如^{60}钴或直线加速器高能放疗。放疗时对放射治疗敏感的组织，要予以保护。鼻咽部原发病灶主要用双侧耳前野，若鼻腔及鼻咽旁隙受累可加照鼻前野，眼眶受累时可加照眶上野或眶下野，要注意用铅片保护眼部，勿使发生放射性白内障。颈部的照射范围视淋巴结的病变而定。对未触及颈部淋巴结者常做两侧上颈区的预防性照射，如有颈部淋巴结转移，除照射转移灶外，对转移灶下方引流区常做预防性照射。

（1）连续放射治疗：每周 5 次，每次 200cGy，总量 TD6000~7000cGy/6~7 周。

（2）分段放射治疗：一般把放射治疗分成两段，每周 5 次，每次 200cGy，每段约 3.5 周。两段之间休息 4 周，总剂量 TD6500~7000cGy。

2. 药物治疗 主要用于中、晚期病例或放射治疗后未能控制及复发者，是一种辅助性治疗。常用的给药方式有 3 种。

（1）全身化学治疗：可口服、肌内注射、静脉注射。常用药物有氮芥、环磷酰胺、氟尿嘧啶、博来霉素、塞替派等。可单独用一种药物或联合用药。

（2）半身化学治疗：是压迫腹主动脉，暂时阻断下半身血液循环，从上肢静脉快速注射氮芥的疗法。

半身化学治疗的禁忌证：高血压，心脏病患者；年老、体弱、肥胖者；上腔静脉受压者；肝硬化、肝大者；肝肾功能严重损害者；白细胞计数低于 $3 \times 10^9/L$ 者。

（3）动脉插管化学治疗：可增加鼻咽部药物浓度，减少全身副作用。采用颞浅动脉或面动脉逆行插管，注入抗癌药物。对于早期（Ⅰ、Ⅱ期）包括有单个较小的颈深上组淋巴结转移病例，晚期有脑神经受累的病例，或者放射治疗后鼻咽部局部残存或复发病例，均有一定的近期疗效。常用的抗癌药物有氟尿嘧啶、平阳霉素、顺铂等。

3. 诱导化学治疗 诱导化学治疗又称辅助化学治疗，是指放射治疗前使用的化学治疗，可在短时期内减少肿瘤负荷并减轻由于肿瘤引起的各种临床症状，改善血供提高放疗敏感性。鼻咽癌的诱导化疗多用于局部晚期鼻咽癌、或颈转移淋巴结较大者，最常应用的药物为顺铂+氟尿嘧啶。

4. 同步放射化学治疗 同步放射化学治疗指的是用小剂量化学治疗加放射治疗治疗肿瘤，尤其治疗效果对于鼻咽癌较好，尤其对于中晚期鼻咽癌，最好做同步放射化学治疗。

5. 外科治疗

（1）手术适应证：非主要治疗方法，仅在少数情况下进行。其适应证如下：①对于放射治疗不敏感的病理类型如腺样囊性癌、高分化腺癌、高分化黏液表皮样癌、多形性腺瘤恶变等，可以选择先手术，后放射治疗；②鼻咽部局限性病变经放射治疗后不消退或复发者，颅底无广泛的骨质破坏，肿瘤未包裹颈血管鞘；③颈部转移性淋巴结，放射治疗后 2 个月不消退，呈活动的孤立性包块，鼻咽部原发灶已控制者，可行颈淋巴结清扫术。

鼻咽部病变的手术径路包括鼻内镜下的肿瘤切除，经鼻侧切开或鼻锥翻转的鼻腔径路，或上颌骨外旋切除，鼻内镜下肿瘤切除及经鼻径路适合病变范围较小的肿瘤，而上颌骨外旋则用于较大的肿瘤，如果手术中暴露颈血管鞘，手术后应当以合适的组织覆盖，防止局部感染破裂，覆盖的组织瓣有局部带蒂的颊黏膜瓣、颌下腺瓣等，也可以用游离的前臂皮瓣、小腿内侧皮瓣等。

（2）手术禁忌证：有颅底骨质大范围的破坏或鼻咽旁广泛浸润，脑神经损害或远处转移；全身情况欠佳或肝肾功能不良者；有其他全身状况不佳的手术禁忌证者。

三、咽旁间隙肿瘤

【病因】 咽旁间隙位于颅底下方，鼻咽和口咽的两侧，下颌骨的内侧，为潜在的间隙，咽旁间隙内有颈血管鞘、脑神经等经过。咽旁间隙常见的肿瘤为多形性腺瘤、神经鞘瘤，其他相对少见的肿瘤有副神经节瘤、脂肪瘤、脂肪肉瘤、横纹肌肉瘤、软骨肉瘤等。

【临床表现】

1. 症状 小的咽旁间隙肿瘤一般无特殊症状，大多是影像学检查偶然发现，肿瘤增大到一定程度，则出现局部占位压迫症状或神经压迫症状（图 15-5-11）。

（1）吞咽及呼吸障碍：肿瘤导致一侧扁桃体隆起，常常被误诊为扁桃体肿大而行扁桃体切除，切除扁桃体后发现局部仍肿胀，再做影像检查才诊断为咽旁肿瘤。患者可以有吞咽不适或吞咽困难，肿瘤增大到一定程度可出现阻塞性睡眠呼吸暂停综合征。

（2）脑神经压迫症状：肿瘤可以压迫舌咽、迷走、舌下神经，出现软腭麻痹、舌肌麻痹或一侧声带麻痹而导致吞咽不利、语言含混不清，或声音嘶哑、吞咽呛咳等。

2. 体征

（1）一侧扁桃体或软腭隆起：表面黏膜光整，触之质地韧，活动度差。

（2）如果有后组脑神经麻痹的症状，可以有同侧软腭活动度差，伸舌向对侧偏斜，同侧声带固定等。

【诊断】

1. CT 检查 咽旁间隙中等密度的软组织占位影，咽侧壁内移，咽腔变窄，边界清晰，肿瘤质地可以不均匀，增强下常有颈血管鞘移位（图 15-5-12）。

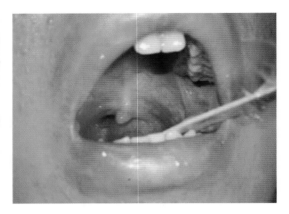

图 15-5-11　左侧咽旁神经鞘瘤口腔观
可见左侧软腭下方咽侧隆起

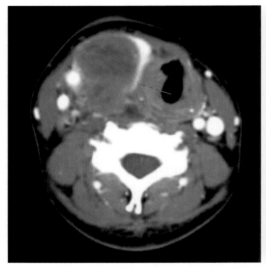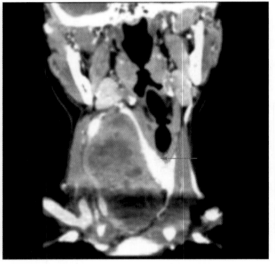

图 15-5-12　CT 轴位增强，加冠状位重建
右侧咽旁间隙巨大不规则肿块，高密度甲状腺受压内移（箭头所指）。病理结果示恶性神经鞘瘤

2. MRI 检查 表现为咽旁间隙等 T_1 高 T_2 的软组织影，边界清楚。中心可以有信号不均匀。MRI 显示肿瘤的边界与周围组织的关系，明显优于 CT（图 15-5-13）。

【治疗】 咽旁间隙的良性肿瘤以手术治疗为主，手术径路有经口径路、下颌下径路、颈-腮腺联合径路、下颌骨外旋径路、上颌骨外旋径路等方式切除，要根据肿瘤的大小、位置以及起源来确定，一般首选颈部径路，如果颈部径路切除有困难，可以将切口延长为颈-腮腺联合径路，一般上达颅底的肿瘤也能切除。

咽旁间隙的副神经节瘤，因为包裹颈血管鞘，常需要下颌骨外旋径路切除，还要做好切除颈内动脉的准备。

恶性肿瘤常根据病理类型，采取化学治疗、放射治疗或手术等综合治疗的模式。

四、喉咽恶性肿瘤

喉咽恶性肿瘤又称下咽癌，发生于喉咽部的黏膜上皮，较少见，发病率在男性约占头颈部癌的 16%，女性为 6% 左右。因部位隐蔽，早期症状较少，就诊时多属于中晚期。预后较差。

【病因】 病因未明，可能和咽部人乳头瘤病毒（HPV）感染、微量元素缺乏、烟酒过度、遗传因素等有关。男性发病率高于女性；20% ~25% 的患者合并中下段的食管癌。

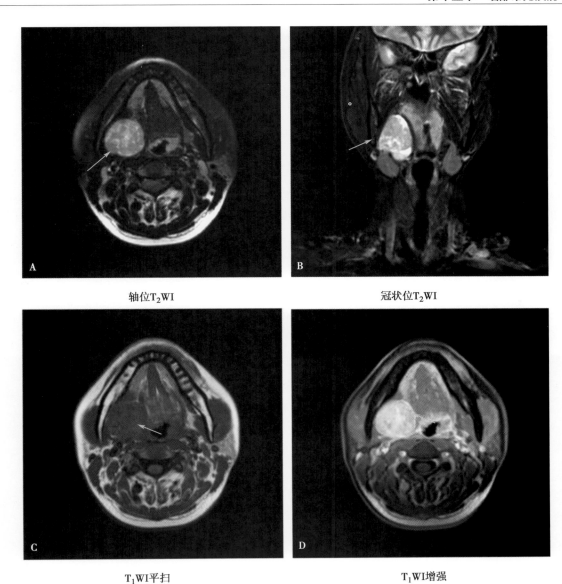

轴位T₂WI

冠状位T₂WI

T₁WI平扫

T₁WI增强

图 15-5-13 轴位和冠状位 T₂WI，轴位 T₁WI 平扫和增强 MRI 检查

右侧咽旁间隙类圆形肿块（箭头），T₂ 呈稍高不均匀信号，

T₁ 呈等信号，增强后明显强化。病理结果为混合瘤

【病理】 喉咽癌一般起源于喉咽部的黏膜上皮，鳞状细胞癌多见，占98％以上。分化程度以中低分化者较多。恶性程度相对于喉癌较高。

【喉咽的分区】

1. **梨状隐窝区** 为杓状会厌襞、咽会厌襞、喉咽外侧壁之间的区域。

2. **喉咽上区** 为舌根与会厌间至两侧咽侧壁的区域。

3. **喉咽后壁** 上起舌根平面，下至食管入口的咽后壁区域。

4. **环后区** 环状软骨后，食管入口水平以上的区域。

【临床表现】

1. **临床症状**

（1）咽部异物感：咽部异物感是最常见最早期的症状，可以进食时症状消失。

（2）吞咽疼痛：不明原因的吞咽疼痛，可以向同侧耳部放射。

（3）吞咽困难：肿瘤较大时可有吞咽困难，以吞咽固体食物时症状明显。

（4）声音嘶哑：肿瘤累及喉时，可以有杓状会厌襞肿瘤、声带固定等引起声音嘶哑。

（5）咳嗽及痰中带血：肿瘤刺激喉体可以起咳嗽，肿瘤溃破可有痰中带血。

（6）呼吸困难：肿瘤累及喉腔引起声门狭窄，导致吸气性呼吸困难。

（7）远处转移的症状：有肺、骨等远处转移者，可有咳嗽、骨痛等症状。

2. 体征

（1）喉咽新生物：喉咽可见菜花状、球状或溃疡状新生物（图 15-5-14）。

（2）半喉固定：肿瘤侵犯喉旁间隙或累及喉返神经，可导致半喉固定。

（3）喉咽分泌物增多：肿瘤累及食管入口时，喉咽部可有唾液积聚。

（4）颈部肿物：常在颈部下颌下腺后下方有肿大的淋巴结，部分患者可以颈部肿物就诊，甚至颈部肿大的淋巴结活检为转移性鳞状细胞癌后，进一步检查原发灶才发现喉咽癌。肿大淋巴结常有几周的病史，无明显疼痛，生长较快，抗生素治疗无效。

3. 影像学检查

（1）CT 检查：一般需要增强 CT 检查，可以见喉咽部轻到中度强化的软组织影，边界欠清晰，可以伴有颈血管鞘周围淋巴结的肿大，肿大的淋巴结表现为周边环状增强，中心密度减低的类似戒指状（图 15-5-15），也可均匀强化（图 15-5-16）。冠状位和矢状位重建图像，有利于显示肿瘤与周围组织的解剖关系。

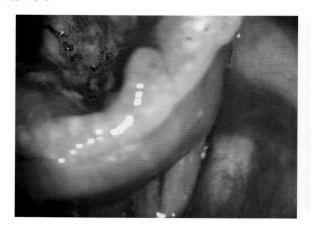

图 15-5-14　右侧梨状隐窝癌喉镜图
可见肿瘤呈菜花状，中心溃疡形成

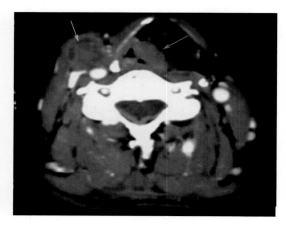

图 15-5-15　右侧下咽癌 CT 轴位增强扫描
可见右侧梨状隐窝癌（红色箭头）伴同侧 level
3 区淋巴结转移（蓝色箭头）

（2）MRI 检查：比 CT 有更高的软组织分辨率，对于喉软骨的早期侵犯也能更清楚的显示（图 15-5-17）。肿瘤表现为 T_1WI 和 T_2WI 像上的中高信号影，增强后有轻到中度增强。淋巴结肿大时也表现为中高信号影（图 15-5-18）。

（3）PET-CT：因费用较昂贵，一般不作为常规的检查手段。但对于中晚期的病例，PET-CT 检查有助于发现多病灶病变和远处转移。喉咽癌在 PET-CT 上表现为局部的高代谢病灶，一般代谢大于 6.0，可同时伴有局部淋巴结的高代谢病灶。小于 3.0 的代谢病灶一般不考虑恶性，或为放射治疗后改变（图 15-5-19）。

（4）食管钡餐检查：可以了解颈段食管受累长度，或中下段食管是否有多病灶病变。表现为食管黏膜中断，局部充盈缺损，食管狭窄等（图 15-5-20）。

（5）胃镜检查：电子胃镜检查，可明确食管病变的性质、范围，可以取病理检查。

【诊断】　依据病史及临床检查，不难做出正确诊断。病理检查是最后的确定诊断手段。重要的是在治疗前的诊断时，做出正确的 TNM 分期，有利于正确选择治疗方案，评估预后。

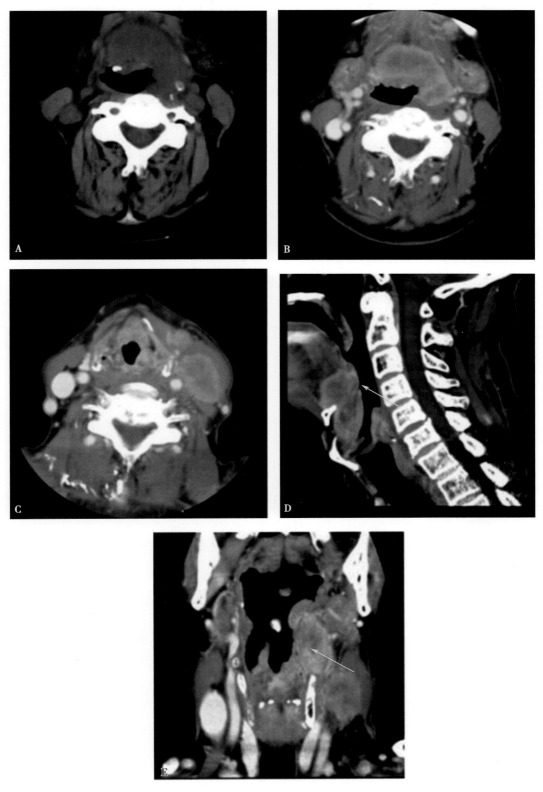

图 15-5-16 口咽癌 CT 扫描
A. 平扫见喉咽前壁和左侧壁明显增厚，累及口咽部，肿块界限不清　B. 增强后可见明显强化，肿块清楚可辨　C. 同时可见左侧淋巴结转移（红色箭头）　D. 矢状位显示前壁肿块（蓝色箭头）　E. 冠状位清楚显示口咽左侧壁巨大肿块（蓝色箭头），伴颈部淋巴结转移

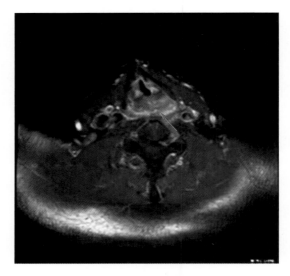

图 15-5-17 口咽癌 MRI 轴位 T₁WI 增强表现

梨状隐窝软组织肿块，增强不均匀强化，软组织与杓状软骨界限尚清，喉室向前推移（箭头所指）

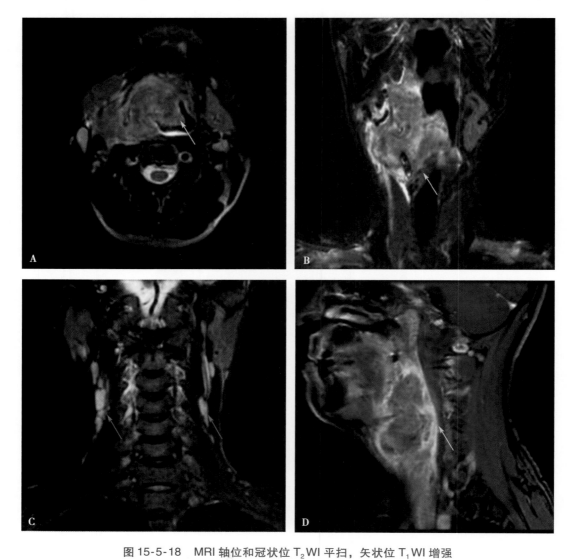

图 15-5-18 MRI 轴位和冠状位 T₂WI 平扫，矢状位 T₁WI 增强

A 和 B. 清楚显示右侧口咽部巨大不规则肿块，累及咽旁颈部软组织（蓝色箭头）　　C. 冠状位还可见双侧颈部多发增大的淋巴结（红色箭头）　　D. 矢状位显示肿瘤与颈部血管之间的关系

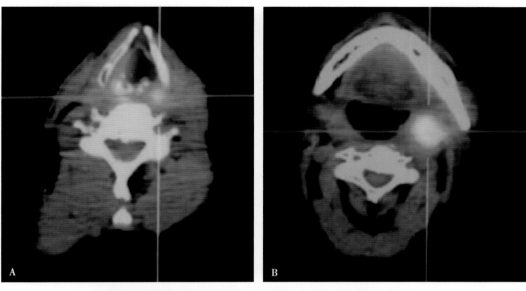

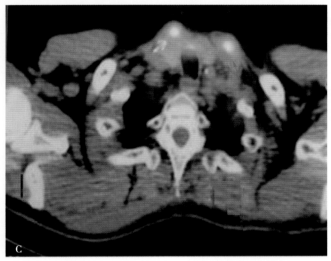

图 15-5-19　PET-CT 示左侧梨状隐窝癌

A. 声门平面显示左侧梨状隐窝高代谢影　B. 同一病例，左侧 2 区淋巴结转移，高代谢病灶影

C. 示双侧口咽部边旁间隙高活性肿块，并锁骨上窝多发淋巴结转移（箭头所示）

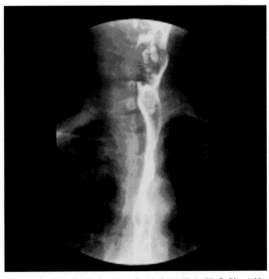

图 15-5-20　食管钡餐检查显示喉咽癌累及上段食管（箭头所指）

喉咽癌的 TNM 分期（AJCC2010），见表 15-5-1。

表 15-5-1　喉咽部肿瘤 AJCC（2010 年第七版）TNM 分期

（未包括非上皮性肿瘤，如淋巴组织、软组织、骨和软骨的肿瘤）

原发肿瘤（T）		
	T_x	原发肿瘤不能评估
	T_0	无原发肿瘤证据
	T_{is}	原位癌
喉咽	T_1	肿瘤局限在喉咽的某一解剖亚区且最大径≤2cm
	T_2	肿瘤侵犯一个以上喉咽解剖亚区或邻近解剖区，或2cm＜测量的肿瘤最大径≤4cm，无半喉固定
	T_3	肿瘤最大径＞4cm 或半喉固定或侵犯食管
	T_{4a}	中等晚期局部疾病 肿瘤侵犯甲状/环状软骨、舌骨、甲状腺或中央区软组织**
	T_{4b}	非常晚期局部疾病 肿瘤侵犯椎前筋膜，包绕颈动脉，或累及纵隔结构
	**注释：中央区软组织包括喉前带状肌和皮下脂肪	
区域淋巴结（N）		
	N_x	区域淋巴结不能评估
	N_0	无区域淋巴结转移
	N_1	同侧单个淋巴结转移，最大径≤3cm
喉咽	N_2	同侧单个淋巴结转移，3cm＜最大径≤6cm；或同侧多个淋巴结转移，最大径≤6cm；或双侧或对侧淋巴结转移，最大径≤6cm
	N_{2a}	同侧单个淋巴结转移，3cm＜最大径≤6cm
	N_{2b}	同侧多个淋巴结转移，最大径≤6cm
	N_{2c}	双侧或对侧淋巴结转移，最大径≤6cm
	N_3	转移淋巴结最大径＞6cm
	*注释：Ⅶ区转移也被认为是区域淋巴结转移	
远处转移（M）		
	M_0	无远处转移
	M_1	有远处转移
解剖分期/预后分组：		
	0 期	$T_{is} N_0 M_0$
	Ⅰ期	$T_1 N_0 M_0$
	Ⅱ期	$T_2 N_0 M_0$
喉咽	Ⅲ期	$T_3 N_0 M_0$；$T_1 N_1 M_0$；$T_2 N_1 M_0$；$T_3 N_1 M_0$
	ⅣA 期	$T_{4a} N_0 M_0$；$T_{4a} N_1 M_0$；$T_1 N_2 M_0$；$T_2 N_2 M_0$；$T_3 N_2 M_0$；$T_{4a} N_2 M_0$
	ⅣB 期	T_{4b}任何 N M_0；任何 T $N_3 M_0$
	ⅣC 期	任何 T 任何 N M_1
组织学分级（G）		
Gx 级别无法评估；G_1 高分化；G_2 中分化；G_3 低分化；G_4 未分化		

【鉴别诊断】 喉咽癌需要与喉咽乳头状瘤、喉咽囊肿、喉咽血管瘤等相鉴别。

【治疗】 喉咽癌的治疗一般采用手术、放射治疗、化学治疗等综合治疗手段。

1. 外科治疗

（1）早期的病变（T_1、T_2病变）：如果可以做保留喉功能的手术，则可以选择手术加术后放射治疗的方案。手术方式包括经口支撑喉镜下激光切除、部分喉咽切除、部分喉咽部分喉切除，新近的经口机器人手术也在试验应用中，可以做喉咽大部切除术。颈部淋巴结需要同期根治或改良根治性颈淋巴结清扫。手术后再辅以放射治疗。

（2）中晚期病变（T_3、T_4病变）：对于不能做保留喉功能手术的T_3、T_4病变，可以选择手术加术后放射治疗，全喉及部分喉咽切除，或全喉全喉咽切除，缺损可以胸大肌皮瓣或游离空肠、游离股前外侧皮瓣等方式修复。颈淋巴结的处理同上。累及颈段食管的病变，也可以采用全喉全喉咽全食管切除，胃上提修复颈段食管缺损，也可以用横结肠、左半或右半结肠做食管重建。手术后往往需要根治性放射治疗。

2. 放射治疗

喉咽癌单纯放射治疗的有效率不及手术加放射治疗的综合治疗。病理检查肿瘤中人乳头瘤病毒阳性（HPV^+）的患者对于放射治疗较敏感。放射治疗可于术前或术后结合手术综合应用。对于保留喉功能意愿强烈的患者，也可采用同步放射化学治疗的方法，同步放射化学治疗的疗效优于单纯放射治疗，但与手术加放射治疗的综合治疗方案对比，尚无明确结论孰优孰劣，同步放射化学治疗对于保留喉功能有优势。同步放射化学治疗可以选择的化学治疗药物有紫杉醇、顺铂、氟尿嘧啶等，可以联合用药，也可以紫杉醇或顺铂（或卡铂）单药与放射治疗同步应用。

3. 化学治疗

单纯化学治疗对于喉咽癌的治疗作用有限，一般和放射治疗联合应用；也可以应用诱导化学治疗－放射治疗，或诱导化学治疗－手术－放射治疗的综合治疗方案。对于中晚期手术不能保留喉功能的病变，可以采用诱导化学治疗2～3个周期，然后评估疗效，如果原发灶病变达到CR或PR，则可以选择非手术治疗的放射治疗或同步放射化学治疗，如果未达到CR或PR，再选择手术切除加手术后放射治疗。该方案有助于在保证生存率的同时，最大限度的保留喉功能。

4. 生物治疗

可用于喉咽癌的生物治疗药物主要是表皮生长因子单克隆抗体，以及抗血管生成的抗体。这些药物单独应用疗效有限，一般结合放射治疗或化疗应用。现欧洲已经普遍使用HPV16和18型疫苗，我国于2016年7月起批准上市。

【预后】 喉咽癌的整体预后较喉癌差。5年生存率40%左右，早中期病变（临床1、2期）5年生存率在50%左右，中晚期病变（临床3、4期）5年生存率仅为20%～30%。

（牟忠林　房居高　涂　蓉）

第六节　阻塞性睡眠呼吸暂停低通气综合征

阻塞性睡眠呼吸暂停低通气综合征（obstructive sleep apnea hypopnea syndrome，OSAHS）是指睡眠时上气道反复发生塌陷阻塞引起的呼吸暂停和通气不足，频繁发生血氧饱和度下降，伴有打鼾、睡眠结构混乱、白天嗜睡等。OSAHS是最常见的睡眠呼吸障碍形式，国外报道的发病率为2%～5%。OSAHS不仅严重影响患者的生命质量和工作效率，而且易并发心脑血管疾病，被认为是许多疾病的源头疾病，正在受到越来越多的关注和重视。

【病因】

1. 上气道解剖结构异常导致气道狭窄

（1）鼻腔及鼻咽部狭窄：包括所有可能导致鼻腔和鼻咽部狭窄的因素，如鼻中隔偏曲、鼻息肉、慢性鼻-鼻窦炎、鼻甲肥大、腺样体肥大等。

（2）口咽腔狭窄：腭扁桃体肥大、软腭肥厚、悬雍垂过长、咽侧壁肥厚、舌根肥厚等。

（3）喉咽腔狭窄：婴儿型会厌、会厌组织塌陷（如喉软化症）等，但较为少见。

上、下颌骨发育不良、畸形等也是OSAHS的常见和重要的病因。

2. 呼吸中枢调节功能异常 主要表现为睡眠中呼吸驱动力降低、对高 CO_2、高 H^+ 及低 O_2 的反应阈提高,此功能的异常可以为原发,也可以继发于长期睡眠呼吸暂停和（或）低通气而导致的低氧血症。

3. 上气道扩张肌肌力异常 主要表现为颏舌肌、咽侧壁肌肉及软腭肌肉的张力异常,上气道扩张肌肌张力降低是 OSAHS 患者气道反复塌陷的重要原因。咽部肌肉的张力随着年龄的增长而有不同程度的下降。

其他一些全身因素及疾病也可以通过影响以上的 3 种因素而诱发或加重 OSAHS,如肥胖、妊娠、更年期、甲状腺功能减退、糖尿病等。而遗传因素可使 OSAHS 的发生概率增加 2～4 倍,饮酒、服用安眠药等可以加重 OSAHS 患者的病情。

【临床表现】

1. 症状

（1）睡眠打鼾:这是患者就诊的主要原因,随着年龄和体重的增加,打鼾症状可逐渐加重,并呈间歇性出现反复的呼吸短暂停止,严重者可有夜间憋醒现象。呼吸暂停现象一般在仰卧位时加重,所以,某些严重的患者不能仰卧位睡眠。

（2）白天嗜睡:是患者另一主要的临床症状,程度不一,轻者表现为轻度困倦、乏力,对工作、生活无明显的影响;重者可有不可抑制嗜睡,在驾驶甚至谈话过程中出现入睡现象。患者入睡很快,睡眠时间延长,但睡后精神体力无明显恢复。

（3）部分重症患者可出现性功能障碍、夜尿次数增加甚至遗尿。病程较长的患者可出现烦躁、易怒或抑郁等性格改变。

（4）儿童患者可有遗尿、睡眠行为异常、坐立不安、注意力不集中、学习成绩下降、生长发育迟缓、胸廓发育畸形等表现。

（5）患者可有记忆力减退,注意力不集中,反应迟钝。

（6）患者晨起后口干,常有咽异物感。

（7）部分患者可有晨起后头痛,血压升高。

（8）部分患者可有晨起后咽异物感、咽部灼烧感。

（9）合并并发症者可出现相应的症状,如夜间心绞痛、心律失常等。

2. 体征

（1）一般征象:成年患者多数比较肥胖或明显肥胖,颈部短粗。部分患者有明显的上、下颌骨发育不良。儿童患者一般发育较同龄人差,可有颅面发育异常,还可见胸廓发育畸形。

（2）上气道征象:咽腔尤其是口咽腔狭窄,扁桃体肥大,软腭肥厚松弛,悬雍垂肥厚过长;部分患者还可见鼻中隔偏曲、鼻息肉、腺样体肥大、舌根肥厚、舌根淋巴组织增生、咽侧索肥厚等。

【诊断】 对于主诉为睡眠打鼾,白天嗜睡的中老年患者,若查体合并肥胖或现病史有高血压及心脑血管疾病,应考虑患有 OSAHS。需详细询问生活史和家族史,长期吸烟、长期大量饮酒和（或）服用镇静催眠类或肌肉松弛类药物的患者更易发 OSAHS,OSAHS 通常有家族史。同时仔细进行鼻、咽喉、口腔的检查,观察是否有上气道解剖结构异常,完善全身情况的检查,甲状腺功能减退、肢端肥大症、心功能不全、脑卒中、胃食管反流及神经肌肉疾病等均可能与 OSAHS 有关。下面将介绍几种对于诊断 OSAHS 有重要价值的耳鼻喉头颈外科学专科检查。

1. 多导睡眠监测 多导睡眠监测通过多导睡眠描记仪对 OSAHS 患者进行整夜连续的睡眠观察和监测,多导睡眠图（polysomnogram, PSG）是诊断 OSAHS 的金标准。多导睡眠监测包括脑电图、眼电图、肌电图、口鼻气流监测、咽食管压力、血氧饱和度、心电监护等。通过分析以上记录,可以了解患者睡眠期机体的变化,确定睡眠呼吸暂停的性质（分型）和程度等。

诊断标准:根据《睡眠障碍国际分类》第 3 版（2014）的标准,PSG 检查每夜 7 小时睡眠过程中呼吸暂停及低通气反复发作 30 次以上,或睡眠呼吸暂停低通气指数（AHI）≥15 次以上即可做出诊断,15 > 睡眠呼吸暂停和低通气指数 > 5,需参考临床症状。

分级标准：根据 AHI 即睡眠过程中平均每小时发生呼吸暂停和低通气的总次数与最低 SaO_2 值分为三度（表 15-6-1）。

表 15-6-1　睡眠呼吸暂停低通气综合征的分度表

程度	睡眠呼吸暂停和低通气指数	最低 SaO_2 值
轻度	5 ~ 15	≥85%
中度	16 ~ 30	65% ~ 84%
重度	>40	<64%

2. **上气道持续压力测定**　用含有微型压力传感器的导管自鼻腔插入，经鼻咽部、口咽部后往下到达食管，该导管表面含多个压力传感器，分别位于鼻咽、舌根上口咽、舌根下口咽、喉咽、食管等部位，正常吸气时全部传感器均显示一致的负压变化，如气道某一部位发生阻塞，阻塞平面以上的传感器则无压力变化，据此可判定气道阻塞的部位，是目前认为最为准确的定位诊断方法。

3. **头颅影像学检查**　行颈部 CT、拍摄 X 线定位头颅侧位片，用于评估骨性或是其他原因引起的气道狭窄。

4. **内镜检查**　内镜检查可清楚观察鼻腔、鼻咽、口咽、喉咽、食管等部位结构，了解是否功能异常引起气道狭窄。

5. **聚偏氟乙烯传感器**　新材料聚偏氟乙烯为一种结晶性高聚物，有热电性和压电性。睡眠监测时测量口鼻温度以探测口鼻气流，测量胸腹带（压电）以评估呼吸努力。目前研究结果评估聚偏氟乙烯传感器可以作为诊断成人睡眠呼吸暂停以及低通气判读时的诊断时的替代导联。

6. **经皮及呼吸末二氧化碳分压检测**　与动脉血检测技术相比，检测整夜持续 PCO_2 更容易。

【鉴别诊断】　OSAHS 需与如下病症相鉴别。

1. **单纯鼾症**　单纯鼾症夜间虽然有不同程度鼾症，但 AHI <5 次/小时，且白天无任何症状。

2. **上气道阻力综合征**　夜间可出现不同频度、程度鼾症，上气道阻力增高，白天嗜睡或疲劳，但 AHI <5 次/小时，试验性无创通气治疗有效支持诊断。

3. **肥胖低通气综合征**　患者过度肥胖，清醒时即有 CO_2 潴留，二氧化碳分压 >45mmHg，多数患者可合并 OSAHS。

4. **发作性睡病**　主要发生在青少年群体，有白天嗜睡、猝倒、睡眠瘫痪和睡眠幻觉，多次睡眠潜伏期试验（multiple sleep latency test，MSLT）可作为诊断依据。MSLT 的方法为让患者白天进行一系列小睡客观判断其白天嗜睡程度。每 2 小时测试 1 次，每次小睡持续 30 分钟。计算患者入睡的平均潜伏时间，睡眠潜伏时间 <5 分钟者为嗜睡，MSLT 异常者可考虑发作性睡病，该病与 SAHS 合并发生的情况也很常见。

5. **睡眠中周期性腿动综合征**　临床表现通常为夜间睡眠时，双下肢出现极度的不适感，迫使患者不停地移动下肢或下地行走，导致患者严重的睡眠障碍，醒觉时的下肢感觉异常。PSG 监测有典型的周期性腿动，但应和睡眠呼吸事件相关的腿动区别。

【治疗】　在查明病因、明确诊断的基础上，选择针对性较强的治疗方法。一般分为保守治疗和手术治疗两种方法。

1. **保守治疗**

（1）一般治疗：体重超重 20% 以上的患者应该减肥，避免饮酒、服用镇静药等，以防加重上呼吸道阻塞的因素，睡眠姿势调整，尽量采用侧卧，以减少舌根后坠，减轻呼吸暂停症状。

（2）鼻面罩正压持续通气治疗：睡眠时通过密闭的面罩将正压空气送入气道，空气流速调至 100L/min，压力维持在 4 ~ 20cmH₂O。

2. **手术治疗**　根据阻塞水平面不同采取相应不同部位手术。

（1）鼻部疾病：做鼻息肉摘除、鼻甲部分切除、鼻中隔矫正等。

（2）咽部疾病：最经典的手术为悬雍垂腭咽成形术（UPPP）及相应的改良手术如改良腭咽成形术（H-UPPP，韩德民院士改良，保留腭垂、功能性肌肉和较完整的黏膜组织，扩大软腭切除范围），视不同患者亦可行腺样体切除、扁桃体摘除等。

（3）采用激光、低温等离子治疗。

（4）下颌后缩者，行下颌骨前移。重症患者或其他方法无效者，行气管切开术。

3. 植入式上气道刺激装置 最新研制的植入式上气道刺激装置（the inspire upper airway stimulation）是用于治疗中重度阻塞性呼吸睡眠暂停综合征的植入式神经刺激器，通过检测睡眠中患者的呼吸模式，适度刺激舌下神经来控制舌的活动，保持气道的开放。临床研究表明植入式上气道刺激装置可以显著的改善大多数患者的生命质量，超过半数的患者呼吸暂停指数减少50%以上（图15-6-1）。

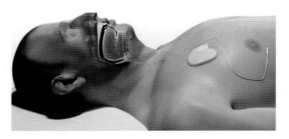

图 15-6-1   植入式上气道刺激装置

（汪奕龙   牟忠林）

第七节   颞下颌关节疾病

颞下颌关节是颌面部唯一的左右双侧联动关节，具有一定的稳定性和多方向的活动性。在肌肉作用下产生与咀嚼、吞咽、语言及表情等有关的各种重要活动。本章主要介绍颞下颌关节综合征和颞下颌关节脱位。

一、颞下颌关节综合征

【病因】 颞下颌关节综合征又称 Costen 综合征，是口腔颌面部最常见的疾病，发病机制尚未完全明了，可能与精神因素、创伤因素、咬合因素或是其他系统性疾病有关。

【临床表现】 颞下颌关节综合征的临床表现主要有关节局部酸胀或疼痛、关节弹响和下颌运动障碍，疼痛部位通常在关节区或关节周围，并可伴有轻重不等的压痛。关节酸胀或疼痛尤以咀嚼及张口时明显。关节弹响通常在张口活动时出现，响声可发生在下颌运动的不同阶段。常见的运动阻碍为张口受限，张口时下颌偏斜，下颌左右侧运动受限等。此外，还可伴有颞部疼痛、头晕、耳鸣等症状。

【诊断】 该病症的主要诊断方法为影像学检查。

1. **X 线片**   关节许勒位和髁突经咽侧位 X 线片可发现有关节间隙改变和骨质改变，如硬化、骨破坏和增生、囊样变等，对比开口和闭口两个不同状态时髁突的位置，可以了解关节的运动状态（图 15-7-1）。

2. **关节造影**   上腔造影因操作容易而多用、下腔造影国内应用较少，造影可发现关节盘移位、穿孔、关节盘诸附着的改变以及软骨面的变化。由于 MRI 的应用，该技术已很少使用。

3. **螺旋 CT 平扫**   螺旋 CT 平扫，加多平面重建和 3D 重建，分辨率高，可以前后左右上下 6 个方位了解关节的解剖关系（图 15-7-2），发现关节硬组织的细微结构变化，对关节病的诊断很有意义。

4. **MRI 检查**   通过高分辨率的 MRI 图像，可以判断关节盘和肌肉等软组织的情况，为诊断颞下颌关节紊乱病提供重要的信息（图 15-7-3）。

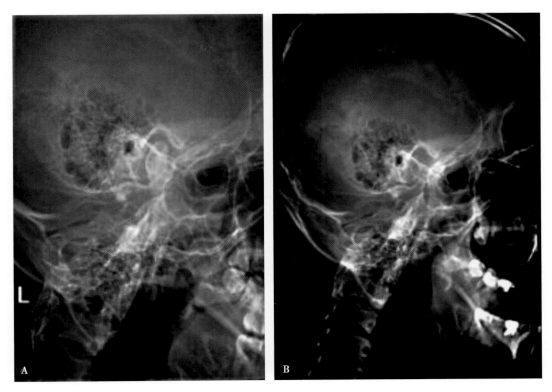

图 15-7-1　颞下颌关节张闭口侧位 X 线片

A. 闭口位，髁突位于关节窝内　B. 张口位，髁突位于关节窝前下方

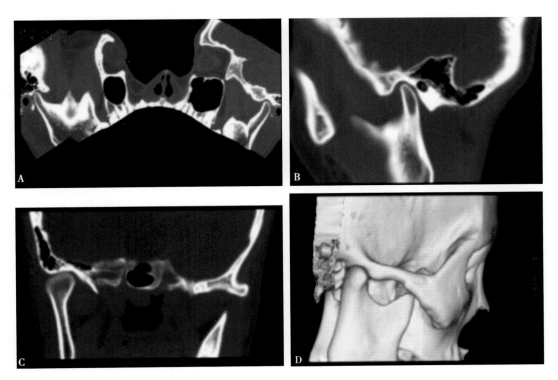

图 15-7-2　正常颞下颌关节 CT 重建图像

A. 冠状位任意切面重建，显示双侧颞下颌关节　B. 矢状位重建显示颞下颌关节　C. 常规冠状位重建，
显示右侧颞下颌关节　D. 表面容积重建，显示颞下颌关节立体像

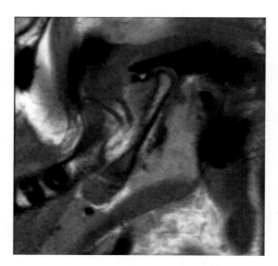

图 15-7-3 MRI T₁W1 矢状位显示颞下颌关节及其关节盘和周围肌肉

【治疗】

1. 去除精神因素的影响。

2. 矫正咬合关系。

3. 改正不良习惯，如过度张口、单侧咀嚼等。

4. 理疗。

5. 必要时采用药物治疗或者封闭治疗。

二、颞下颌关节脱位

颞下颌关节脱位是指大张口时，髁突与关节窝、关节结节或关节盘之间完全分离，不能自行回复到正常的位置。

【病因】

1. **急性脱位** 急性脱位主要分为内源性脱位与外源性脱位两种类型。内源性脱位常见于不受外力下的自身关节脱位，如大笑、大口咀嚼或长时间张口动作。外源性脱位常见于受到外力冲击导致颞下颌关节脱位，如口腔气管插管、使用开口器等原因。

2. **复发性脱位** 急性脱位若治疗不当，可出现反复性或习惯性脱位。其病理特征是关节囊、关节韧带以及关节盘附着明显松弛。

【临床表现】

1. **急性脱位** 单侧脱位患者表现为不能闭口，下颌中线偏向健侧。双侧脱位患者语言不清，唾液外流，下颌前伸，颏部下移，面形相应变长。检查可见双侧髁突突出于关节结节前下方，喙突突出于颧骨之下。关节区与咀嚼肌疼痛，特别在复位时明显。

2. **复发性脱位** 反复出现急性前脱位的症状，患者不敢张大口。复位较容易。

【诊断】

1. **急性前脱位** 诊断较简单，常发生于大张口运动或下颌在张口时受到外伤时，关节囊明显松弛，可出现肌肉运动不协调。X线片显示髁突位于关节结节前上方。

2. **复发性脱位** 有反复发作脱位病史。关节造影可见关节囊松弛，关节盘附着撕脱。关节 X 线片除表现为关节前脱位外，髁突、关节结节变平。CT 显示更清楚（图 15-7-4）。

【治疗】 该病最主要的治疗方法为手法复位，通常无须进行麻醉，手法复位后嘱患者限制张口活动 2 周即可。若有手法复位效果不佳者，可行关节囊内注射硬化剂。必要时可手术治疗，如关节囊及韧带加固术、关节结节切除术以及关节结节增高术等。近来的关节腔镜检查、手术，视野清晰，创伤小，效果好。

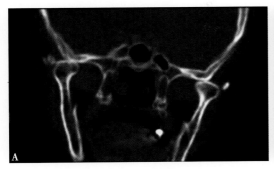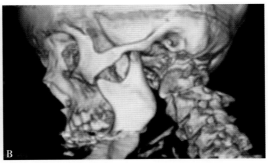

图 15-7-4 颞下颌关节复发性脱位 CT 冠状位和矢状位三维重建
可见关节结节变平，髁突向外后方半脱位，为复发性脱位表现

（牟忠林　涂　蓉）

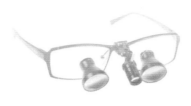

实用耳鼻咽喉头颈外科诊疗

第五篇

喉 科 学

喉位于颈前正中，上通咽，下连气管，为下呼吸道的门户，承担呼吸、发声、吞咽保护等重要生理功能。本篇将首先讲解喉部的应用解剖与生理学，了解其解剖结构和主要生理功能、喉症状以及临床检查方法，进而重点讨论喉先天性、炎性、神经性疾病与喉肿瘤的诊断与治疗。

第十六章...

喉应用解剖与生理学

第一节 喉应用解剖

喉位于颈前正中，舌骨之下，其上端是会厌上缘，下端为环状软骨下缘，在成人相当于第 3 ~ 5 颈椎平面。喉由软骨、肌肉、韧带、纤维结缔组织和黏膜构成。

（一）喉软骨

喉软骨共有 9 块，共同构成喉支架。单个软骨有 3 块，分别是甲状软骨、环状软骨和会厌软骨。成对的软骨有杓状软骨、小角软骨和楔状软骨 3 对 6 块。

1. **甲状软骨** 是喉部最大的软骨，男性甲状软骨前缘角度较小，呈直角或锐角，成年人在颈部有突出的喉结，为男性第二性征的主要标志。女性则近似钝角，故喉结不明显。甲状软骨板两侧的后缘上下各有一个上角和下角，下角的内侧面与环状软骨的后外面形成环甲关节（图 16-1-1）。

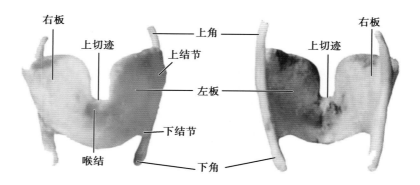

图 16-1-1　甲状软骨

2. **环状软骨** 位于甲状软骨之下，第一气管环之上，为喉部唯一完整的环状软骨，对保持喉、气管的通畅至关重要。其前部较窄，为环状软骨弓，后部为环状软骨板（图 16-1-2）。

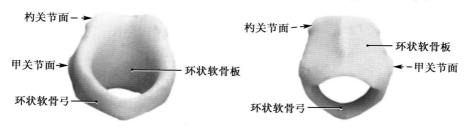

图 16-1-2　环状软骨

3. 会厌软骨　位于喉上部，呈叶状。会厌可分为舌面和喉面，舌面软组织疏松，炎症时肿胀明显。舌面和舌根之间的黏膜形成舌会厌襞，其两侧各有一凹陷，称会厌谷（vallecula epiglottica），为异物易藏部位（图 16-1-3）。婴幼儿会厌呈卷曲状。

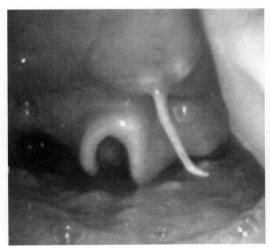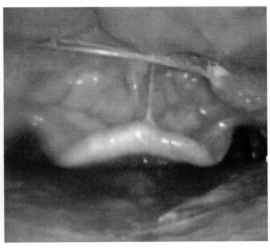

图 16-1-3　会厌软骨及异物（鱼刺）

4. 杓状软骨　位于环状软骨板上外缘，左右各一，形似三角形锥体。其底部前端为声带突，有甲杓肌和声带突附着；底部外侧为肌突，有环杓后肌和环杓侧肌附着。底部和环状软骨之间形成环杓关节，杓状软骨沿着环状软骨板上外缘滑动和旋转，带动声带内收或外展。

（二）喉膜与韧带

喉各软骨之间、喉周围组织之间均有纤维韧带组织互相连接（图 16-1-4）。

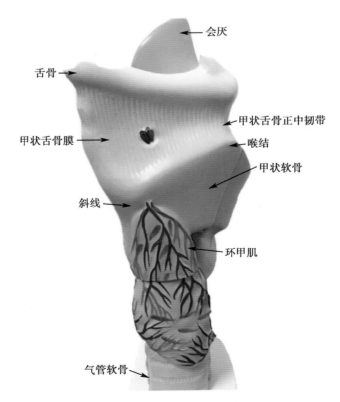

图 16-1-4　喉膜与韧带示意图

1. **甲状舌骨膜**　是甲状软骨上缘与舌骨下缘之间的弹性纤维韧带组织，中间和两侧部分增厚分别称为甲状舌骨正中韧带和甲状舌骨外侧韧带。喉上神经内支与喉上动脉、喉上静脉从甲状舌骨膜的两侧穿过进入喉内。

2. **喉弹性膜**　此膜为一宽阔的弹性组织，左右各一，被喉室分为上下两部，上部称为方形膜，下部称为弹性圆锥（图16-1-5）。弹性圆锥又称三角膜，弹性圆锥向下附着在环状软骨上缘中前部形成环甲膜（图16-1-6）。

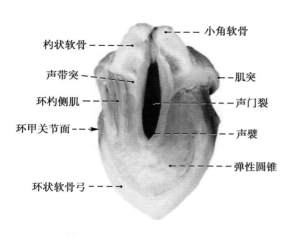

小角软骨
杓状软骨
声带突
环杓侧肌
环甲关节面
环状软骨弓
肌突
声门裂
声襞
弹性圆锥

图 16-1-5　弹性圆锥解剖标本

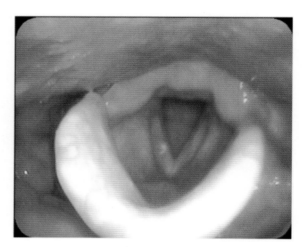

图 16-1-6　声门正常结构

（牟忠林　王晓凤）

第二节　喉生理学

喉主要有呼吸、发音、吞咽和闭气4种生理功能。

1. **呼吸功能**　喉腔结构的完整及通畅，尤其是环状软骨的完整性是呼吸正常进行的基础。声门裂的反射性调节，可以控制进入肺内的气体交换量，调节血与肺泡内二氧化碳浓度。

2. **发音功能**　喉是发音器官，喉发音机制学说较多，目前普遍认为是肺呼气时气流经过声带所产生的振动音。发音时声带向中线移动，声门闭合，肺内呼出的气流冲动声带而产生基音，再经咽、口、鼻共鸣，由舌、软腭、齿、唇构音，从而发出各种不同的声音和语言。

3. **吞咽功能**　喉在吞咽过程中起重要作用，吞咽时喉体上提，会厌向后下倾斜，盖住喉口，声带关闭，食物沿两侧梨状隐窝下行进入食管，避免误入下呼吸道；喉咳嗽反射能将误入下呼吸道的异物，通过防御性反射性呛咳，排出异物。

4. **闭气功能**　当需要进行一系列胸、腹腔压力活动，如排便、咳嗽、分娩时，声带内收使声门紧闭，呼吸暂停，胸、腹腔内压力增高，以助于完成这些动作。

（黄继红）

第十七章 ...

喉症状学及检查方法

第一节 喉 症 状 学

（一） 呼吸困难

呼吸运动受呼吸中枢调节，保持正常的呼吸功能主要依靠有节律的呼吸运动、呼吸道通畅、完好的肺血循环和肺泡气体交换功能。以上任何环节障碍都可引起呼吸困难。过度运动及过度疲劳时可出现生理性呼吸困难，咽喉、气管、支气管及小支气管阻塞，缺氧、酸碱失衡、肺病变及下呼吸道分泌物潴留，均可引起呼吸困难。

（二） 声嘶

声音嘶哑是喉疾病最常见症状之一，轻者仅有音调变低、变粗，重者发音嘶哑，只能发耳语，甚至完全失声。应注意声音嘶哑发生的时间、程度、性质、间歇性或持续性，有无诱因、继续加重等。声嘶的主要原因如下。

1. 喉疾病

（1）喉先天性畸形：如先天性喉蹼、喉气囊肿、喉软骨畸形等。

（2）喉炎性疾病：如急、慢性喉炎，喉结核，喉梅毒。喉白喉常有发声无力，假膜形成、黏膜肿胀，则声嘶加重。

（3）声带息肉、声带小结、声带囊肿：为引起声嘶的常见疾病，声嘶的程度与其生长的位置、大小有关，一般呈渐进性声嘶，转为持续性。

（4）肿瘤：乳头状瘤、纤维瘤、血管瘤、喉癌等。良性肿瘤如乳头状瘤、喉纤维瘤等可出现缓慢进行性声嘶，而喉癌等恶性肿瘤声嘶短期内进行性加重。

（5）喉代谢性疾病：如喉淀粉样变。

（6）外伤：各种原因喉外伤影响到声带或环杓关节活动。

2. 声带运动神经受损 迷走神经走行较长，外伤、手术、肿瘤侵犯在离开颈静脉孔至分出喉返神经之前的任何部位，都可能引起周围性喉麻痹；脑出血、脑梗死、颅内肿瘤等可引起中枢性喉麻痹。详见第十八章第四节。

3. 癔症性声嘶 癔症性声嘶哑多为突发性，可自耳语、发声困难以至完全失声。声带正常，在发声时不能向中线靠拢，呈长三角形声门裂。但患者哭笑、咳嗽声正常而响亮。声嘶恢复快，易再发。封闭等暗示治疗有效。

（三） 吞咽困难

中枢神经系统及咽部神经丛支配下的咽喉参与和协调吞咽活动，任何一个环节发生疾病，均可导致吞咽困难。由口腔、咽部或喉部疾病引起的吞咽困难主要由吞咽疼痛或机械性的障碍造成，在口腔咽喉疾病中又以咽部疾病引起的吞咽困难为主。口腔疾病主要为妨碍吞咽动作的病变，如血管神经性水肿、舌部肿瘤浸润、第三磨牙萌出等。引起吞咽困难的喉部疾病如下。

1. 感染

（1）急性会厌炎或会厌脓肿等急性炎症。

（2）浸润型、溃疡型喉结核侵及会厌、杓状会厌襞、杓状软骨时，可引起吞咽疼痛和困难。

（3）喉软骨膜炎、喉水肿等由于杓状软骨、梨状隐窝肿胀和疼痛，引起吞咽功能障碍。

2. 喉肿瘤 晚期喉肿瘤侵及咽喉、同侧梨状隐窝、杓状会厌襞等处，发生溃烂并发感染时，常出现吞咽困难。喉癌、环后区癌侵及食管口时，则吞咽困难更为严重。

3. 喉神经麻痹 如喉神经受损，进食时失去保护性反射作用，食物和唾液常误咽入气管，发生呛咳，出现吞咽困难，常并发吸入性肺炎。

（四）喉痛

喉痛为一常见症状。喉痛的程度因喉病变的性质、进程、范围及个人的耐受程度而异。轻者仅发生在说话、吞咽或咳嗽时。较重的喉痛，可以是持续性的、剧烈的疼痛，患者常可拒绝饮食，唾液自口中流出，甚至可引起营养不良及水和电解质的平衡紊乱等。喉痛的性质有钝痛、隐痛、牵拉痛、针刺样痛、刀割样痛、撕裂样痛或搏动样痛。喉痛可以单独发生，也可以伴有其他症状，如呛咳、吞咽障碍、呼吸困难、声音嘶哑、喉鸣等。引起喉痛的常见喉疾病如下。

1. 喉急性炎症 如急性喉炎、急性会厌炎、喉黏膜溃疡、喉软骨膜炎、喉脓肿等，均可引起喉部较剧烈的疼痛。喉急性炎症有时可伴有局部触痛，吞咽动作时喉部移动，使疼痛加重，并可放射至耳部。

2. 喉慢性炎症 喉非特异性炎症，一般无疼痛，有时仅有轻度干痛、胀痛，而且常在用嗓过多时加重。喉部特异性感染以喉结核较特殊，疼痛剧烈，合并放射性耳痛。慢性喉炎的患者常觉喉部微痛不适，伴有干燥感。

3. 喉肿瘤 喉良性肿瘤和早期恶性肿瘤多无疼痛，肿瘤晚期或肿瘤溃烂合并感染时可出现疼痛。

4. 喉外伤 包括喉异物伤、严重挫伤、喉软骨骨折和黏膜撕裂，放射治疗后亦可引起喉痛。长期鼻饲管刺激，在环状软骨和杓状软骨后面可发生压迫性溃疡。喉内麻醉插管时间过久或插管太粗，压迫喉内黏膜，可形成溃疡，同样直接前连合喉镜和气管镜检查损伤喉内黏膜等，均可引起喉痛，吞咽时加重，并反射至耳部。

5. 喉关节病变 如环杓关节炎，常伴发于全身类风湿关节炎、痛风等。

（五）喉鸣

喉鸣系气道狭窄的表现。吸入性喉鸣是指狭窄在从鼻腔到声门上区；呼出性喉鸣是指狭窄在声带之下，由气管、支气管所产生；双重喉鸣是吸气、呼气均出现喉鸣者，狭窄在声带区或在其下部。喉鸣者常伴有不同程度的吸气性阻塞、呼气性阻塞或呼吸均有阻塞的症状。喉部可触及振动感，可出现呼吸困难、缺氧、发绀等。

常见的喘鸣原因为喉畸形、外伤和理化性损伤所致的瘢痕狭窄及喉、气管异物，或是喉炎等特殊传染病，变态反应性喉水肿，喉良、恶性肿瘤，喉痉挛以及声带麻痹也常引起喘鸣。

（六）咯血与呕血

咯血是指喉部及以下的呼吸器官出血，经咳嗽动作从口腔排出。常见有喉部刺痒，咳出为鲜血或随痰咳出混有血迹，咯血量多时，呈泡沫状血自口或口和鼻喷出，若遇较大血块阻塞，可发生窒息。咳出物呈碱性，往往在数日后痰内仍有血迹。呕血则为上消化道的出血刺激胃部而引起的反射性恶心，血液经口腔呕出者。呕血前常出现上腹部不适、疼痛及恶心。呕血可为鲜红、暗红或咖啡色，混有食物残渣。大量快速的呕血可导致急性大失血而危及生命。

1. 咯血的常见病因

（1）上呼吸道病变 口腔中有出血灶，舌根、扁桃体、鼻咽、鼻腔、鼻窦的出血，鼻部及鼻窦肿瘤、鼻腔鼻窦真菌感染等。

（2）喉部病变 喉癌、喉乳头状瘤、喉结核、喉血管瘤、喉溃疡、喉梅毒及喉麻风。

（3）气管支气管病变 气管炎、支气管炎、支气管扩张、气管肿瘤、气管内异物。

（4）肺部病变 肺结核、肺癌、肺脓肿等。

（5）喉气管外伤。

2. **呕血的常见病因** 食管癌、食管穿孔、食管炎、食管异物、食管溃疡、食管静脉曲张症、胃十二指肠溃疡、胃部肿瘤、小肠的病变、肝硬化、血液系统疾病、寄生虫病、尿毒症、某些急性传染病等。

（冯勇军　冼德生）

第二节　喉检查方法

（一）喉常规检查

1. **喉专科检查** 首先观察喉外部有无畸形、大小是否正常、位置是否在颈前正中部、两侧是否对称。应注意喉部有无肿胀、触痛、畸形以及颈部有无肿大的淋巴结或皮下气肿等。触诊时用拇指、示指按住喉体向两侧推移，可触及正常喉关节的摩擦和移动感，如病变累及喉内关节，这种感觉往往消失。

2. **间接喉镜检查** 间接喉镜检查是临床最常用、最简便的检查法。检查时让受检者正坐，上身稍前倾，头稍后仰，张口，将舌伸出。检查者先调整额镜对光，使焦点光线能照射到腭垂，然后用纱布包裹舌前部1/3，避免下切牙损伤舌系带，以左手拇指（在上方）和中指（在下方）捏住舌前部，把舌拉向前下方，示指推开上唇，抵住上列牙齿，以便固定。再用右手按执笔姿势持间接喉镜，稍稍加热镜面，使不起雾，但切勿过热，以免烫伤黏膜。将喉镜伸入咽内，镜面朝向前下方，镜背紧贴腭垂前面，将软腭推向上方，避免接触咽后壁引起恶心。检查者可根据需要，略转动和调整镜面的角度及位置，首先检查舌根、舌扁桃体、会厌谷、喉咽后壁、喉咽侧壁、会厌舌面及游离缘、杓状软骨及两侧梨状隐窝等处。

然后嘱受检者发"一"的声音，使会厌上举，此时可观察到会厌喉面、杓状会厌襞、杓间区、室带与声带及其闭合情况。

（二）喉内镜检查

1. **硬管内镜检查** 经口越过软腭而置于口咽部，使镜管末端窗口向上观察鼻咽部，向下观察咽喉。

2. **电子（纤维）内镜检查** 检查前清理干净鼻内分泌物，1%丁卡因鼻腔及鼻咽黏膜表面麻醉，然后自鼻腔进入；管径较粗或鼻腔狭窄者也可口服黏膜麻醉药，自口腔进入，通过变换角度清晰地观察到咽、喉部全貌。

3. **频闪喉镜检查** 声音的基频通过喉麦克风、声频放大器、差频产生器最后传至弧光灯，弧光灯按同样的频率发射间断的光束，这样不管基频高低，闪光的频率始终与声带振动频率一致或保持一定的差值。这样使快速振动的声带运动显像成相对变慢的、可视的运动像或静止像，从而观察到声带的振动过程及规律。频闪喉镜能检查到黏膜的细小病变，有助于早期发现声带癌、声带息肉、声带小结、声带白斑、声带麻痹等。

（三）嗓音声学检查

发声是喉的重要功能之一，喉疾病往往出现发声障碍。嗓音声学检测可分为两种：主观听觉检查和客观声学检查。

1. **主观嗓音声学检查** 日本音声言语医学学会制定了GRBAS作为声音嘶哑的听觉评价，G（overall grade）为嘶哑的综合程度；R（rough）是粗糙型，当声带肿胀变软，双侧振动不均，如声带息肉容易出现此型；B（breathy）是气息型，声门闭合不全呼出气流较大，易出现此型，如声带麻痹可出现此型；A（asthenic）是无力型，声带变薄、张力不足、松弛变软可出现此型，声带麻痹有时也为此型；S（strained）是紧张型，当声带变硬，用力发声可出现此型，声带癌多呈此型。GRBAS每一型又分为4度：0为正常，1为轻度，2为中度，3为重度。由于听觉评价属于主观评价，每个评价者的主观判断会有一定的差异，故要 3 人组成的专业人员独立地进行判断，取其平均值作为结果。

2. 客观嗓音声学检查 嗓音声学频谱仪采用电子仪器测量、分析各种参数，对嗓音客观地进行声学评价（图17-2-1）。

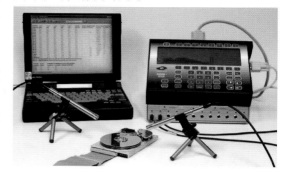

图 17-2-1 嗓音声学频谱仪

（1）频率：频率（frequency）是声带振动的固有频率，以 Hz 表示，即每秒钟声带振动的次数。频率参数中最有代表性的是基频（fundamental frequency，F_0）。F_0 受年龄和性别的影响较大，在实际应用中应根据不同的对照组正常值来做出判断。

（2）音域：音域（vocal range）是指发最高和最低声之间的频率范围，因为最高声分为真声最高音和假声最高音，人的音域也分为真声音域和假声音域，音域值用八度或半音（2 个频率为 2 的 12 次方根的频率间的频程）作单位。

（3）声强：声强（intensity）是与嗓音的响度感觉有关的物理单位，用分贝（dB）表示。声门下压力越大，推动声带振动的幅度越大，产生的声强也越大。

（4）共振峰：嗓音共振峰（formant）是由声带与口唇之间的共振腔产生，唇、齿、舌的位置可以控制共振腔的大小，共振峰所在的频率位置及共振峰中的泛音决定嗓音的音质和音色，故共振峰在嗓音声学检查中作用较大。

（5）微扰：微扰（perturbation）分为频率微扰（jitter）和振幅微扰（shimmer），Jitter 代表着嗓音信号周期随时间出现的微小变异。有研究发现嗓音微扰与声带振动的规律、振幅、黏膜波、声门闭合状态呈正相关。

（四）喉肌电图

喉肌电图检查是研究喉肌肉细胞和神经生物电活动，借以判断喉神经肌肉系统功能状态的一种检测手段，为临床喉及嗓音疾病中神经病变定位、损害程度诊断、术中神经监测以及预后判断等提供科学依据（图 17-2-2）。检查时将记录电极插入相应的喉内肌，用肌电图仪记录其自发电位和诱发电位，可定性和半定量诊断神经肌肉的受损程度，从而判断声带活动障碍是单纯由于关节活动障碍、肌肉受累等机械性原因所致，还是由于喉神经损伤所致，抑或两者同时存在。

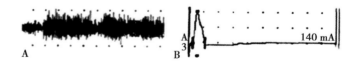

图 17-2-2 喉肌电图
A. 声带肌痉挛性放电 B. 诱发声带肌运动电位

（五）影像学检查

影像学检查在喉部疾病的诊断中有重要作用，目前采用的方法有常规 X 线检查、CT 和 MRI 检查。

1. 常规 X 线检查 常用的有喉正侧位片，主要用于诊断喉部金属和动物骨异物。

2. CT 检查 包括横断面扫描、增强扫描以及三维重建。喉外伤时通过平扫和三维重建技术可显示有无喉软骨骨折、错位，喉腔内有无黏膜撕脱、黏膜下血肿及外伤后喉腔阻塞的情况。显示各种良、恶性肿瘤时，通过平扫、增强和三维重建技术可以确定肿瘤累及范围，有无声门旁结构侵犯；区别颈部淋巴结和颈部原发肿块的前因后果关系（图 17-2-3）。

3. MRI 检查 MRI 对软组织的显示优于 CT，对喉软骨的显示不如 CT。因此，目前 MRI 对喉部检查的主要作用是确定病变的范围，特别是显示肿瘤边界及肿瘤向上、下方的延伸情况、喉内肌肉系统原发和微小的早期肿瘤侵犯情况以及与周围组织的关系、颈部淋巴结转移情况等，均优于 CT 成像。主要用于在内镜下不能发现的喉癌、在正常黏膜下生长的喉内肿瘤。对肿瘤的分期及预后估计至关重要（图 17-2-4）。

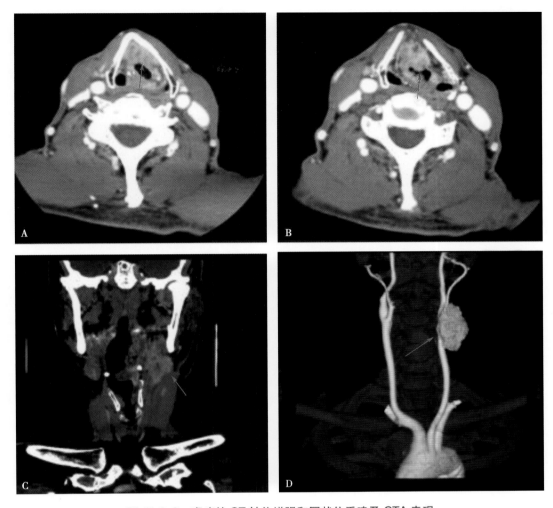

图 17-2-3　喉癌的 CT 轴位增强和冠状位重建及 CTA 表现

A 和 B. CT 轴位增强：同一病人，显示左侧声门及声门下区喉癌（箭头所指），累及前连合及右侧
声门区　C 和 D. 为另一病人的 CT 增强冠状位重建和 CTA，示肿瘤累及左侧会厌谷及咽旁间隙，
增强后强化明显（箭头所指），CTA 显示肿瘤（蓝绿色）与颈动脉的关系

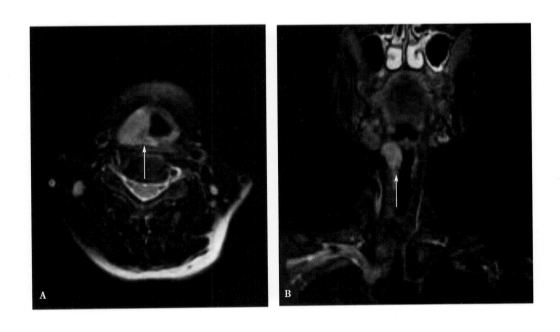

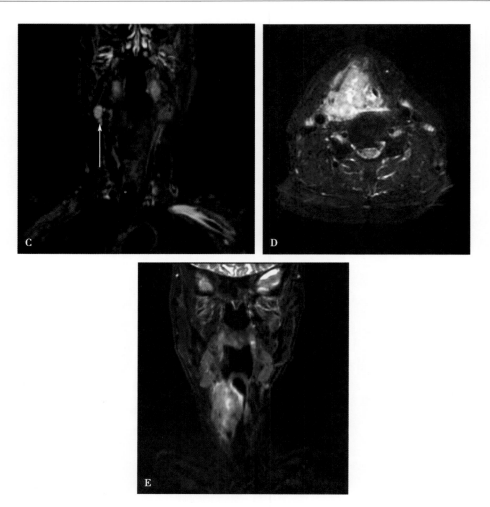

图 17-2-4 右侧喉癌 MRI 检查 T$_2$WI 平扫

A 和 B. 示右侧声门肿瘤，累及右侧甲状软骨（白色箭头）　C. 右颈部淋巴结肿大（白色箭头）　D 和 E. 示右侧声门肿瘤　D. 轴位显示累及甲状软骨及其周围软组织，椎前间隙　E. 显示累及声门上区和声门下区

（冯勇军　涂 蓉　万江花）

第十八章 …

喉部常见疾病

---■ **第一节　喉先天性疾病** ■---

一、先天性喉囊肿

【概述】　先天性喉囊肿的发病机制尚未明确。病因有鳃裂口发育异常、喉囊发育障碍、来源于喉气囊和黏液腺管阻塞以及来自于异位甲状腺等学说。组织学上大多数先天性喉囊肿限于呼吸道上皮，其他的有复层鳞状上皮、柱状上皮、立方上皮，以及部分混合性上皮。一半以上的病例可观察到弥散或聚集的淋巴组织。目前，临床将先天性喉囊肿分为两型：Ⅰ型，囊肿局限于喉内的喉内型（图18-1-1）；Ⅱ型，囊肿向喉外伸展的喉外型。后者又可分为来源于胚胎的Ⅱa型和来源于内和中胚层的Ⅱb型。

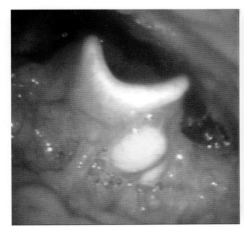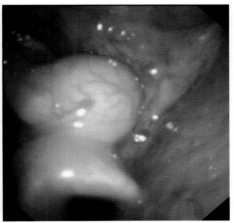

图18-1-1　会厌囊肿

【临床症状】　症状主要决定于囊肿的大小和位置，以及患者的年龄。这些症状包括囊肿较大引起的呼吸不畅、喘鸣、间断性哭声等；而喉气囊肿常无临床症状，较大者可阻塞气道，出现喉鸣、呼吸困难、缺氧、窒息等症状。

【诊断】　根据症状即可初步诊断，明确诊断需行喉镜检查。儿童行直接喉镜检查，成人可行间接喉镜、硬喉内镜或电子（纤维）喉镜检查，也可行喉部气道和颈部的影像学检查，可观察到一固定且与喉室不相通、不随呼吸而改变的肿块。直接喉镜下用空针抽吸如有液体或气体可确定诊断；若其体积随呼吸而改变，吸气时缩小，用力鼓气时增大，且与喉室相通，则应诊断为先天性喉气囊肿。

【治疗】　先天性喉囊肿优先考虑手术切除。先天性喉囊肿喉内型者，如症状轻，可待其年龄稍大再处理。切除术可在内镜下进行并彻底去除囊壁，对于气道堵塞严重的患者需先行气管切开术。对于无明显症状的喉气囊肿，无需手术，如有感染可先用抗生素治疗炎症消退后再行手术切除。喉外型者如囊肿较大，可采用颈外途径切除。

二、先天性喉蹼

出生时喉腔内即有膜样组织，称先天性喉蹼或喉隔。

【病因】 先天性喉蹼为胚胎发育时期喉腔发育不全而产生在喉腔内的膜状物（图18-1-2）。可分为声门上喉蹼、声门喉蹼及声门下喉蹼，多数为声门喉蹼，少数发生于声门下，发生于声门上者罕见。大多数将声门的前1/3～2/3封闭。喉蹼为一纤维组织膜，上下均覆盖上皮，其厚薄亦因人而异。

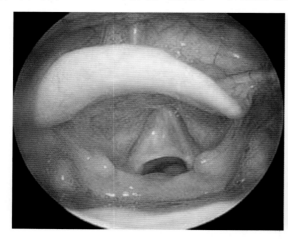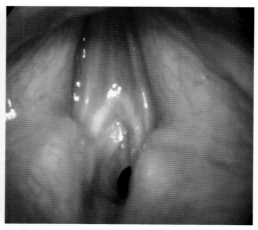

图 18-1-2 喉蹼

【临床表现】

1. 婴幼儿先天性喉蹼的临床表现因喉蹼的大小和位置而异。

（1）喉蹼较大时，可引起新生儿窒息以致死亡。

（2）喉蹼中等大者，可有声音嘶哑、平静时有吸入性呼吸困难、吸气性软组织凹陷。

（3）喉蹼较小者，平静时一般无症状，哭闹时可有喉鸣、呼吸困难或哭声弱小。

2. 成人和儿童喉蹼一般无明显症状，偶有声嘶或发音时易疲倦，剧烈活动或呼吸道感染时可有呼吸困难。

【诊断】

1. 根据症状和喉镜检查可明确诊断。

2. 根据气道阻塞的程度可将喉蹼分为4级。

Ⅰ级：气道阻塞小于30%，且蹼薄。

Ⅱ级：气道阻塞30%～50%，伴有声门下狭窄。

Ⅲ级：气道阻塞50%～75%，伴有声门下明显狭窄。

Ⅳ级：气道和声门下完全阻塞。

3. 本病应与声门下阻塞、先天性喉鸣、先天性气管畸形、先天性胸腺肥大、先天性纵隔大血管畸形鉴别。

4. 儿童和成人患者应与白喉、狼疮、梅毒、结核、外伤和手术等出生后引起的喉蹼相鉴别。

【治疗】

1. 新生儿先天性喉蹼引起窒息者，立即做直接喉镜检查，确诊后插入支气管镜，达到急救和扩张的作用。扩张后多不再复发，可获得满意的呼吸和发声功能。

2. 婴幼儿喉蹼尚未完全纤维化，治疗后可不再复发，故一经确诊，不论是否有呼吸困难，均应尽早行直接喉镜下喉扩张术。

3. 较大儿童及成人喉蹼已纤维化，组织较厚，需做手术治疗。主要有直接喉镜、支撑喉镜、内镜下喉蹼切除术或激光切除术；喉裂开喉蹼切除、喉模扩张术等。

4. 因外伤、手术、插管引起的喉蹼与先天性喉蹼的治疗原则相同。

三、先天性喉喘鸣

先天性喉喘鸣是由于婴儿因喉软骨软化、喉组织软弱松弛、吸气时候组织塌陷、喉腔变小所引起的喉鸣。

【病因】　可由喉软骨软化、杓状软骨脱垂、会厌卷曲或肥大且组织结构软弱等原因引起。

【临床表现】　婴儿于出生时或出生后不久即有持续性喉鸣以及胸骨上窝、锁骨上窝、肋间隙凹陷的"三凹征"。喉鸣声大小不等，发作可为间接性或持续性，哭闹或进食时症状明显，睡眠或安静时可无症状。症状严重者可出现呼吸困难。

【诊断】　症状明显者有持续性喉鸣以及"三凹征"体征即可做出初步诊断，为明确诊断可行直接喉镜检查。先天性单纯性喉喘鸣直接喉镜检查见喉组织软而松弛，吸气时喉上组织向喉内卷曲，呼气时吹出，若用直接喉镜将会厌挑起或伸至前庭时，喉鸣声消失，即可确定诊断。

【治疗】　症状不严重者可观察，注意营养、积极补钙；合并感染者合理使用抗生素；吸入性呼吸明显困难者可行气管切开术或内镜下切除拥堵组织。

四、先天性喉软骨畸形

先天性喉软骨畸形一般分为3种类型：会厌畸形、甲状软骨畸形、环状软骨畸形。

【病因】

1. **会厌畸形**　会厌过大常引起吸气时阻塞喉口，导致喉鸣或呼吸困难，会厌过小一般不引起临床症状；会厌两裂常引起喉鸣或呼吸困难，会厌分叉一般不引起临床症状。

2. **甲状软骨畸形**　甲状软骨畸形可使吸气时软骨塌陷，引起喉鸣和阻塞性呼吸困难，严重者可发生喉阻塞甚至窒息。

3. **环状软骨畸形**　胚胎期环状软骨在腹侧和背侧逐渐在中线接合。若接合不良、留有裂隙，形成先天性喉裂。亦有因环状软骨先天性增生，形成先天性喉闭锁。

【临床表现】

1. **会厌畸形**　会厌过大常引起吸气时阻塞喉口，导致喉鸣或呼吸困难，会厌过小一般不引起临床症状；会厌两裂常引起喉鸣或呼吸困难，会厌分叉一般不引起临床症状。

2. **甲状软骨畸形**　甲状软骨畸形可使吸气时软骨塌陷，引起喉鸣和阻塞性呼吸困难，严重者可发生喉阻塞甚至窒息。

3. **环状软骨畸形**　因融合不良形成先天性喉裂；因环状软骨先天性增生或发育不良，引起喉阻塞甚至窒息。

【诊断】　根据病史、临床症状可初步诊断，明确诊断结果需行喉镜检查，因直接喉镜检查可加重气道阻塞的发生，故临床上不选用，通常选用间接喉镜仔细观察患者会厌、声门上下、声带、喉是否发育不良。

【治疗】

1. **会厌畸形**　一般无症状不需治疗。如会厌分叉，吸气时易被推向喉口，引起呼吸困难，可在喉镜下切除会厌的游离部分；如会厌过大，易吸气时被吸至喉口，引起呼吸困难，可在喉镜下行会厌部分切除术；会厌过小一般无症状，不需治疗，但饮食不宜过急，以防呛咳。

2. **甲状软骨异常**　引起喉鸣和阻塞性呼吸困难时，可行气管切开术。

3. **环状软骨异常**　出生后引起呼吸困难或窒息时，需行紧急气管切开术。

（牟忠林）

第二节 喉炎性疾病

一、急性会厌炎

急性会厌炎是以声门上区的会厌为主的急性炎症，又称声门上喉炎。炎症常局限于会厌舌面，或延及杓状会厌襞、杓状软骨及室带，但很少波及声带及声门下部（图18-2-1）。全年均可发病，以早春、秋末为多。起病急，病情进展迅速，是急性上呼吸道炎症中引起窒息的一种重要疾病。

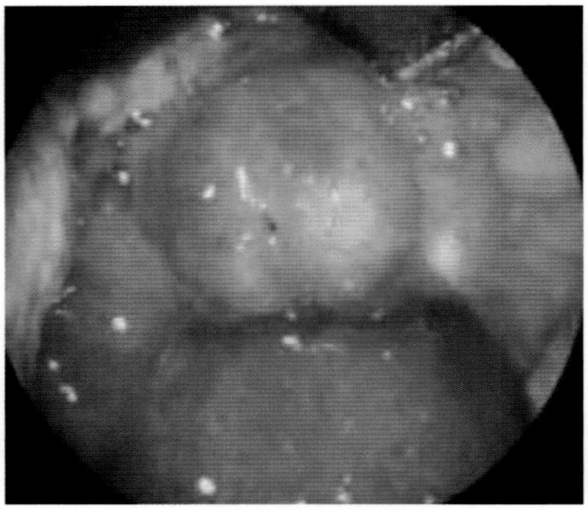

【病因】 本病最常见的病因为 B 型流感嗜血杆菌、葡萄球菌、链球菌、肺炎链球菌、卡他莫拉菌、类白喉杆菌等以及与病毒的混合感染。变态反应引起的继发感染、异物创伤、刺激性食物、误吞化学药物、吸入热气或有毒气体以及各种射线损伤等理化因子刺激亦是本病的致病因素。

图 18-2-1 急性会厌炎

【临床表现】

1. **起病急骤** 婴幼儿患者常于夜间发病，病史很少超过 6 ~ 12 小时，半夜突感咽喉剧痛或呼吸阻塞，病情进展非常迅速。

2. **发冷、发热** 成人病前可有畏寒、乏力，多数患者体温在 37.5 ~ 39.5℃，少数可达到 40℃ 以上，伴烦躁不安。

3. **吞咽困难** 首先表现为喉痛、吞咽费力、唾液外流、拒食。喉痛可向下颌、颈部、耳部及背部放射。发声多正常。

4. **进展迅速的呼吸困难** 会厌充血，高度肿胀变形，使喉口变小，常引起吸气性喉鸣、呼吸困难，可在 4 ~ 6 小时内引起喉阻塞、窒息。

【诊断】

1. **急性感染性会厌炎** 对急性喉痛、吞咽时疼痛加重，口咽部检查无特殊病变，或口咽部虽有炎症但不足以解释其症状者，应考虑到急性会厌炎，并做间接喉镜检查。咽痛和吞咽困难是成人急性会厌炎最常见的症状，呼吸困难、喘鸣、声嘶和流涎在重症病人中出现。成人急性会厌炎亦有缓慢型和速发型之分。呼吸道阻塞主要见于速发型，在病程早期出现，一般在起病后 8 小时内。由于危及生命，早期诊断十分重要。明确诊断后，应行咽、会厌分泌物及血液细菌培养和药敏试验，选用足量、敏感的抗生素。

2. **急性变态反应性会厌炎** 在症状及体征的基础上应询问有无变态反应性疾病的过去史和家族史，一般诊断不难。两者的鉴别诊断见表 18-2-1。

表 18-2-1 急性感染性会厌炎与急性变态反应性会厌炎鉴别诊断

	急性感染性会厌炎	急性变态反应性会厌炎
病因	细菌或病毒感染	过敏反应
症状	喉部疼痛	喉部堵塞感
压痛	舌骨及甲状软骨处有压痛	无压痛
体温	升高	正常
实验室检查	白细胞总数增多，中性粒细胞增多	白细胞总数正常或略低，嗜酸性粒细胞增多
局部检查	会厌红肿	会厌水肿
治疗	抗生素为主	糖皮质激素为主
预后	积极抗感染治疗，预后较好	可突然窒息，抢救不及时可致死亡

【治疗】 本病需早期诊断、早期治疗。

1. **抗感染** 常采用足量敏感的抗生素与激素联合应用，既可静脉输入，也可局部用药（雾化吸入或用喷雾器喷入咽喉内）。

2. 若形成脓肿，可在内镜下切开排脓，注意给氧，吸引器及时吸脓。

3. 应严密观察呼吸，床旁放置气管切开包。喉阻塞加重，及时行气管切开术。

4. 注意口腔清洁及病因治疗。

二、急性喉炎

急性喉炎，指以声门区为主的喉黏膜的急性弥漫性卡他性炎症，亦称急性卡他性喉炎，是呼吸道常见的急性感染性疾病之一，占耳鼻咽喉头颈外科疾病的 1%～2%。

【病因】

1. **成人急性喉炎**

（1）感染：为其主要病因，多发于受凉感冒后，在病毒感染的基础上继发细菌感染。常见感染的细菌有金黄色葡萄球菌、溶血性链球菌、肺炎双球菌、卡他莫拉菌、流感杆菌等。成人急性喉炎分泌物培养卡他莫拉菌阳性率为 50%～55%，嗜血流感杆菌阳性率为 8%～15%。

（2）喉创伤：吸入有害气体（如氯气、氨、硫酸、硝酸、二氧化硫、一氧化氮等）及过多的生产性粉尘，可引起喉部黏膜损伤，导致炎性物质渗出，使喉部黏膜肿胀、充血。有报道空气中灰尘、二氧化硫、一氧化氮浓度高的地区急性喉炎发病率较其他地区高。如异物或器械直接损伤喉部黏膜，黏膜组织可水肿。

（3）职业因素：如使用嗓音较多的教师、演员、售货员等，发声不当或用嗓过度时，该病发病率常较高。

（4）其他：烟酒过多、受凉、疲劳致机体抵抗力降低易诱发急性喉炎。空气湿度突然变化，室内干热也为诱因。有研究认为该病还与地区及种族因素有关。

2. **小儿急性喉炎**

（1）常继发于急性鼻炎、咽炎。大多数由病毒引起，最易分离的是副流感病毒，占 2/3。此外，还有腺病毒、流感病毒、麻疹病毒等。病毒入侵之后，为继发细菌感染提供了条件。感染的细菌多为金黄色葡萄球菌、乙型链球菌、肺炎双球菌等。

（2）小儿营养不良、抵抗力低下、变应性体质、牙齿拥挤重叠，以及存在上呼吸道慢性病，如慢性扁桃体炎、腺样体肥大、慢性鼻炎、慢性鼻窦炎，极易诱发喉炎。

（3）小儿急性喉炎亦可为流行性感冒、肺炎、麻疹、水痘、百日咳、猩红热等急性传染病的前驱症状。

【临床表现】

1. **成人急性喉炎**

（1）声嘶：是急性喉炎的主要症状，多突然发病，轻者发声时音质失去圆润和清亮，音调变低、变粗，响度降低。重者发声嘶哑，发声困难，甚至仅能耳语或完全失声。

（2）喉痛：病人喉部及气管前有轻微疼痛，咳嗽或发声时喉痛加重，另可伴有喉部不适、干燥、异物感，咳嗽时可加剧。

（3）咳嗽及喉分泌物增多：起初干咳无痰，呈痉挛性，夜间明显。稍晚伴有细菌感染时则有黏脓性分泌物，因较稠厚，常不易咳出，黏附于声带表面而加重声嘶。

（4）全身症状：一般成人全身症状较轻，小儿较重。重者可有畏寒、发热、疲倦、食欲缺乏等症状。

（5）鼻炎、咽炎症状：因急性喉炎多为急性鼻炎或急性咽炎的下行感染，故常有鼻、咽的相应症状。

2. **小儿急性喉炎**

（1）起病较急，多有发热、声嘶、咳嗽等。

（2）早期以喉痉挛为主，声嘶多不严重，表现为阵发性犬吠样咳嗽或呼吸困难，继之有黏稠痰液咳出，屡次发作后可能出现持续性喉阻塞症状，如哮吼性咳嗽，吸气性喘鸣。也可突然发病，小儿夜间骤然重度声嘶、频繁咳嗽、咳声较钝。

（3）严重者吸气时有锁骨上窝、肋间隙、胸骨上窝及上腹部显著凹陷，面色发绀或烦躁不安，呼吸变慢，10～15 次/分，晚期则呼吸浅快。如不及时治疗，进一步发展，可出现发绀、出汗、面色苍白、呼吸无力，甚至呼吸循环衰竭、昏迷、抽搐、死亡。

【诊断】

1. 成人急性喉炎 根据病史及喉镜所见，诊断不难。

2. 小儿急性喉炎 根据病史、发病季节及特有症状，如声嘶、喉喘鸣、犬吠样咳嗽声、吸气性呼吸困难，可初步诊断。对较大年龄能配合的小儿可行间接喉镜检查。如有条件可行纤维喉镜或电子喉镜检查（图 18-2-2），观察清醒、自然状态下的喉黏膜和声带活动等可确定诊断。血氧饱和度监测对病情判断亦有帮助。

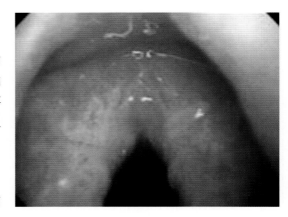

图 18-2-2　急性喉水肿

【治疗】

1. 成人急性喉炎

（1）及早使用足量广谱抗生素，充血肿胀显著者加用糖皮质激素。

（2）给氧、解痉、化痰，保持呼吸道通畅，可用水氧超声雾化，吸入或经鼻给氧。黏膜干燥时，加入薄荷、复方安息香酊等。0.04%地喹氯铵气雾剂喷雾。

（3）声带休息：不发声或少发声。

（4）护理和全身支持疗法：随时调节室内温度和湿度，保持室内空气流通，多饮热水，注意大便通畅，禁烟、酒等。

2. 小儿急性喉炎

（1）治疗的关键是解除喉阻塞，及早使用有效、足量的抗生素控制感染。同时给予糖皮质激素，常用泼尼松口服，1～2mg/（kg·d）；地塞米松肌内注射或静脉滴注0.2～0.4mg/（kg·d），布地奈德混悬剂2ml吸入。有研究报道单纯使用多种抗生素治疗的64例小儿急性喉炎中，10例（15.6%）需做气管切开术，而加用糖皮质激素的87例中，仅5例（5.7%）需行气管切开术。

（2）给氧、解痉、化痰，保持呼吸道通畅，可用水氧、超声雾化吸入或经鼻给氧。若声门下有干痂或假膜及黏稠分泌物，经上述治疗呼吸困难不能缓解，可在直接喉镜下吸出或钳出。

（3）对危重病人应加强监护及支持疗法，注意全身营养与水电解质平衡，保护肺功能，避免发生急性心功能不全。

（4）安静休息，减少哭闹，降低耗氧量。

（5）重度喉阻塞或经药物治疗后喉阻塞症状未缓解者，应及时做气管切开术。

三、慢 性 喉 炎

慢性喉炎是指喉部黏膜的慢性非特异性炎症，临床上可分为单纯性喉炎、慢性肥厚性喉炎、慢性萎缩性喉炎3种。

【病因】

1. 急性喉炎反复发作演变成慢性喉炎，病毒、细菌和真菌等感染可导致慢性喉炎。

2. 用声过度、发声不当，慢性喉炎常见于用声较多的职业如教师、歌手等，长时间发声过度可引起喉部黏膜上皮充血、渗出增加，引起喉部慢性炎症。

3. 邻近器官的感染，刺激喉部黏膜形成慢性喉炎。鼻、鼻窦、咽部、气管、支气管、肺等器官的感染是产生慢性喉炎的重要原因之一。

4. 长期吸入外源性刺激物如吸烟、粉尘、有害气体或高温环境下工作均可引起慢性喉炎。

5. 胃食管反流或喉咽反流可致"反流性喉炎"。

【临床表现】

1. **声音嘶哑** 是慢性喉炎最主要和最常见的症状，患者说话声音低沉，不能持久发音。通常晨起后症状较重，后逐渐缓解；也有患者晨起症状较轻但用嗓过后声嘶加重的情况。患者声音嘶哑程度不一，但少见完全失声者。

2. **喉部分泌物增加，咳嗽** 咳嗽多因咽部异物感或痰液，萎缩性喉炎患者可咳出血丝痰或痂皮。

3. **喉部不适感** 不适感如刺痛、烧灼感、异物感、干燥感等。

【诊断】 长期声嘶（超过3个月）和喉部不适感等症状，通常间接喉镜或纤维（电子）喉镜检查明确诊断。

1. **慢性单纯性喉炎** 镜下可见喉黏膜弥漫充血、有轻度肿胀，声带失去原有的珠白色变为粉红色，边缘变钝，发声时振动减弱。黏膜表面可见扩张小血管和痰液，痰液常在声门间连成黏液丝。

2. **慢性肥厚性喉炎** 镜下可见喉部黏膜肥厚，呈慢性充血状，一般呈对称性，以杓间区和室间区黏膜较明显。间接喉镜下常因肥厚的室带遮蔽而观察不到声带前部。声带肥厚、边缘变钝，严重时声门不能完全打开。

3. **萎缩性喉炎** 镜下可见喉黏膜干燥、变薄发亮，严重者喉黏膜表面可有痂皮，痂皮下可有浅表糜烂。喉内肌和声带萎缩，可导致声门关闭不全形成裂隙。

【治疗】

1. **去除病因** 是治疗慢性喉炎的关键。应积极治疗鼻腔、鼻窦、口腔、咽腔病灶，全身性疾病须予治疗；加强劳动保护；尽量避免接触导致慢性变应性咽炎的致敏原；戒除不良嗜好，养成良好的卫生习惯；进行适当体育锻炼、增强体质，保持健康和有规律的作息、保持良好的心态从而提高自身整体免疫力。

2. **避免长期过度用声** 充分的声带休息为最重要治疗方法。急性发作期应绝对禁声，炎症控制后须进行正确的发声方法训练。

3. **雾化吸入、理疗等** 可雾化吸入庆大霉素、地塞米松等药物缓解喉部不适症状。

4. **手术治疗** 声带水肿或过度肥厚，病因治疗无效者可以考虑支撑喉镜下切除病变黏膜。慢性喉炎伴黏膜不典型增生或具有恶变倾向者，宜用手术治疗。声带双侧病变，尤其是近前连合者，术后深呼吸；前连合病变可分期手术，以防止出现喉粘连。

（周学军）

第三节 喉良性增生性疾病

一、声带小结

声带小结发生于儿童者称为喊叫小结，是慢性喉炎的一型更微小的纤维结节性病变。

【病因】

1. **用声不当或用声过度** 声带小结多见于声带游离缘前中1/3交界处，因为该处是声带膜部的中点，振动时振幅最大而易受伤，还可产生较强的离心力，发声时此处频繁撞击致使疏松间质血管扩张，通透性增强，渗出增多，在离心作用下渗出液随发声时声带振颤聚集至该处形成突起，继而增生、纤维化；该处存在振动结节，上皮下血流易于滞缓；该处血管分布与构造特殊，且该处声带肌上下方向交错，发声时可出现捻转运动，使血供发生极其复杂的变化。

2. **上呼吸道病变** 感冒、急慢性喉炎、鼻炎、鼻窦炎等可诱发声带小结，尤其是在此基础上的不当"用嗓"。

3. **胃食管反流** 有研究报道声带小结患者中胃食管反流明显高于正常人。

4. **内分泌因素** 儿童男性较女性多见，至青春期有自行消退倾向。成年女性发病率高于男性。50岁以上较罕见，可能与内分泌因素有关。

【临床表现】 主要症状为声嘶。早期程度较轻，声音稍粗糙或基本正常，主要是发声易疲劳，用声多时发生，时好时坏，呈间歇性声嘶；经常于发高音时出现声嘶，并伴有发声延迟、音色改变等；有些患者可能日常交谈中未见明显声音改变，但在唱歌时则可出现音域变窄、发声受限等较明显表现。病情继续发展，声嘶加重，可由间歇性发展为持续性，且在发较低声音时也会出现。因为声嘶而导致演员不能唱歌或教师无法讲课。声嘶程度与声带小结的大小及部位有关。

【诊断】 根据症状、局部检查可做出初步诊断。喉镜检查初期可见声带游离缘前、中1/3交界处发声时有分泌物附着，此后该处声带逐渐隆起，形成明显小结。小结一般对称，也有一侧较大、对侧较小或仅单侧者。声带小结可呈局限性小突起，也可呈广基梭形增厚（图18-3-1）。

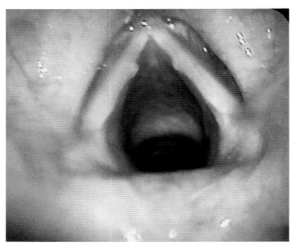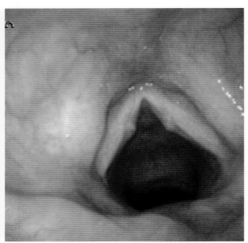

图 18-3-1 声带游离缘前、中1/3交界处对称小结

【治疗】 主要是声带休息、发声训练、手术和药物治疗。

1. **声带休息** 早期声带小结，经过适当声带休息、声带周围封闭，常可变小或消失。较大的小结即使不能消失，声音亦可改善。若声带休息2～3周小结仍未变小者，可采取其他治疗措施。

2. **发声训练** 早期较小的声带小结经过一段时间的发声训练，常可自行消失。发声训练可以通过调节呼吸气流、改变发声习惯、更好地利用共鸣腔等方法来提高发声的效率，协调呼吸、振动、共鸣、构音等各个器官的功能，改变原来用声不当的错误习惯，缓解喉部的紧张状态，最终达到科学发声。

3. **手术切除** 较大的小结、声嘶明显或并有喉蹼者，可考虑手术切除。在手术显微镜下用喉显微钳剥除；亦可激光气化。操作时应特别小心，切勿损伤声带肌。术后仍应注意正确的发声方法，否则可复发，适当使用糖皮质激素。儿童小结慎重手术，坚持正确的发声方法至青春期可以自然消失。

此外，应限制吸烟、饮酒和食用辛辣及刺激性食物，避免咖啡、浓茶等，还要避免接触刺激性气体、粉尘等致病因素辅以声带周围封闭。

二、声 带 息 肉

喉息肉发生于声带者称为声带息肉，喉息肉绝大多数都为声带息肉。以下主要讨论声带息肉。

【病因】 目前声带息肉发病机制尚未明确，主要有以下几种发病学说。

1. **机械创伤学说** 过度、不当发声的机械作用可引起声带血管扩张，通透性增加导致局部水肿，局部水肿在声带振动时又加重创伤而形成息肉，并进一步变性、纤维化。

2. **循环障碍学说** 动物实验表明，声带振动时黏膜下血流变慢，甚至停止，长时间过度发声可致声带血流量持续下降，局部循环障碍并缺氧，使毛细血管通透性增加，局部水肿及血浆纤维素渗出，严重时血管破裂形成血肿，炎性渗出物最终聚集、沉淀在声带边缘形成息肉；若淋巴、静脉回流障碍则息肉基底逐渐增宽，形成广基息肉或者息肉样变性。

3. **炎症学说** 有研究认为声带息肉是局部慢性炎症造成黏膜充血、水肿而形成。

4. **代偿学说** 声门闭合不全可引起声带边缘息肉状肥厚，以加强声带闭合，此多为弥漫性息肉样变。近年的临床观察也证实了代偿性息肉的存在。

5. **其他学说** 声带黏膜中超氧化物歧化酶的活性降低可能与息肉形成有关；副交感神经兴奋性亢进的自主神经功能紊乱可能与息肉形成有关；也有学者认为声带息肉的发生与局部解剖因素有关，舌短、舌背拱起及会厌功能差者易发生喉息肉。此外，还有血管神经障碍学说及先天遗传学说等。

【临床表现】 主要表现为声嘶，因声带息肉大小、形态和部位的不同，音质的变化、嘶哑的程度也不同。轻者为间歇性声嘶，发声易疲劳，音色粗糙，发高音困难，重者沙哑甚至失声。息肉大小与发音基频无关，与音质粗糙有关。声门大小与基频有关。巨大息肉位于声带两侧者，可完全失声，甚至导致呼吸困难和喘鸣。息肉垂于声门下者常因刺激引起咳嗽。

【诊断】 根据症状、局部检查可做出初步诊断，若需明确诊断需要做纤维喉镜或电子喉镜检查。喉镜检查可见声带游离缘前中部表面光滑、半透明带蒂或不带蒂的新生物。息肉多成灰白色或淡红色，偶有紫红色，常呈绿豆或黄豆大小（图18-3-2）。声带息肉单侧多见，亦可两侧同时发生。带蒂的声带息肉可随呼吸气流上下活动，有时隐匿于声门下腔，检查时容易忽略。动态喉镜下可见声带周期性差，对称性、振幅、黏膜波减弱或消失，振动关闭相减弱。诊断注意与声带囊肿、声带白斑、声带附着黏稠分泌物以及声带癌鉴别，依靠病理确诊。

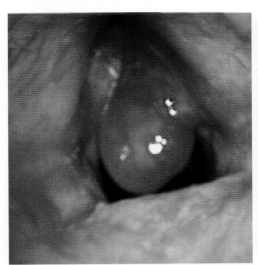 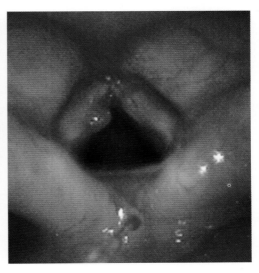

图 18-3-2 声带息肉

【治疗】 以手术切除为主，辅以糖皮质激素、抗生素、维生素及超声雾化，声门暴露良好的带蒂息肉，可在间接喉镜下切除。若息肉较小或有蒂且不在前连合，可在电视纤维喉镜下行声带息肉切除术。局部麻醉不能配合者，可在全身麻醉气管插管下经支撑喉镜、悬吊喉镜切除息肉，有条件者可行显微切除或激光显微切除。年老体弱者、颈椎病及全身状况差者，可在纤维喉镜下切除或行射频、微波治疗。

术中避免损伤声带肌，若双侧声带息肉样变，尤其是近前连合病变，宜先做一侧，双侧同时手术后，应多做深呼吸以防粘连。早期肿瘤和初起的息肉样变肉眼难以辨别，切除后应送病理检查。偶有声带息肉与喉癌并存者。

（牟忠林　黄家军）

第四节　喉神经性疾病

喉神经性疾病分为运动神经疾病和感觉神经疾病。

一、喉运动神经疾病

当喉的运动神经受到损害时，可出现声带活动障碍，如声带外展、内收障碍或肌张力松弛。因左侧喉返神经行程较长，且靠近好发病变的组织和器官的位置，所以临床上左侧声带麻痹多见。

【病因】　按神经损害的部位不同，可分为中枢性和周围性两种，以周围性多见。

1. **中枢性**　两侧大脑皮质之喉运动中枢有神经束与两侧疑核相连系，故每侧肌肉均接受来自两侧大脑皮质的冲动，因而皮质病变引起的喉麻痹，临床上极为少见。脑出血、基底动脉瘤、颅后窝炎症、延髓及脑桥部肿瘤均可引起声带麻痹。通过颅脑 CT 或 MRI 检查，多可诊断。

2. **周围性**　凡病变发生在迷走神经离开颈静脉孔后至分出喉返神经之前的任何部位所引起的喉麻痹，均属周围性。颅底骨折，甲状腺手术，颈部及喉部各种外伤，喉部、颈部或颅底良、恶性肿瘤压迫，纵隔或食管转移性肿瘤，鼻咽癌侵犯颅底，肺尖部结核性粘连，心包炎，周围神经炎等均可引起声带麻痹。通过影像学、内镜检查多可以发现病变或明确诊断（表 18-4-1）。

表 18-4-1　声带肌肉与支配神经的关系

声带肌肉	肌肉功能	支配神经	声带麻痹	麻痹声带的位置
环杓后肌	外展肌，司声门开大	喉返神经支配，喉返神经的后支病变多见	外展功能障碍最常见	外展麻痹时，声带固定于正中位
杓肌、环杓侧肌	内收肌，司声门闭合	喉返神经支配	内收功能障碍	发声时内收障碍，声门闭合不全
甲杓肌、环甲肌	甲杓肌：收缩时可使声带变短而松弛；环甲肌：收缩时可使声带拉长并紧张	喉上神经支配环甲肌，喉返神经支配甲杓肌	环甲肌麻痹：声带松弛短缩，若为单侧者声门出现患侧偏斜；甲杓肌麻痹：声带松弛变长，若为单侧者声门出现健侧偏斜	喉上神经麻痹一侧麻痹可见声带前连合偏向患侧，但内收外展均正常

【临床表现与检查】

1. **单侧不完全麻痹**　主要为声带外展障碍，症状多不明显。喉镜下见一侧声带居近中线位，吸气时不能外展，发音时声带运动可（图 18-4-1）。

2. **单侧完全性麻痹**　患侧声带外展及内收功能均消失。检查见声带固定于旁中位，杓状软骨前倾，患侧声带较健侧低，发音时声带闭合，发音嘶哑无力（图 18-4-2，图 18-4-3）。

3. **双侧不完全性麻痹**　少见，多因甲状腺手术或喉外伤所致。两侧声带均不能外展而相互近于中线，声门呈小裂隙状，患者平静时可无症状，但在体力活动时常感呼吸困难。一旦有上呼吸道感染，可出现严重呼吸困难。

4. **双侧完全性麻痹**　两侧声带居旁中位，既不能闭合，也不能外展，发音嘶哑无力，一般呼吸正常，但食物、唾液易误吸入下呼吸道，引起呛咳。

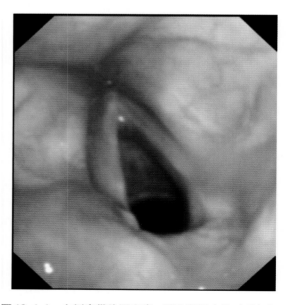

图 18-4-1　左侧声带外展麻痹，固定于正中位（吸气相）

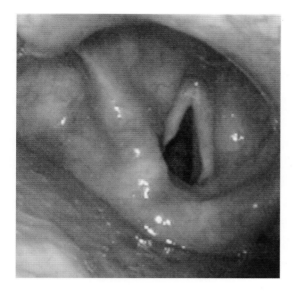 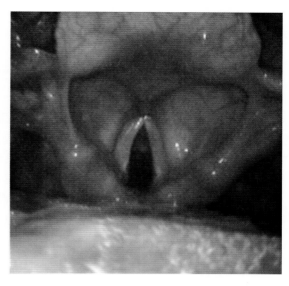

图 18-4-2　左侧喉返完全麻痹（声带旁正中位）　　　图 18-4-3　左侧喉返完全麻痹、喉上神经麻痹
（声带旁正中位）左侧声带张力降低，呈弓状

5. 双侧声带内收性麻痹　多见于功能性失声，发声时声带不能内收，但咳嗽有声。

【诊断】　根据病史、临床表现和间接喉镜、内镜检查，喉肌电图等可诊断，其中喉肌电图对于鉴别诊断有重要意义。喉返神经麻痹者，患侧环甲肌及健侧喉内肌运动单位电位正常，募集电位呈干扰相或略活跃；神经完全损伤者，患侧甲杓肌、环杓后肌肌电位静息，无募集电位；神经不完全损伤者患侧甲杓肌、环杓后肌正常运动单位电位中夹杂失神经电位或再生电位，募集电位呈单纯相或混合相（图18-4-4）。

图 18-4-4　喉返神经不全损伤患侧甲杓肌肌电图
A. 募集电位（纵向刻度：500μV；横向刻度：500ms）　　B. 神经诱发电位：
刺激患侧喉返神经，刺激强度 14.0mA（纵向刻度：1mV；横向刻度：10ms）

环杓关节运动障碍者患侧及健侧喉内肌运动单位电位正常，失神经电位及再生电位出现，募集电位呈干扰相；喉部肿瘤侵犯甲杓肌者仅患侧甲杓肌运动单位电位波幅减低，募集电位幅度减低，呈干扰相（图18-4-5）。

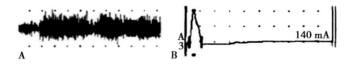

图 18-4-5　环杓关节运动障碍患者甲杓肌肌电图
A. 募集电位（纵向刻度：500μV；横向刻度：500ms）　　B. 神经诱发电位：
刺激患侧喉返神经，刺激强度 14.0mA（纵向刻度：1mV；横向刻度：5ms）

【治疗】

1. 单侧病变　单侧非完全性麻痹，若发声和呼吸功能尚好，可采用药物治疗如神经营养药、糖皮质激素及扩血管药等；单侧完全性麻痹，如长时间仍不能代偿，而病人要求改善发声时，可在声带黏膜下注射特氟龙、可溶性胶原纤维或脂肪等使声带变宽，向中线靠拢。

2. 双侧病变　双侧外展麻痹，如有呼吸困难，应行气管切开，再行手术矫正，如激光下杓状软骨切除术或声带外移术。亦可行Ⅰ型甲状软骨成形术等。

3. 恢复声带自主运动,重建喉功能较理想的方法是喉神经再支配术:神经吻合术、神经移植术和神经肌蒂移植术。

二、喉感觉神经疾病

喉感觉神经疾病主要有喉感觉过敏、感觉异常、感觉减退和感觉缺失等。喉部的感觉神经障碍多伴有运动性障碍,单纯的感觉神经性障碍较少见。喉感觉过敏系喉黏膜对一般刺激的敏感度增强,如平时的食物与唾液等触及喉部时,也可引起呛咳及喉痉挛;喉感觉异常为自觉喉内瘙痒、烧灼、疼痛、干燥或异物感等异常感觉。多因喉部急、慢性炎症,长期嗜烟酒以及邻近器官的疾病通过迷走神经的反射所致;也常见于神经衰弱、癔症、贫血、更年期等病人,亦可发于多用喉的歌唱家、教师、售票员等。

【病因】 一般是由慢性刺激,长期吸烟、饮酒,邻近器官的病灶,如鼻窦炎通过迷走神经反射引起症状;以及癔症、绝经期、神经衰弱和经常用嗓者易患此病。

【临床表现】 主要表现为喉部痒感、异物感、刺痛感、蚁爬感、不适感、胀感等,个体感觉可不同,主要为咽部异物感,因而做咳嗽、频频吞咽动作。稍有刺激就引起较强烈咳嗽。

【诊断】 依据病史和临床表现即可初步诊断,明确诊断需行直接喉镜或间接喉镜检查。喉镜检查一般无明显异常发现。

【治疗】
1. **针对病因治疗** 如清除邻近器官病灶鼻炎、鼻窦炎、牙病等。
2. **精神治疗** 找不到具体病灶时,应考虑消除精神负担。
3. 必要时喉上神经封闭、双侧下颌角封闭,加强神经营养等。

(牟忠林 胡伟群)

第五节 喉良性肿瘤

一、喉乳头状瘤

喉乳头状瘤是喉部的一种良性肿瘤,临床较常见。虽然喉乳头状瘤在组织学上是良性肿瘤,但其具有多发性、易复发等特征,易造成呼吸道阻塞,多次手术可引起喉狭窄和发声障碍。

【病因】 目前认为与人乳头瘤病毒(human papilloma virus,HPV)感染和慢性刺激有关,特别是HPV16、HPV18 型。

【临床表现】 最常见的症状是进行性声嘶,瘤体较大时可出现喉喘鸣甚至失声,严重者导致呼吸困难。

【诊断】 典型症状为进行性声嘶、喘鸣、呼吸困难三联征。结合病史及喉内镜检查发现广基多发或单发淡红或暗红、表面不平、呈菜花或乳突状的肿瘤即可初步诊断(图 18-5-1),病理学检查确诊。需高度重视多部位受累,甚至播散于喉外,CT 扫描有助于诊断(图 18-5-2)。

【治疗】 喉乳头状瘤一般采用手术治疗,可行药物辅助治疗,包括各种抗病毒、免疫治疗,其中干扰素具有调节免疫系统功能,抗病毒及抑制细胞分裂增殖,有助于减少复发。喉阻塞严重时,先行气管切开术后再手术摘除或激光切除。近年美国、欧盟获批使用 HPV 疫苗,儿童早期注射可以预防 HPV 感染。

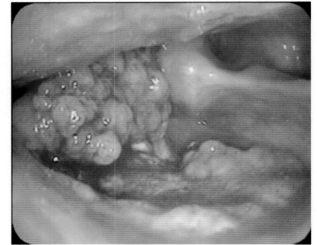

图 18-5-1 喉乳头状瘤

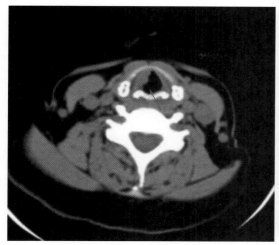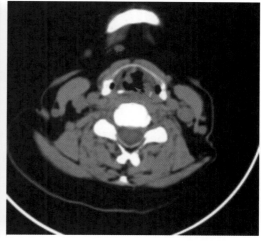

图 18-5-2　右侧喉乳头状瘤 CT 轴位平扫

示右侧声带增厚，呈结节样突起（红色箭头示）。手术病理为右侧喉乳头状瘤

二、喉 血 管 瘤

【病因】　喉血管瘤一般为先天性，儿童多见。较大的喉血管瘤危险性很大。

【临床表现】　儿童多发于声门下区，常无症状，哭闹时可发生阵发性呼吸困难；成人常发生于声门区或声门上区，常见的症状有声嘶、咳嗽以及咯血。

【诊断】　婴幼儿肿瘤小多无症状，较大者可延至颈部皮下呈青紫色，严重时可产生咯血和喉阻塞，甚至窒息。喉镜检查见肿瘤柔如海绵，弥漫生长于室带、喉室、杓状会厌襞的黏膜下，暗红色，表面高低不平（图18-5-3）。成人喉镜检查见肿瘤生长于声带者，有蒂或无蒂，红色或浅紫色，大小不一，也可发生于喉其他部位，MRI 平扫可以帮助明确肿瘤范围及其与周围组织的关系。该病不推荐组织活检，容易引发大出血。

【治疗】　若肿瘤较大伴有咯血，宜气管切开，并在喉裂开术下切除肿瘤，也可在显微支撑喉镜下进行激光手术治疗或冷冻手术治疗。注意止血，防止血液流入气管、支气管。

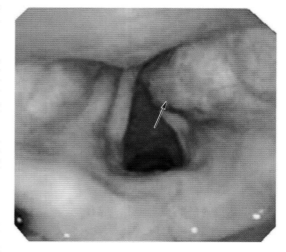

图 18-5-3　喉右侧血管瘤

三、喉神经纤维瘤

【病因】　神经纤维瘤为临床上常见于皮肤及皮下组织的一种良性肿瘤，发源于神经鞘细胞及间叶组织的神经内外膜的支持结缔组织，神经干和神经末端的任何部位都可发生。发生于喉部称为喉神经纤维瘤。

发病机制尚未明确，主要认为是遗传因素引起，美国国立卫生研究院（NIH）1987 年明确了神经纤维瘤发病与常染色体 *NF1*（周围型神经纤维瘤病）和 *NF2*（中枢性纤维瘤病）的基因突变有关，该病变伴常染色体显性遗传。

【临床表现】　喉神经纤维瘤早期的主要症状为喉部异物感，瘤体增大后可感觉有膨胀感，若瘤体继续增大累及声带则引起声嘶或咳嗽，甚至可能出现呼吸困难。

【诊断】　该病体征不明显，一般检查不易诊断，需要仔细询问家族史方可鉴别诊断。肿瘤多发于杓状会厌襞，也可见于室带，间接喉镜下可见圆形、坚实的有包膜肿块单个或多发于杓状会厌襞。免疫组化 S-100 及 DSE 阳性有助于诊断。

【治疗】　本病为良性疾病，发展缓慢，手术切除为主。

（牟忠林　黄继红）

第六节　喉恶性肿瘤

喉恶性肿瘤是头颈部第二常见的恶性肿瘤，多数为鳞状细胞癌，占全部病例的95%以上，其他少见的病理类型有肉瘤、癌肉瘤、神经内分泌癌、腺样囊性癌、恶性淋巴瘤等。

【病因】　具体病因尚不完全清楚，可能和吸烟、饮酒、空气污染、人乳头瘤病毒感染、遗传因素、微量元素缺乏等有关。目前多数学者建议把头颈部鳞状细胞癌分为HPV相关的头颈部肿瘤（HPV$^+$ HNSCC）和HPV不相关头颈部肿瘤（HPV$^-$ HNSCC）。喉癌的发病率世界各地不同，一般年发病率2/10万～5/10万人次，波兰、意大利、保加利亚等地区是高发区，我国以东北、华北地区为高发区，年发病率为3/10万～4/10万人次。

喉起源的胚胎原基在发育过程中两侧向中线融合，因此，喉左右两半在中线有相对的解剖屏障。肿瘤的早期可局限于一侧。喉由软骨支架、肌肉、神经及黏膜上皮组织构成；黏膜为上呼吸道的假复层纤毛柱状上皮，具有分泌黏液的作用。喉由会厌、室带、声带、杓状会厌襞等结构组成，按照喉结构的上下部位，将喉分为声门上区、声门区和声门下区三部分；在室带和声带间有喉室，自喉室的底部向上包括室带、会厌及会厌前间隙、杓状会厌襞的结构，位于喉上部，称为声门上区，两侧声带及前、后连合是在声门区的水平，称为声门区，声带游离缘以下至环状软骨下缘位于声门下方，称为声门下区；喉三部分的黏膜及黏膜下结构各有不同，声门上区黏膜略厚，黏膜下组织疏松，淋巴组织丰富，所以，声门上区的肿瘤容易发生淋巴结转移；声门区黏膜较薄，黏膜下缺乏淋巴管，故声门区的肿瘤不容易发生淋巴结转移；声门下区的黏膜和声门区类似，声门下区黏膜下直接为软骨，缺乏黏膜下组织。

【病理】　喉癌多为黏膜上皮起源的鳞状细胞癌，占95%以上，也可以有起源于肌肉或软骨的肉瘤、神经内分泌癌等，大体多呈外生性菜花状生长，少数也有溃疡状侵袭性生长；声门上型喉癌可以经前连合、声门旁间隙或杓状会厌襞向声门区侵袭；起源于喉室的喉癌可以同时向声门上、下扩展而形成贯声门型喉癌。据研究，溃疡性喉癌的侵袭性高于外生菜花型喉癌。

【临床表现】

1. 症状

（1）声音嘶哑：起源于声带的喉癌，声音嘶哑是最早期的症状，如果有长期吸烟饮酒史，声音嘶哑超过1个月不能恢复者，应做喉镜检查，如发现声带有新生物，应及时活检。中晚期的声门上型喉癌或声门下型喉癌累及声带时，也会出现声音嘶哑。

（2）咽部异物感：咽部异物感常是声门上型喉癌的早期症状，吞咽时症状不明显，肿瘤较大时可以有吞咽阻塞感；声门上癌累及舌根时，常有吞咽时疼痛，并向同侧耳部放射。

（3）咳嗽及痰中带血：肿瘤刺激可以引起咳嗽，肿瘤表面溃破出血，可有痰中带血丝，晚期会发生肿瘤侵犯周围血管而大出血。

（4）呼吸困难：喉癌晚期，肿瘤堵塞声门，导致喉狭窄而引起呼吸困难。多表现为吸气性呼吸困难。

2. 喉镜检查

（1）喉新生物：在间接喉镜或纤维喉镜下，可看到粗糙暗红色肿瘤，高起喉腔黏膜；肿瘤表面可以有溃疡，或伴有血性分泌物附着。中晚期的喉癌可有声带固定（图18-6-1～图18-6-4）。

（2）颈部肿物：声门上型喉癌或晚期的喉癌常有下颌角前下方的淋巴结肿大，如果颈部淋巴结肿大，抗感染治疗1周后不缩小，加之患者有声音嘶哑，应怀疑喉癌，进行全面检查。

3. 影像学检查

（1）CT：增强CT对于肿瘤的显示和转移淋巴结的显示更清楚，见在喉腔有轻度增强的软组织影，边界不清楚，如果有淋巴结转移，颈部2～4区可以有肿大淋巴结，在增强CT上轻度强化，大者可以有中心密度减低而边缘增强的"戒指状"改变（图18-6-5）。

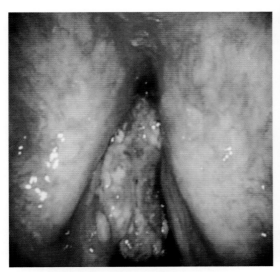

图 18-6-1　右侧声带癌，累及前连合

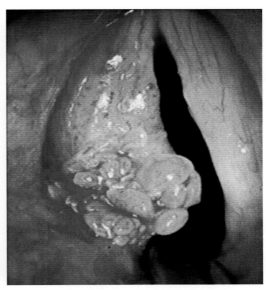

图 18-6-2　左侧声带癌

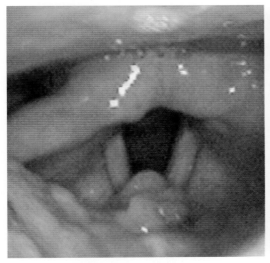

图 18-6-3　喉新生物

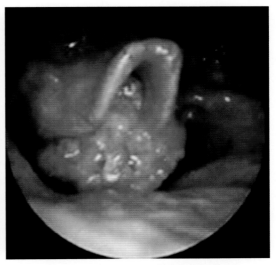

图 18-6-4　声门上型喉癌喉镜下表现

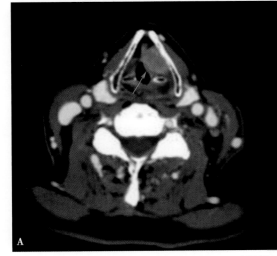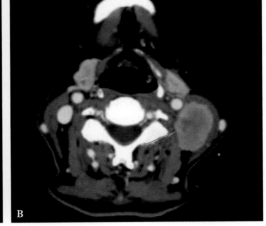

图 18-6-5　CT 轴位增强示左侧声带癌

A. 肿瘤累及左侧声带及前连合（箭头所示），未累及甲状软骨　B. 左侧颈部淋巴结肿大，
增强周边强化明显，中心强化略差，呈"戒指状"改变（箭头所示）

（2）MRI 检查：磁共振对软组织的分辨率比 CT 高，可以观察早期的甲状软骨骨髓的改变，来判定甲状软骨微小的肿瘤侵犯，对于早期声门型喉癌侵犯前连合时，软骨是否有受累有一定的意义。在增强磁共振上，肿瘤表现为 T_1 及 T_2 加权像上轻到中度增强的高信号影（图 18-6-6），累及甲状软骨时甲状软骨的骨髓信号也会有变化。

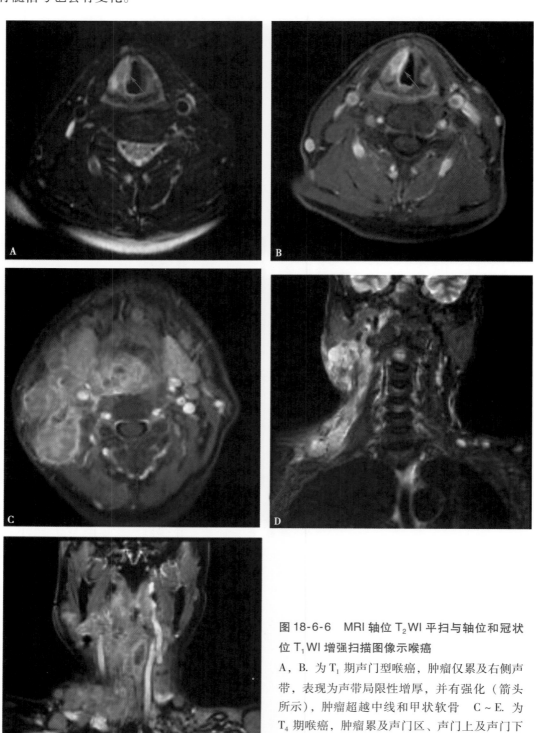

图 18-6-6 MRI 轴位 T_2WI 平扫与轴位和冠状位 T_1WI 增强扫描图像示喉癌

A，B. 为 T_1 期声门型喉癌，肿瘤仅累及右侧声带，表现为声带局限性增厚，并有强化（箭头所示），肿瘤超越中线和甲状软骨 C ~ E. 为 T_4 期喉癌，肿瘤累及声门区、声门上及声门下区，侵犯甲状软骨及喉外组织：右颈部软组织、带状肌、甲状腺及椎前间隙，增强后呈不均匀强化

【诊断】　结合临床表现及影像检查，喉癌一般诊断不困难，最后确定诊断需要活检病理诊断。

1. 喉癌的 TNM 分期（表 18-6-1）

表 18-6-1　2010 年第 7 版 AJCC 喉癌 TNM 分期

原发肿瘤（T）		
T_x		原发肿瘤不能评估
T_0		无原发肿瘤证据
T_{is}		原位癌
声门上型喉癌	T_1	肿瘤局限在声门上的 1 个亚区，声带活动正常
	T_2	肿瘤侵犯声门上 1 个以上相邻亚区，侵犯声门区或声门上区以外（如舌根、会厌谷、梨状隐窝内侧壁的黏膜），无喉固定
	T_3	肿瘤局限在喉内，有声带固定和（或）侵犯任何下述部位：环后区、会厌前间隙、声门旁间隙和（或）甲状软骨内板
	T_{4a}	中等晚期局部疾病 肿瘤侵犯穿过甲状软骨和（或）侵犯喉外组织（如气管、包括深部舌外肌在内的颈部软组织、带状肌、甲状腺或食管）
	T_{4b}	非常晚期局部疾病 肿瘤侵犯椎前筋膜，包绕颈动脉或侵犯纵隔结构
声门型喉癌	T_1	肿瘤局限于声带（可侵犯前连合或后连合），声带活动正常
	T_{1a}	肿瘤局限在一侧声带
	T_{1b}	肿瘤侵犯双侧声带
	T_2	肿瘤侵犯至声门上和（或）声门下区，和（或）声带活动受限
	T_3	肿瘤局限在喉内，伴有声带固定和（或）侵犯声门旁间隙，和（或）甲状软骨内板
	T_{4a}	中等晚期局部疾病 肿瘤侵犯穿过甲状软骨和（或）侵犯喉外组织（如气管、包括深部舌外肌在内的颈部软组织、带状肌、甲状腺或食管）
	T_{4b}	非常晚期局部疾病 肿瘤侵犯椎前筋膜，包绕颈动脉或侵犯纵隔结构
声门下型喉癌	T_1	肿瘤局限在声门下区
	T_2	肿瘤侵犯至声带，声带活动正常或活动受限
	T_3	肿瘤局限在喉内，伴有声带固定
	T_{4a}	中等晚期局部疾病 肿瘤侵犯环状软骨或甲状软骨和（或）侵犯喉外组织（如气管、包括深部舌外肌在内的颈部软组织、带状肌、甲状腺或食管）
	T_{4b}	非常晚期局部疾病 肿瘤侵犯椎前间隙，包绕颈动脉或侵犯纵隔结构
区域淋巴结（N）*		
N_x		区域淋巴结不能评估
N_0		无区域淋巴结转移

区域淋巴结（N）*	
N_1	同侧单个淋巴结转移，最大径 <3cm
N_2	同侧单个淋巴结转移，3cm < 最大径 <6cm；或同侧多个淋巴结转移，最大径 <6cm；或双侧或对侧淋巴结转移，无最大径 >6cm
N_{2a}	同侧单个淋巴结转移，3cm < 最大径 <6cm
N_{2b}	同侧多个淋巴结转移，最大径 <6cm
N_{2c}	双侧或对侧淋巴结转移，最大径 <6cm
N_3	转移淋巴结最大径 >6cm

*注释：1 区转移也被认为是区域淋巴结转移

远处转移（M）	
M_0	无远处转移
M_1	有远处转移

解剖分期/预后分组	
0 期	$T_{is}N_0M_0$
Ⅰ期	$T_1 N_0 M_0$
Ⅱ期	$T_2 N_0 M_0$
Ⅲ期	$T_3 N_0 M_0$；$T_1 N_1 M_0$；$T_2 N_1 M_0$；$T_3 N_1 M_0$
ⅣA 期	$T_{4a} N_0 M_0$；$T_{4a} N_1 M_0$；$T_1 N_2 M_0$；$T_2 N_2 M_0$；$T_3 N_2 M_0$；$T_{4a} N_2 M_0$
ⅣB 期	T_{4b}任何 NM_0；任何 $T N_3 M_0$
Ⅴ期	任何 T 任何 NM_1

组织学分级（G）
G_x 级别无法评估；G_1 高分化；G_2 中分化；G_3 低分化；G_4 未分化

（注意：此分期仅为上皮来源的癌分期，不包括非上皮性肿瘤，如淋巴组织、软组织、骨和软骨的肿瘤）

2. 鉴别诊断

（1）喉乳头状瘤：喉乳头状瘤一般是因为人乳头状瘤病毒感染所致，肿瘤呈桑葚状暗红色新生物（图 18-6-7），一般不发生溃疡，即使肿瘤较大，也无声带固定。肿瘤活检可以明确。

（2）慢性肥厚性喉炎及声带增生：慢性肥厚性喉炎可以有声带肥厚，表现为声带黏膜暗红色均匀肥厚，表面可以粗糙，必要时应活检以确定诊断。

（3）喉结核：表现为喉黏膜的溃疡，往往溃疡较深，溃疡边缘可以轻度隆起。典型的临床症状是喉痛明显，吞咽时疼痛加重。

（4）喉淀粉样变：喉淀粉样变一般病史较长，病变进展缓慢。临床症状与喉癌类似，喉镜检查见喉腔暗红色高低不一的肿瘤，较弥漫，边界不清。

（5）声带白斑：声带黏膜上皮角化增生和过度角化发生的白色斑块（图 18-6-8），常被认为是癌前病变，需严密观察。

【治疗】 喉癌的治疗一般根据病期的早晚、患者体质状态、对生活质量的要求等，采用手术、放射治疗、化学治疗、生物治疗等方法。

1. 对于早期（T_1 及部分 T_2）病变 早期的病变选择手术、放射治疗都可以，5 年生存率相似，都为85% ~90%。唯有不同的是治疗后发声质量不同，治疗费用不同。手术费用较低，远期并发症少，但发声有明显的声音嘶哑；放射治疗可保留原有的发声质量，发声质量好，但放射治疗后的咽部干燥感难以消除，也可有咽喉狭窄的远期并发症。

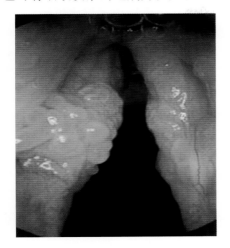
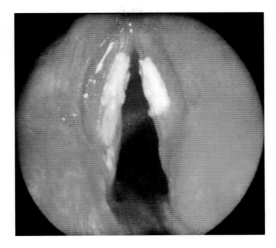

图 18-6-7　双侧声带乳头状瘤　　　　　　　　图 18-6-8　声带白斑

经口在支撑喉镜下激光切除属于微创手术，其创伤小、住院时间短、费用低，术后会有不同程度的声音嘶哑，一般不影响正常交流和工作。如果没有激光手术的设备，也可以选择开放手术，喉裂开喉部分切除，同时气管切开，待喉部创面愈合后再拔除套管。微创激光切除或开放手术，如果切缘阴性，手术后均不需要再补充放射治疗。

放射治疗能很好地保留喉结构，放射治疗后声音质量较好，但治疗周期长，一般需要 2 个月左右，费用较高。选择激光微创切除还是放射治疗，应向患者解释清楚各种方法的利弊，由患者来决定治疗方式。

2. 中晚期喉癌（T₃、T₄ 病变）的治疗　对于中晚期病变，一般采用综合治疗的方法。大致有如下治疗方法：①对于 T_3、T_4 病变，如果能做保留喉功能的手术，则可以选择手术加手术后的放射治疗或同步放射化学治疗，如果不能做保留喉功能的手术，可以选择全喉切除加术后放射治疗；②选择同步放射化学治疗，待放射治疗后检查观察是否有肿瘤残留，如果有肿瘤残留再进行喉切除，这种治疗模式有利于喉功能的保留，但放射治疗后残留或复发再次手术时，并发症较多；③也可以选择诱导化学治疗的方案，先给予 2～3 个周期的诱导化学治疗，如果病变达到 CR（全部消失）或 PR（大部分消失），则给予患者后续放射治疗或同步放射化学治疗；如果未达到 CR 或 PR，则给予手术加手术后放射治疗。

3. 预后　喉癌的整体 5 年生存率为 55%～65%。手术加手术后放射治疗的 5 年生存率为 65% 左右，同步放射化学治疗的 5 年生存率为 50%～60%。单纯放射治疗的 5 年生存率为 40%～50%。

视频 9　喉全切除术

（房居高　涂　蓉　万江花）

第七节　喉　阻　塞

喉阻塞是喉部或周围组织病变导致喉气道变窄，发生不同程度的呼吸困难的一种临床症状。病情多危急严重，若治疗不及时或不当，可导致窒息。

【病因】

1. 炎症　急性会厌炎、儿童急性喉炎等均可引起喉阻塞。喉部邻近部位的急性炎症，如咽后脓肿、颌下蜂窝织炎、下颌下淋巴结炎等；喉软骨膜炎等严重感染；麻风、梅毒等特殊感染也可导致喉阻塞。

2. 喉部异物   喉内异物可刺激反射性喉痉挛、喉水肿导致呼吸困难；儿童食管上段的嵌顿性异物，如塑料瓶盖、玻璃球等可直接压迫气管膜性后壁导致呼吸困难。

3. 喉外伤   喉部挫伤、挤压伤、烧灼伤、喉气管插管性损伤、内镜检查损伤等均可引起喉阻塞。外伤早期常因黏膜肿胀或喉组织损伤发生喉阻塞，外伤后期常因瘢痕粘连或喉痉挛导致喉阻塞。

4. 喉水肿   喉部炎症、外伤、变态反应、异物等均可引起喉水肿导致喉阻塞。成人喉水肿多发生于声门上区，儿童则多发于声门下区。

5. 肿瘤   喉乳头状瘤、喉癌、甲状腺肿瘤均可引起喉阻塞。瘤体肥大压迫喉气道引起症状；也可因广泛肿瘤浸润继发感染或喉返神经受累等原因导致声带瘫痪，使喉气道变窄。

6. 喉麻痹或痉挛   双侧声带麻痹不能外展而致喉阻塞，多由于甲状腺手术损伤喉返神经所致。破伤风感染、喉异物刺激或电解质失衡均可导致喉痉挛引起喉阻塞。

7. 喉畸形   先天性喉蹼、喉软骨畸形，喉喘鸣均可引起喉阻塞。

【临床表现】

1. 缺氧症状   发绀，因缺氧而面色青紫，吸气时头后仰，坐卧不安，烦躁难眠，晚期出现脉搏微弱，快速，心律不齐，心力衰竭，最终发生昏迷而死亡。

（1）吸气期呼吸困难：吸气期呼吸困难是喉阻塞的特征。声门裂是喉部的最狭窄处，由两侧略向上倾斜的声带边缘所形成。正常情况下，虽吸气时气流将声带斜面推压，但同时伴有声带外展作用，仍能使声门裂开大，故呼吸通畅。病变时，喉黏膜充血肿胀，使声门变窄，故吸气时气流推压声带斜面将使已经变窄的声门更为狭窄，导致吸气期呼吸困难（图18-7-1）。表现为吸气运动加强，吸气时间延长，吸气深而慢，但通气量并不增加，如无显著缺氧，则呼吸频率并不加快。而呼气时气流向上冲开声带，声门较吸气时大，故呼气困难并不显著。

（2）吸气期喉喘鸣：吸气期吸入的气流，挤过狭窄的声门裂，形成气流旋涡冲击声带，声带颤动而发出一种尖锐的喉喘鸣声。喉阻塞轻者，喉喘鸣声较轻；重者，喉喘鸣声很大。呼气时因声门裂较大，故无此喘鸣声。

（3）吸气期软组织凹陷：为喉阻塞的特征。因吸气时空气不易通过狭窄的声门进入肺部，胸腹辅助呼吸肌均代偿性加强运动，将胸部扩张，以助吸入空气，而肺叶不能相应地膨胀，使胸腔内负压增加，将胸壁及其周围的软组织吸入，故出现胸骨上窝，锁骨上、下窝，胸骨剑突下或上腹部，肋间隙的吸气期凹陷（图18-7-2），称为四凹征，凹陷的程度常随呼吸困难的程度而异，儿童的肌张力较弱，该凹陷征象更为明显。

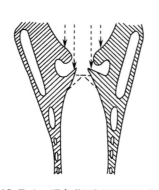

图 18-7-1   吸气期呼吸困难示意图

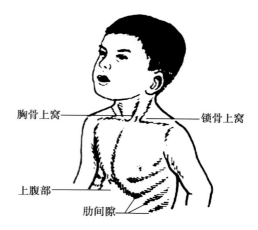

胸骨上窝   锁骨上窝

上腹部

肋间隙

图 18-7-2   吸气期软组织凹陷

2. 声嘶   为喉阻塞的常见症状，若病变发生于声带，则常有声音嘶哑，甚至失声。其他部位病变导致的喉阻塞此症状不明显。

【诊断】

1. 喉阻塞诊断的分度   根据病情轻重，喉阻塞可分为4度。

（1）一度：平静时无症状，哭闹，活动时有轻度吸气性困难。

（2）二度：安静时有轻度吸气性呼吸困难，活动时加重，但不影响睡眠和进食，缺氧症状不明显。

（3）三度：吸气期呼吸困难明显，喉鸣声较响，胸骨上窝、锁骨上窝等处软组织吸气期凹陷明显。因缺氧而出现烦躁不安、难以入睡、不愿进食。患者脉搏加快，血压升高，心跳强而有力，即循环系统代偿功能尚好。

（4）四度：呼吸极度困难。由于严重缺氧和体内二氧化碳积聚，患者坐卧不安、出冷汗、面色苍白或发绀，大小便失禁，脉搏细弱，心律不齐，血压下降。如不及时抢救，可因窒息及心力衰竭而死亡。

2. 诊断方法

（1）根据病史、症状及体征，对喉阻塞的诊断并不困难。一旦明确了喉阻塞的诊断。首先要判断的是喉阻塞的程度。

（2）至于查明喉阻塞的病因，则应视病情轻重和发展快慢而定。轻者和发展较慢，病程较长的，可做间接或纤维（电子）喉镜检查以查明喉部病变情况及声门裂大小。但做检查时要注意，因咽喉部麻醉后，咳嗽反射减弱，分泌物不易咳出，可使呼吸困难明显加重，且有诱发喉痉挛的可能，故应做好气管切开术的准备。重者和发展较快的，则应首先进行急救处理，解除喉阻塞后再做进一步的检查，明确其病因。

（3）医学影像学，尤其是 MRI 和 CT 检查，对了解阻塞的原因很有价值，对肿瘤、炎症和异物所致的直接梗阻，以及由于纵隔疾病导致的声带麻痹，都有很好的诊断意义。一般金属和动物骨等高密度异物，以 CT 平扫为宜。肿瘤、炎症和非金属异物以 MRI 为宜。胸部病变以 CT 为宜。

【治疗】　喉阻塞的治疗必须积极处理，首要问题是尽快解决呼吸困难，使呼吸恢复通畅。应按呼吸困难的程度和原因，采用药物或手术治疗。

1. 一度　明确病因，一般不做气管切开术，积极治疗后患者的阻塞症状一般在 24 小时内可得到控制。由喉部炎症引起者，应及时使用激素加抗生素，配合蒸气吸入或雾化吸入等；若为咽后脓肿则需要尽早切开排脓。

2. 二度　积极治疗病因，严密观察病情变化，做好气管切开术的准备工作。如为异物，应立即取出；如为肿瘤，可考虑气管切开。

3. 三度　如为异物，应及时取出；如为急性炎症，先试用药物治疗，并做好气管切开的准备，若观察未见好转或阻塞时间较长，应及早施行气管切开。因肿瘤或其他原因引起的喉阻塞，宜先行气管切开，待呼吸困难缓解后，再根据病因，给予其他治疗。

4. 四度　应立即行紧急抢救手术。利用麻醉喉镜引导进行气管插管，或插入气管镜解救呼吸或行环甲膜切开。待呼吸困难缓解后再做常规气管切开术，然后再寻找病因进一步治疗。

（何琪懿　王丽萍）

第八节　喉气管狭窄

喉气管狭窄是各种原因引起喉气管软骨塌陷、瘢痕组织增生形成的狭窄。先天性喉气管狭窄主要见于儿童，有喉软骨软化病、喉软骨发育不良、小喉畸形、喉蹼、喉气管食管裂、声带麻痹等。后天性喉气管狭窄的主要原因为外伤和感染。

【病因】

1. 先天性因素　先天性喉气管狭窄是妊娠时喉腔未能充分再通甚至完全消失，则导致先天性喉气管狭窄或喉完全性闭锁。

2. 创伤　喉气管外伤和气管插管是后天性喉气管狭窄的主要原因。喉部挫伤、挤压、切割伤、火器伤、化学性烧伤等，长期插管、气管造口、过早实行非气道手术、咽喉部肿瘤的放射治疗都是喉气管狭窄的危险因素。

3. **感染** 如复发性多发性软骨炎、软骨膜炎、咽部硬结病、喉淀粉样变造成的慢性炎性改变以及梅毒、白喉等造成的特异性炎症感染等。韦格纳肉芽肿病、胶原血管性疾病及喉软骨炎坏死后瘢痕收缩造成的非特异性炎症。

4. **其他因素** 包括喉气管化学性及物理性损坏，如误吸强酸、强碱或放射线损伤等。

【分型】

1. **按发生部位** 分为声门上、声门、声门下及贯声门或跨声门狭窄 4 型。

2. **按狭窄程度** 目前临床上广泛使用的分级方法是 Cotton 分类法，按照狭窄的直径分级方案。1 度：喉气管阻塞 <70%；2 度：管腔阻塞介于 70% ~90% 之间；3 度：管腔阻塞 >90%，但仍可见腔隙，或声门下完全闭塞；4 度：完全闭塞无管腔，声带不能辨认。

【临床表现】 主要表现是呼吸、发声及吞咽情况异常。依据喉气管狭窄程度不同而表现出不同的临床症状，轻者可无明显不适，一些先天性喉气管狭窄的患儿症状很轻，甚至在学龄前都未得到诊治，而是常常被误诊为哮喘。对于气管切开后患者则表现为不能耐受堵管或拔管。有的患者出现进食呛咳、误吸甚至呼吸道感染。长期喉气管狭窄患者可伴有声嘶及缺氧而出现相应的临床体征（图 18-8-1）。

【诊断】 根据病史、症状及体征，通过直达喉镜、频闪喉镜、电子喉镜直观检查狭窄部位，结合 X 线、CT、MRI 检查即可诊断。关键是判断狭窄的部位、范围和程度。

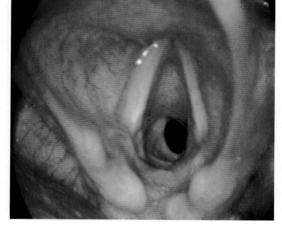

图 18-8-1 喉气管狭窄

【治疗】 喉气管狭窄应着重预防，治疗应根据病变的部位、程度和范围选择相应的方法。

1. **药物治疗** 糖皮质激素、口服硫酸锌抑制肉芽组织生长等可抑制瘢痕形成。

2. **手术治疗**

（1）喉狭窄

1）喉软骨无缺损，仅瘢痕增生者：在直接喉镜、支撑喉镜下瘢痕组织切除或激光、低温等离子切除，由于激光气化，出血较少，术后瘢痕再次形成可能性小；喉裂开切除瘢痕组织，放置喉扩张模；早期气管镜下扩张喉气管狭窄。

2）喉软骨塌陷：采用会厌软骨喉成形术。喉裂开切除狭窄的瘢痕组织，将会厌软骨翻转游离会厌软骨根部，将会厌边缘用尖刀切开骨膜，切缘与残体的甲状软骨内外膜分别缝合，使会厌的舌面为喉腔的黏膜，会厌喉面即为甲状软骨外骨膜相缝合形成支架，重新建立喉腔，放置扩张子；用带肌蒂的舌骨瓣修复喉气管缺损软骨，应注意舌骨瓣的固定。

（2）气管狭窄：气管缺损分为部分缺损与环形缺损、局部缺损与广泛缺损（≥6cm）。

1）间断扩张治疗：在直接喉镜下用扩张子或支气管镜每周扩张 1 ~2 次，直至瘢痕不再收缩，通畅的气道建立。

2）持续扩张治疗：支气管镜下置入钛记忆合金支架、聚乙烯管持续扩张。

3）甲状软骨气管吻合术：适用于声门下狭窄范围不超过 2cm 的患者。

4）气管重建术：一般气管缺损超过 6cm 很难进行端-端吻合，宜在黏膜下切除瘢痕，用移植物重建缺损支架，达到重建气管腔目的。

目前组织生物工程的发展为寻找一种理想的喉气管软骨缺损修复材料带来了希望。

（牟忠林 李智群）

第十九章...

喉常见手术

第一节 气管切开术

（一）适应证与禁忌证

1.适应证

（1）因咽喉阻塞产生呼吸困难者，如喉部炎症、外伤、肿瘤、异物、瘢痕性狭窄及喉返神经麻痹等，而导致的急性或慢性喉阻塞。

（2）由各种原因导致的昏迷、下呼吸道炎症、胸腹部外伤或手术后，排痰困难者或者不能排痰，气管切开后，便于抽吸气管内分泌物，保持呼吸道通畅，减少呼吸道无效腔，增加氧的交换量等。

（3）中枢性或周围性呼吸肌麻痹、喉痉挛等，为了需要较长时期进行人工呼吸预防或解除喉痉挛，可做气管切开。

（4）偶有经气管切开途径取出气管异物。

（5）各种原因所致的呼吸功能减退，气管切开术进行辅助呼吸。

2.禁忌证

（1）严重出、凝血功能障碍者。

（2）严重呼吸循环障碍，不能耐受手术者。

（3）未获得患者或家属同意者。

（二）术前准备

1.全面了解病因、病情，掌握手术的主动权。

2.迅速准备和检查手术器械、照明灯光、气管套管、吸引器、氧气、急救药品以及麻醉插管或支气管镜等，以便随时应付紧急情况的抢救。

3.根据患者不同年龄，选配适合套管（表19-1-1）。

表 19-1-1 气管套管大小参数表（单位：mm）

年龄	套管外管直径/长度
1 岁以下	4/40 ~ 45
1 ~ 2 岁	5/50
3 ~ 6 岁	6/60
7 ~ 11 岁	7/65
12 ~ 17 岁	8/70
18 岁以上	9 ~ 10/75 ~ 80

（三）常用手术器械

手术刀、气管切开刀、剪刀、弯止血钳、直止血钳、皮钳、板拉钩、齿拉钩、甲状腺拉钩、气管套管、插管、长弯钳、针线等和其他急救所需设备。

（四）麻醉

一般采用局部浸润麻醉，上起甲状软骨下缘，下达胸骨上切迹，相当于皮肤切口的部位（图19-1-1）。对于十分危急的患者，可在无麻醉下，甚至使用简易刀具紧急手术。

（五）手术步骤

1. 体位 一般采用仰卧位，头向后仰，肩部垫高，头尽量向后上延伸，并由助手固定，下颏、喉结及胸骨上切迹三点成一直线，严格保持在正中位上，便于气管的暴露，同时固定手足，以防变位。在紧急情况下，可先插入气管套管插管或支气管镜后再手术（图19-1-2）。

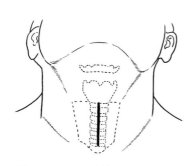

图19-1-1 麻醉范围及皮肤切口

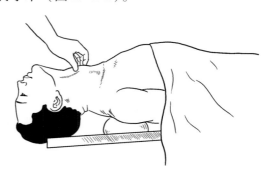

图19-1-2 常见手术体位

2. 切口 有直切口和横切口两种，直切口暴露气管较好，但伤口愈合后瘢痕较明显；横切口可顺颈前皮纹切开，美观，但暴露气管较差。较多采用直切口——颈前正中切口（图19-1-3），自甲状软骨下缘至胸骨上缘处切开皮肤和皮下组织。若喉切除前，需做低位气管切开（5、6气管环），在胸骨上窝做横切口。

3. 暴露颈筋膜 分离皮下组织及浅筋膜，显露出两侧喉外肌交界处的白线，如颈前静脉有碍手术，可结扎切断。颈深筋膜在颈白线处切开后（图19-1-4），胸骨舌骨肌及胸骨甲状肌自中线用血管钳做纵行钝性分离，然后从两侧用相等力量牵开。保持气管位于切口正中，并经常用示指探触气管环，以防气管被牵拉移位。

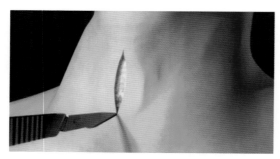

图19-1-3 切口

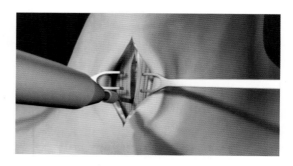

图19-1-4 切开颈深筋膜，分离胸骨舌骨肌及胸骨甲状肌

4. 暴露甲状腺峡部 沿白线并保持正中位，向深部分离，两侧肌束用拉钩向两旁牵拉，显露甲状腺峡部，两侧拉钩用力要注意均衡，以保持术野于正中位，并可经常用手指触摸气管位置（图19-1-5）。

5. 分离甲状腺峡部 分离舌骨下肌群后，即可看到甲状腺覆盖在气管前壁，大致相当于气管第2～4环处（图19-1-6）。如甲状腺峡部不宽，只要将其向上牵开，气管前壁即可清楚暴露；若峡部过宽，可用血管钳将其分离夹住，于正中切断后缝扎，再向两侧拉开，使气管前壁得到良好暴露。

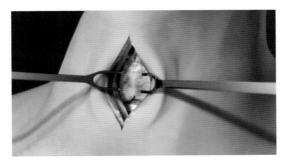

图 19-1-5　分离肌肉及筋膜，暴露甲状腺峡部

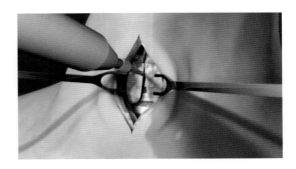

图 19-1-6　分离甲状腺峡部

6. **切开气管**　气管前筋膜不宜过多剥离，用弯刀片，在气管前壁正中部，横向切开第三、四气管环间的组织。需长期带管者，宜切除部分气管软骨成圆形瘘孔。刀尖进入管腔后，刀柄宜放平，以免损伤气管后壁（图 19-1-7）。

7. **插入气管套管**　用弯血管钳或气管扩张器撑开气管切口，吸净分泌物，充分止血后，将事先准备好带管芯的套管用拇指顶住管芯后顺势向切口内插入，此时若有分泌物自管口咳出，证实套管确已插入气管，如无分泌物咳出，可用少许纱布纤维置于管口，看其是否能随呼吸飘动，如确认套管不在气管内，应立即拔出套管，重新插入。如需行人工呼吸或行头、面部手术而切开气管者，应用带气囊的气管套管，插时用力方法应沿套管弯曲弧度，并注意勿使管壁塌陷，插入后拔出管芯（图 19-1-8），常用套管如图 19-1-9。

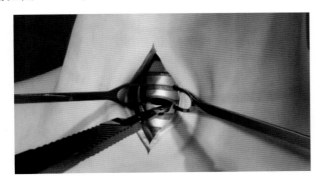

图 19-1-7　切开气管

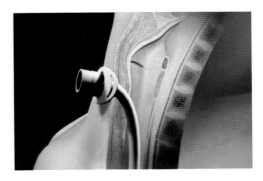

图 19-1-8　插入套管

8. **固定套管**　如切口过长，可将其上段缝合 1～2 针。气管套管下垫以消毒剪口的乙醇纱布。插入内管，打两个死结拴好系带，并注意松紧要合适（图 19-1-10）。外面罩以温盐水纱布一层。

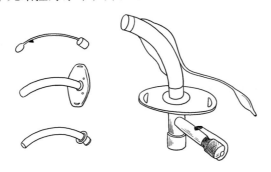

图 19-1-9　普通套管与气囊套管

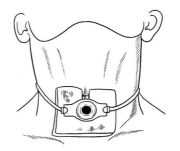

图 19-1-10　固定好的套管

9. **术后处理**　气管切开术后，病人依靠套管呼吸，原来呼吸生理情况发生了改变，需精心护理，以减少并发症的发生。同时积极治疗原发病。

（1）术后 24 小时内密切监护，一般取半卧位或平卧位。鼓励病人经常翻身，促进下呼吸道分泌物排除。

（2）环境要求室内温度为 20～22℃，相对湿度在 80% 以上。吸氧时注意呼吸道湿度，最好在气管套管口处覆盖单层湿纱布以增加湿度。

（3）气管切开手术后需有专人护理，用吸痰器及时清理分泌物，定时套管内滴药和清洗内套管，以保持套管和下呼吸道通畅；并及时更换纱布垫。同时每天检查调整固定带松紧度，防止套管脱出或过紧。

（4）气管内可通过滴入或吸入黏液溶解药以促进痰液排出。

（5）切口要保持清洁，防止感染。

（6）如原发病已经治愈，呼吸困难解除者，应该及时拔管。拔管前需先试行堵管，戴管时间短能一次性堵管者，观察 24～48 小时无呼吸困难者即可拔除；对套管较大、充气囊的套管或长期戴管者，可先更换小号套管或逐步堵管，直至全堵管持续 48 小时以上无呼吸困难后，方可拔管。拔管后，颈部切口用蝶形胶布对位黏合。如果放射治疗等原因，或瘘口皮肤内翻致伤口不易愈合者，可切除瘘口旁少许皮肤后缝合。

（冯勇军）

第二节　气管插管术

气管插管术是指将特制的气管导管，通过口腔或鼻腔插入病人气管内，紧急解除上呼吸道阻塞、保持呼吸道通畅、抽吸下呼吸道分泌物和进行辅助呼吸的有效急救方法，也是实施麻醉的一项安全措施。

（一）适应证

1. 全身麻醉时呼吸道难以保证通畅者如颅内手术、开胸手术、需俯卧位或坐位等特殊体位的全身麻醉手术；颌、面、颈、五官等全身麻醉大手术；颈部肿瘤压迫气管，肥胖病人；全身麻醉药对呼吸有明显抑制或应用肌肉松弛药者。

2. 呼吸衰竭需要进行机械通气者、心肺复苏、药物中毒以及新生儿严重窒息。

3. 某些特殊麻醉，如并用降温术、降压术及静脉复合麻醉等。

4. 便于行难度较大的气管切开术。

（二）术前准备

1. 术前检查患者的基本情况，以估计手术的难易度和选择何种进路（经口或经鼻路径），同时准备好急救措施，如气管切开包和给氧等。

2. **器械准备**　准备合适的喉镜、导管内导丝、吸引管、牙垫、注射器等，预计插管困难者应准备纤维支气管镜以用于插管困难的情况下经纤维支气管镜引导下插管；选择型号合适的气管导管。

3. **术前麻醉用药**　用 1% 丁卡因或 2% 利多卡因做咽喉气管黏膜表面麻醉，或全身麻醉。术前可合用镇静药和阿托品。急诊手术情况危急可不麻醉。

（三）方法

气管插管术根据插管途径可分为经口气管插管术和经鼻气管插管术；根据插管前的麻醉方法可分为全身麻醉诱导气管插管术、半清醒气管插管术和清醒气管插管术；根据插管时是否显露声门分为直接喉镜明视插管术、纤维喉镜引导插管术和盲探气管插管术，目前已有带成像显示系统的麻醉喉镜，可清楚地显示声门情况，便于插管、带教。下面介绍经口气管插管术和经鼻气管插管术。

1. **经口气管插管术**　借助喉镜直视下暴露声门后，将导管经口腔插入气管内。

（1）患者取仰卧位，操作者将病人头后仰，双手将下颌向前、向上托起以使口张开，或以右手拇指对着下齿列、示指对着上齿列，借旋转力量使口腔张开。

（2）左手持喉镜柄将喉镜片由右口角进入口腔，将舌体推向侧后缓慢推进，可见到悬雍垂。将镜片垂直提起前进，看见会厌后，挑起会厌，显露声门。如未完全显露声门，可请助手按压喉结以协助显露声门。

（3）以右手拇指、示指及中指如持笔式持住导管的中、上段，由右口角进入口腔，直到导管接近喉头时再将管端移至喉镜片处，同时双眼经过镜片与管壁间的狭窄间隙监视导管前进方向，准确地将导管尖端插入声门。借助管芯插管时，当导管尖端入声门后，应拔出管芯后再将导管插入气管内。导管插入气管内的深度成人为 4～5cm，导管尖端至门齿的距离为 18～22cm。

（4）插管完成后，确认导管已进入气管内再固定。确认方法有：

1）压胸部时，导管口有气流。

2）人工呼吸时，可见双侧胸廓对称起伏，并可听到清晰的肺泡呼吸音。

3）如用透明导管时，吸气时管壁清亮，呼气时可见明显的"白雾"样变化。

4）病人如有自主呼吸，接麻醉机后可见呼吸囊随呼吸而张缩。

5）插管后可检测到呼气末 CO_2 浓度（end-tidal CO_2，$ETCO_2$）并可以听到清晰的肺泡呼吸音。

2. 经鼻气管插管术

（1）插管前应先做鼻腔黏膜收缩和表面麻醉，导管前端涂抹少量润滑剂防止损伤黏膜。

（2）选用合适管径的气管导管，以右手持导管与面部垂直的方向从前鼻孔插入，沿鼻底部向前推进至鼻后孔，到达鼻咽部和口咽部，导管到达上述位置后继续推进导管，越过会厌准备进入声门。

（3）在声门张开时将导管迅速推进。导管进入声门感到推进阻力减小，呼出气流明显，有时病人有咳嗽反射，接麻醉机可见呼吸囊随患者呼吸而伸缩，表明导管插入气管内。

（4）如导管推进后呼出气流消失，可能插入食管。应将导管退至鼻咽部，将头部稍后仰使导管尖端向上翘起，对准声门利于插入。

（5）该插管法不影响吞咽以及器械经口腔路径进入的手术操作，且容易固定，但操作难度较大，操作过程中可能引起鼻出血。

（四）气管内插管的并发症

1. 插管操作技术不熟练，损伤牙齿、口腔黏膜，引起颞下颌关节脱位。

2. 浅麻醉下行气管内插管可引起剧烈呛咳、喉头及支气管痉挛；心率增快及血压剧烈波动而导致心肌缺血。严重的迷走神经反射可导致心律失常，甚至心搏骤停。

3. 气管导管内径过小，可使呼吸阻力增加；导管内径过大，或质地过硬都容易损伤呼吸道黏膜，甚至引起急性喉头水肿，或慢性肉芽肿、喉蹼、喉狭窄。导管过软容易变形，或因压迫、扭折而引起呼吸道阻塞。

4. 导管插入太深可误入一侧支气管，引起通气不足、缺氧或术后肺不张。导管插入太浅时，可因病人体位变动而意外脱出，导致严重意外。

（冯勇军）

第三节　喉裂开术

喉裂开术又称甲状软骨切开术，从中线将甲状软骨切开，充分暴露喉腔，酌情处理喉内病变。

（一）适应证与禁忌证

1. 适应证

（1）早期声带癌，肿瘤局限于一侧声带的前段，中端 2/3 段未侵及前连合，后部未波及声带突，未侵及深层组织，声带运动正常者。

（2）喉内较大良性肿瘤，基底较广或者位于声门下区，不能经间接或直接、支撑喉镜彻底切除者；前连合病变，易致粘连（包括喉蹼）需要放置扩张模。

（3）某些探查性手术，如临床表现疑似恶性肿瘤，但反复取活检为阴性者，或含血量丰富的肿瘤，取活检有大量出血窒息风险者。

（4）喉内异物不能由直接喉镜取出者。

（5）喉外伤、喉狭窄的修复术。

2. 禁忌证

（1）若肿瘤已达前连合处或甚至超过前连合侵及对侧声带，常规的喉裂开术已不适应，可选用前连合喉裂开术、喉部分切除术或喉全切术。

（2）咽、喉或颈部急性炎症尚未控制者。

（3）心肺功能不全者。

（二）术前准备

1. 术前详细检查，喉镜、喉部 CT，确定肿瘤的部位、声带的活动情况以及声门下区有无侵及。

2. 颈部备皮，准备好气管切开包、套管。

3. 检查全身情况，术前 6 小时禁食、禁水以及术前半小时注射苯巴比妥和阿托品。

（三）麻醉与体位

1. 麻醉

（1）常用全身麻醉：一般采用气管内插管全身麻醉，待喉部裂开后，再在气管第 3~4 环造口，将气管插管下移，并将插管上的气囊妥善充气，堵塞气管上段，避免术时血液流入下呼吸道，使手术能安全进行。

（2）局部麻醉：局部麻醉则用 2% 利多卡因沿颈前正中舌骨下缘至胸骨上切迹做浸润麻醉，两侧喉上神经阻滞麻醉，喉黏膜表面麻醉。但局部麻醉容易引起手术时刺激性咳嗽，容易出血，使手术操作困难。对病灶较小、手术时间短者适用。

2. 体位　病人取仰卧位，头向后伸，肩稍垫高，下颏、喉结、胸骨切迹三点一线，头两侧用沙袋固定，保持正中位（图 19-3-1）。

（四）手术步骤

1. 切口　有纵横两种。多采用颈正中线纵向切口，类似气管切开，切开皮肤、皮下组织，直达甲状软骨、环状软骨。分离舌骨下诸肌，切断甲状腺峡部，暴露气管上段。横向切口（图 19-3-2）沿环状软骨下缘逐层切开皮肤、皮下组织，可直接切到甲状软骨，对皮下组织、肌肉等可不进行分离，分离后可影响甲状软骨营养，导致软骨感染或部分坏死。

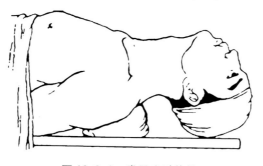

图 19-3-1　常见麻醉体位

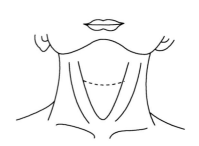

图 19-3-2　横向切口

2. 暴露甲状软骨和环甲膜　分离舌骨下诸肌群，甲状腺峡部可不切断，如峡部过大，可切断后缝扎，暴露上段气管环。需做气管切开者，可以在术前或术中常规方法气管切开。插入带气囊的麻醉导管。

3. 切开环甲膜和甲状软骨　环甲膜暴露后，经环甲膜注射数滴 2% 利多卡因，环甲膜处做一短的横切口（图 19-3-3）。从甲状软骨上缘中线向下切开甲状软骨，或可由下缘中线向上剪开（图 19-3-4），也可使用电动圆锯锯开（图 19-3-5）。

4. 切开黏膜，进入喉腔　沿中线切开黏膜，进入喉腔后，探查喉内病变（图 19-3-6）。

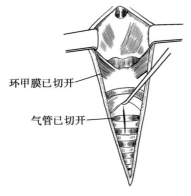

图 19-3-3 气管切开及切开环甲膜

环甲膜已切开

气管已切开

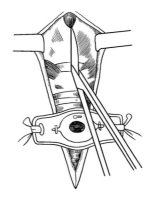

图 19-3-4 沿中线剪开甲状软骨

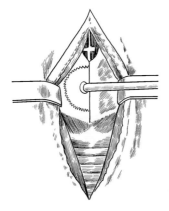

图 19-3-5 用圆锯于中线锯开甲状软骨

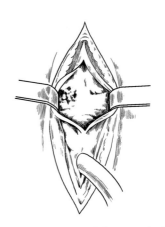

图 19-3-6 切开黏膜，进入喉腔

5. 切除病变 充分暴露喉腔（图 19-3-7），沿甲状软骨内壁剥离，留够安全边界，切除肿瘤（图 19-3-8）。

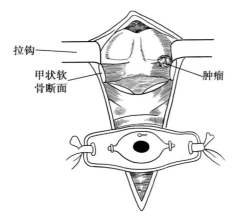

拉钩

甲状软骨断面

肿瘤

图 19-3-7 充分暴露喉腔

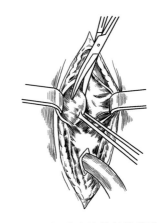

图 19-3-8 沿安全边缘整块剪除肿瘤

6. 修复创面 切除肿瘤范围较小，可游离黏膜牵拉缝合。创面较大，可用上方黏骨膜瓣修复（图 19-3-9），或在下方黏膜做一带蒂黏膜瓣转移修复（图 19-3-10）。

7. 缝合切口 认真检查伤口，仔细止血。单纯的良性肿瘤切除黏膜面不大者无需缝合黏膜，若手术需要切除过多黏膜的可用黏膜或肌瓣修复后缝合。甲状软骨对合后只要缝合软骨膜（图 19-3-11），分层次缝合舌骨下肌肉膜和皮下软组织，最后缝合颈前皮肤切口（图 19-3-12）。

8. 拔出麻醉插管，换上气管套管。

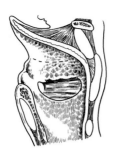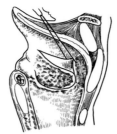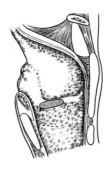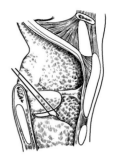

图 19-3-9 切开上方黏骨膜瓣，　　　图 19-3-10 切开下方带蒂黏

用上方黏骨膜瓣修复创面　　　　　膜瓣，转移修复创面

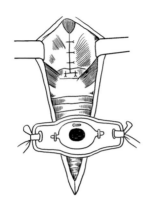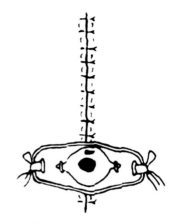

图 19-3-11 缝合甲状软骨膜　　　图 19-3-12 缝合皮肤切口

（五）术后处理

1. 密切观察病人的呼吸、出血等情况。

2. 气管切开术后常规护理，尽早拔管。目前也有不做气管切开的喉裂开术报道。

3. 术后第 2 天流质或半流质饮食。

4. 术后使用抗生素 5 ～ 7 天，伤口换药。

5. 术后 7 ～ 10 天可试行堵管，堵管观察 48 小时经鼻呼吸通畅，可拔去气管套管。

6. 术后 2 周内应尽量少发声。

（冯勇军　阮 昊）

第六篇

气管食管科学

气管由软骨、肌肉、结缔组织和黏膜构成，是连接喉与肺之间的管道部分，不仅是空气通过的管道，而且有清除异物及调节空气温度、湿度和防御等功能。食管是咽和胃之间的消化管，具有重要的传输功能。本篇重点论述气管、支气管以及食管的解剖、生理、检查方法及常见临床疾病的诊疗。

第二十章 …

气管、支气管及食管应用解剖与生理学

　　气管、支气管和食管均位于纵隔内。纵隔是在左、右纵隔胸膜之间的器官、结构及其间的结缔组织的总称。图 20-0-1 为纵隔左侧面观、图 20-0-2 为纵隔右侧面观，两图把气管、支气管、食管之间的毗邻关系表达得非常清楚。以胸骨角为界，将纵隔分为上纵隔（图 20-0-3）、下纵隔，下纵隔又以心包的前后壁为界，分为前、中、后三部。气管位于上纵隔，食管位于后纵隔。

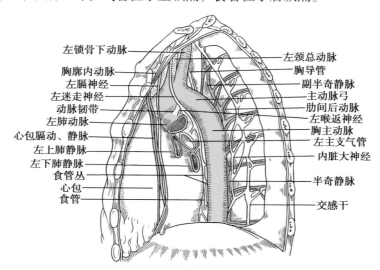

左锁骨下动脉
胸廓内动脉
左膈神经
左迷走神经
动脉韧带
左肺动脉
心包膈动、静脉
左上肺静脉
左下肺静脉
食管丛
心包
食管

左颈总动脉
胸导管
副半奇静脉
主动脉弓
肋间后动脉
左喉返神经
胸主动脉
左主支气管
内脏大神经
半奇静脉
交感干

图 20-0-1　纵隔左侧面观

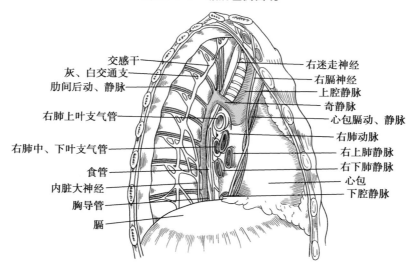

交感干
灰、白交通支
肋间后动、静脉
右肺上叶支气管
右肺中、下叶支气管
食管
内脏大神经
胸导管
膈

右迷走神经
右膈神经
上腔静脉
奇静脉
心包膈动、静脉
右肺动脉
右上肺静脉
右下肺静脉
心包
下腔静脉

图 20-0-2　纵隔右侧面观

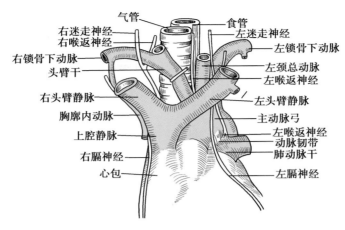

图 20-0-3　上纵隔

　　气管上端起自环状软骨下缘，向下至胸骨角平面，以气管软骨为支架，保持持续开张状态；食管则为一扁平肌性长管道，上端在第 6 颈椎下缘接咽，下接胃贲门，比气管的 2 倍还长，食管上段走行于气管后方略偏左，在气管分为左主支气管处，形成食管的一个狭窄。最有临床意义的是：气管与食管上方均与咽部有直接关系，呼吸时，通向气管的气道开放，摄食咽下时，食物通道开放，气道关闭，不致发生误差。临床上，在鼻饲插胃管或行胃镜检查时，常需患者配合做咽下动作，以防误入气管，引起呛咳。

第一节　气管、支气管应用解剖

　　气管（trachea）上起喉部环状软骨，下止隆嵴于第 4、5 胸椎椎体之间（相当于胸骨角）平面与支气管（图 20-1-1）相连。成人自环状软骨下缘至隆嵴，全长 10～12cm，成年男性长度约为 12cm，女性约为 10cm。气管的前壁和两侧壁由呈倒"U"字形的 18～22 个软骨环为支架构成，软骨环间由平滑肌连接形成管状。其后壁为膜样纤维平滑肌称膜部，以疏松的结缔组织与食管相连。婴幼儿气管近似圆形，成人气管的前壁呈弧形，后壁平坦，横断面呈"马蹄形"，前后径 1.8～2.0cm，横径 2.0～2.2cm，女性略小于男性。主支气管以下各级支气管口径逐渐变细，至末梢支气管仅 0.1cm 左右。根据行程，气管可分为颈、胸两段，颈段较浅表，在胸骨颈静脉切迹上方。

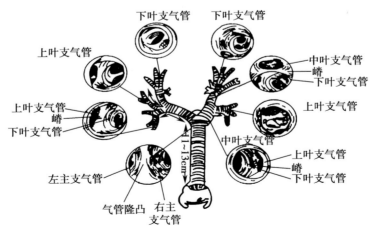

图 20-1-1　支气管开口

（一）气管的结构
　　气管壁由外到内有外膜、肌层、软骨、黏膜下层和黏膜层。外膜菲薄，由纤维结缔组织构成。肌层为平滑肌，维持气管壁的弹性。软骨环宽 3 ~ 4mm，占气管断面的 2/3，有的呈分叉状，有的上下两软骨环的一部分相互融合。黏膜下层充满微血管、淋巴管和神经纤维。黏膜层为柱状上皮，表面有纤毛，可将分泌物向上推送。气管可随颈部的伸屈上下移动。低头时气管几乎全部进入纵隔内，环状软骨亦能到达胸骨切迹以下。抬头时气管几乎可上提一半，在颈部可触及很长的一段气管。小儿的气管弹性好，伸缩幅度大。45 岁以上者，常有胸椎后突，气管上提受限，且因纤维化增加，使气管变硬、变脆，故做气管切除时，在长度上应适当保守些。

（二）气管的血液供应

上段主要来自甲状腺下动脉的分支，一般有 2 ~ 3 支。此外，锁骨下动脉、胸廓内动脉、肋间动脉也有分支供应。下段主要由主动脉弓下缘的支气管上、中动脉的分支供应。这些小血管在气管壁的两侧，相互吻合形成纵行的血管链，并向每个软骨环分出横行血管支，穿过软骨进入黏膜下层形成网络，为气管壁供应血液。另外，在气管的两侧，有气管食管动脉发出分支分别供应气管和食管。由于气管的血供分布为节段性，故对气管做节段性切除和吻合，不致影响血液供应。但是，切除气管时游离的范围不宜过长，一般掌握在距切缘 1 ~ 2cm，气管两侧附着的组织不宜钳夹，以免引起供血不足而发生坏死。

（三）气管的淋巴回流

气管的淋巴引流十分丰富，在前方及两侧均有淋巴结。隆嵴下的淋巴结群，收集两侧肺及支气管的淋巴引流，是支气管肺癌淋巴结转移的主要部位。因此，在行肺癌切除术时必须清扫隆嵴下的淋巴结。如隆嵴不能随呼吸上下移动，提示该部已有淋巴结转移、浸润固定。

气管隆嵴部相当于胸骨角、主动脉弓下缘及第 5 胸椎上缘的平面，是气管与支气管的连接点，其左右主支气管分叉角度为 70° ~ 90°，隆嵴下淋巴结肿大可使分叉的角度增大。气体在隆嵴部呈射流状，能均匀地分布于两侧肺内，隆嵴变形将影响气体的弥散。主动脉弓部在其前方，由于主动脉阻挡，从左侧胸腔显露隆嵴比较困难。

（米晓辉）

第二节　食管应用解剖

食管是消化管最狭窄的部分，前后扁窄，上端约在第 6 颈椎体下缘处与咽相接，沿脊椎前方向下行，穿经胸腔的上纵隔和后纵隔，再经膈肌的食管裂孔，入腹腔，平第 11 胸椎体高度续于胃和贲门。全长约 25cm。成人食管上 1/3 段为骨骼肌，中 1/3 为骨骼肌和平滑肌，下 1/3 段完全是平滑肌。上 1/3 段受舌咽神经支配，其余 2/3 段的运动神经，主要来自颈部迷走神经。食管最下段 2 ~ 4cm 位于腹腔内，形成功能上的食管括约肌。乃一高压带，其内压比大气压高 15 ~ 40mmHg，此高压带亦是胃的起始部分。静息时，胃起始处的内压仅约 5mmHg 左右。其压力常可用经鼻置入食管和胃中的固态测压导管或灌流导管来测试食管体和食管下括约肌压力。压力测试术可以评估食管收缩压力和食管多点蠕动的协调性，高分辨压力检测术超过 30 个位点。该方法也可以测定食管下括约肌的静息压和松弛度。多点压力测定术也装备有阻抗检测术。阻抗检测术通过探测经过电极的电流变化来检测食团经过食管的过程。阻抗检测术可以监测食团的正向和逆向流动，探测所有类型的反流，包括很弱的酸或碱反流。它也可以用来评估咽食管结合部和咽肌功能异常。

食管长约 25cm，以胸骨颈静脉切迹平面和膈的食管裂孔为界分为颈、胸、腹三部。①颈部：长约 5cm，其前壁借疏松的结缔组织与气管贴近，后方与脊柱相邻，两侧有颈部的大血管。②胸部：长 18 ~ 20cm，前方自上而下依次有气管、左主支气管和心包，并隔心包与左心房相邻。该部上段的左前侧有主动脉弓，主动脉胸部最初在食管的左侧下部，随后逐渐转到食管的右后方。③腹部：最短，长 1 ~ 2cm，与贲门相续。

食管全程有 4 处较狭窄：第一个狭窄位于食管入口，由环咽肌收缩所致，距上切牙约 15cm，为食管最狭窄处，亦为异物最易嵌顿部位；第二个狭窄位于主动脉弓处，由主动脉压迫食管所致，成人距上切牙约23cm，食管镜检查局部可见搏动；第三狭窄位于食管与左支气管交叉处，成人一般位于第二狭窄下4cm处，第二、三狭窄位置邻近，临床上常把两者合称为第二狭窄；第四狭窄位于食管穿经膈肌处，成人一般位于距上切牙约40cm处，相当于第10胸椎平面。这些狭窄处异物容易滞留，也是肿瘤好发部位，这些狭窄所处的平面与上切牙的距离在各个年龄段均不同（图20-2-1）。

（一）食管的结构

具典型的消化管结构，分为黏膜、黏膜下层、肌层与外膜。食管空虚时，前后壁贴近，黏膜表面形成7～10条纵行皱襞；当食团通过时，肌膜松弛，这些皱襞由于肌层松弛而展平，内腔扩大，有助食团通过。黏膜下层较肥厚，由结缔组织构成，其内有较大的血管、神经、淋巴和食管腺。肌层为内环、外纵，厚约2mm，肌层上1/3为横纹肌，下1/3为平滑肌，中1/3横纹肌和平滑肌相混杂，食管起始处环行肌纤维较厚，可起到括约肌作用，其间有弹力纤维。外膜由疏松结缔组织构成，富血管、淋巴管及神经。整个食管管壁较薄，仅0.3～0.6cm厚，容易穿孔。

（二）食管的血液供应

食管的血液供应较丰富。颈段食管由甲状腺下动脉的分支供应；胸部上段食管的动脉由支气管动脉及降主动脉的食管支供应；胸部下段由胸主动脉或肋间动脉的小支供应；腹段则由腹主动脉的膈动脉分支供应。食管本身的静脉有黏膜下静脉丛及周围静脉丛，黏膜下丛穿过肌肉至食管周围丛。食管上段静脉通过甲状腺下静脉汇入上腔静脉，食管下段静脉直接汇入奇静脉系统。

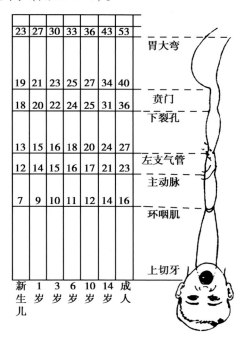

图20-2-1 上切牙至食管各平面
的距离（cm）

（三）食管的毗邻关系

食管的前方由上而下有气管、气管隆嵴、左喉返神经、主动脉弓、左主支气管、右肺动脉、心包、左心房和横膈。后方有颈椎、胸椎及胸椎与食管间的食管后隙，隙内有奇静脉、半奇静脉、胸导管和右肋间后动脉。食管的两侧为胸腔，食管右侧除奇静脉弓处外，皆与胸膜相贴，在右肺根以下，胸膜突至食管后面，形成食管后隐窝。右侧尚有奇静脉弓及右迷走神经。左侧食管在主动脉弓以下段及第7胸椎以下段与胸膜相贴外，中间段则不相贴。食管左侧自上向下尚有左颈总动脉，左锁骨下动脉、主动脉弓末段、胸主动脉、胸导管上段及左迷走神经。

（米晓辉 王丽萍）

第三节 气管、支气管生理学

（一）调节保护

气管的黏膜是一道黏液性屏障，黏附吸入空气中的异物，溶解吸入的SO_2、CO等有害气体，随黏液咳出。基细胞呈锥形，位于上皮深部，是一种未分化的细胞，有增殖和分化能力，可分化形成前述两种细胞。

刷细胞（brush cell）呈柱状，游离面有许多排列整齐的微绒毛，形如刷状。刷细胞的功能尚不清楚，可能有一定吸收作用。细胞顶部可见基粒，因此认为它可能是一种未成熟的纤毛细胞。有的刷细胞基部可见与传入纤维构成的突触，故它还可能有感受刺激的功能。

气管及其以下分支的导气部管壁上皮内还有弥散的神经内分泌细胞，细胞呈锥体形，散在于上皮深部，胞质内有许多致密核心颗粒，故又称小颗粒细胞（small granule cell）。免疫细胞化学研究证明，细胞内含有多种胺类或肽类物质，如5-羟色胺、铃蟾肽、降钙素、脑啡肽等，分泌物可能通过旁分泌作用，或经血液循环，参与调节呼吸道血管平滑肌的收缩和腺体的分泌。

（二）免疫防御

固有层结缔组织中的弹性纤维较多，使管壁具有一定弹性。固有层内也常见淋巴组织，它与消化管管壁内的淋巴组织一样，也有免疫性防御功能。浆细胞分泌的 IgA 与上皮细胞产生的分泌片结合形成分泌性 IgA，释放入管腔内，可抑制细菌繁殖和病毒复制，减弱内毒素的有害作用。

（三）清洁营养

黏膜下层为疏松结缔组织，与固有层和外膜无明显分界。黏膜下层除有血管、淋巴管和神经外，还有较多混合性腺。外膜为疏松结缔组织，较厚，主要有 16～20 个 C 形透明软骨环构成管壁支架，软骨环之间以弹性纤维组成的膜状韧带连接，使气管保持通畅并有一定弹性。软骨环的缺口朝向气管后壁，缺口处有弹性纤维组成的韧带和平滑肌束。咳嗽反射时平滑肌收缩，使气管腔缩小，有助于清除痰液。

（米晓辉）

第四节 食管生理学

食管上连咽部，下接贲门，其主要生理功能是传输作用，主要是由其蠕动功能来完成的。食物由口腔进入食管后，食管舒张收缩交替进行呈现波形状蠕动将食团送入胃中。食物在食管中通常不能被消化和吸收。食物在咽部被吞咽后，进入食管，食管肌肉开始有顺序地收缩和舒张，即在食团上端的食管收缩，食团下端的食管舒张，食团很自然地一段一段地被向下推送着，最后贲门开放，食物进入胃中，历时 30 秒。食管出现炎症、狭窄、肿瘤时，食管蠕动不规律，食物可停留在食管中间，食管平时入口呈闭合状态，使呼吸时空气不进入胃内。吞咽开始是一种随意性动作，食物经咀嚼后，由舌送入咽部接触到触发区，而引起一系列复杂的不随意反射，传入神经通过舌咽神经，传出神经为迷走神经。发生舌向上向后对着硬腭的动作；腭帆肌及腭咽肌联合关闭鼻咽部；会厌下降及喉前庭部的闭合阻止食物进入气道。在咽肌收缩的一刹那间，内压突然升高，环咽肌即时松弛开放，将食团由会厌两侧推入食管。吞咽开始后 0.2～0.3 秒即有环咽肌开放，食团达贲门仅 1.5～2.5 秒，即等于食团每秒前进 10～20cm。食物团块经过较慢的食管蠕动被推至食管下端壶腹后，有短时间停留。食管下端平滑肌的括约样张力及少数横纹肌纤维使贲门部有关闭功能的作用。贲门部通常呈闭合状态，受刺激而松弛开放，食团进入胃内。吞咽运动分三期——口咽部期、食管期及贲门胃期，这些复杂的咽下运动都是受到各种神经反射，导致各种不随意动作所完成的，开始于某些感受区，也就是 Pommerenke 区，它分布于舌根、软腭与咽后壁黏膜上，当这些感受体受到食物接触即传入冲动，经由舌咽神经、第 V 对脑神经第二支与喉上神经而达于咽下运动中枢所在的第四脑室底。这些感受体存在极为重要。如口咽与咽部黏膜被麻醉后，则咽下运动受到影响；若神经被各种疾患所损害也将发生咽下功能障碍。

1. 口咽部期 由口腔到咽。由来自大脑皮层冲动的影响下随意开始的。开始时舌尖上举及硬腭，然后主要由下颌舌骨肌的收缩，把食团推向软腭后方而至咽部。舌的运动对于这一期的吞咽动作是非常重要的。

2. 食管期 由咽到食管上端。通过一系列急速的反射动作而实现的。由于食团刺激了软腭部的感受器，引起一系列肌肉的反射性收缩，结果使软腭上升，咽后壁向前突出，封闭了鼻咽通路；声带内收，喉头升高并向并紧贴会厌，封闭了咽与气管的通路；呼吸暂时停止；由于喉头前移，食管上口张开，食团就从咽被挤入食管。这一期进行得极快，通常约需 0.1 秒。

3. 贲门胃期 沿食管下行至胃。由食管肌肉的顺序收缩而实现的。食管肌肉有序收缩又称蠕动（peristalsis），是一种向前推进的波形运动。在食团的下端为一舒张波，上端为一收缩波，这样，食团就很自然地被推送前进。食管蠕动是一种反射动作，是由于食团刺激了软腭、咽部和食管等处感受器，发出传入冲动，抵达延髓中枢，再向食管发出传出冲动而引起的。食管和胃之间，虽在解剖上并不存在括约肌，但用测压法可观察到，食管和胃贲门连接处以上，有一段长 4～6cm 之高压区，其内压力一般比胃高 0.67 ~ 1.33kPa（5 ~ 10mmHg），因此，正常情况下可阻止胃内容物逆流入食管屏障，起到类似生理性括约肌作用，通常将其称为食管-胃括约肌。当食物经过食管时，刺激食管壁上机械感受器，可反射性引起食管-胃括约肌舒张，食物便能进入胃内。食物入胃后引起胃泌素释放，则可加强该括约肌收缩，对于防止胃内容物逆流入食管可能具有一定作用。

经食管测压实验证实：在食管上端约 3cm 处，食管腔内的静止压力较高，故把此处称为食管上括约肌，此括约肌由环咽肌和 3 ~ 4cm 的上食管组成。吞咽食物时，食管上括约肌松弛，压力下降，食物通过后立即收缩，恢复到原来静止压力状态。括约肌收缩引起的蠕动，上自咽部，下传至上面的食管，蠕动波向下传导，蠕动压力有规律地掠过并达全食管，有利于食物传送。食管上括约肌功能不全时，上述特点消失，进食困难，多见于患脑血管意外、脊髓炎、周围神经炎、肌炎和肌萎缩等时。在食管下端 3 ~ 5cm 处（食管裂孔区），食管腔内压力也显著增高，即所谓高压带区，在吞咽时压力降低，食物通过后即恢复原来压力，这就是食管下括约肌。此括约肌有重要的内关闭机制，可阻止胃内容物从相对高压的胃内，反流到相对低压的食管，当功能不全时，可发生反流性食管炎。

吞咽是一种典型、复杂的反射动作，具有一连串按序发生的环节，每一环节由一系列活动过程组成，前一环节活动又可引起后一环节的活动。吞咽反射传入神经包括来自软腭（第 V、IX 对脑神经）、咽后壁（第 IX 对脑神经）、会厌（第 X 对脑神经）和食管（第 X 对脑神经）等处的脑神经传入纤维。吞咽基本中枢位于延髓内，支配舌、喉、咽部肌肉动作的传出神经在第 V、IX、XII 对脑神经中，支配食管传出神经是迷走神经。

吞咽开始至食物到达贲门所需时间，与食物性状及体位有关。液体食物约需 3 ~ 4 秒，糊状食物约 5 秒，固体食物较慢，需 6 ~ 8 秒，一般不超过 15 秒。

食管蠕动是食管内平滑肌受迷走神经支配所产生的动作，发动于咽部而由食管内部反射所完成，此种反射在与中枢神经联系被切断后仍能继续活动，实验中若切断迷走神经，食管在 24 小时内呈完全弛缓状态，最初几日内其共济和反射可能不正常，但以后即逐渐恢复活动。

食管蠕动波有原发性及继发性两种，原发性蠕动不间断地向食管下端进行，是推动食物团块主要力量，收缩波之前常有一松弛波出现。继发性蠕动波与口咽期咽下反射无关，主要是在食管上端，相当于主动脉的部位开始，此与食管内膨胀有关。犬试验中也发现咽下或继发性蠕动可促使贲门松弛，且蠕动波如尚未达到贲门即已消失，也能使贲门开放。

口腔与咽部感觉末梢神经若受到刺激，能暂时抑制贲门肌肉张力，刺激胃黏膜也有同样情况，但胃突然膨胀则产生反射性贲门肌张力增加。贲门黏膜受机械性或化学性刺激，也能增加局部张力。逆蠕动极少在正常食管内发现，但若有堵塞情况，则可见逆蠕动由阻塞处向上进行，使食物由食管退出至口内。

除蠕动之外，食管尚有局部性动力，即局部痉挛，此种现象有可能是正常情况，也可能是一种病理状态，多发生于局部炎症、异物、外伤和局部或中枢神经病变等情况之下。深呼吸虽然能使食物暂时缓慢地进入胃内，但横膈继续收缩也不能阻止食物进入胃内，所以横膈对食管功能并没有多大影响。

正常状态下，经常有少量空气与食物同时咽下，积留于胃底部，饭后部分空气常被嗳出，这是正常现象，由于食管内经常有蠕动，所以空气很少在食管内停留。分析饭后短时期中胃内空气，其中二氧化碳占 4.2%、氧占 17.1% 及氮占 78.8%，二氧化碳较空气内含量略有增加，可能系由胃黏膜所产生。胸部食管内负压正常是在 -0.5 ~ -3.0cmH$_2$O，因吸气时胸腔内呈负压所致。咽下食物时可发生声音，以听诊器放在胸部能听到，其声音有两种：第一音是在食物极快地进入食管时所发生，继吞咽的口咽期后即刻出现；第二音是在食管原发性蠕动完毕后，相当于口咽期后 7 秒的时间。

胃肠、心脏血管和呼吸系统相互之间，在生理上有相当复杂的关系，目前还有很多尚未了解。如食管内的反射通过自主神经系统的联系，可在其他器官内发生不正常的现象，这叫做迷走神经各分支之间的异常反射。

食管有时可呈松曲状态，是多数不规则的局部收缩和扩张的表现，Sheinmel 等认为是由于各段肌肉痉挛与失调所致。这种情况多发于中年以后的男性，在收缩时可能有疼痛感，一般都认为是生理情况。

食管的分泌：迷走神经不但与正常的咽下和食管其他反射作用有关，同时也管制食管的分泌。迷走神经有分泌纤维达食管黏液腺，犬试验中，刺激迷走神经则分泌增加，分泌物最初呈黏稠状，以后渐变为水样，均证明食管分泌受迷走神经控制与刺激而产生。食管在生理上也是一个排泄引流管，口腔、鼻腔、喉和气管的分泌经过食管至胃，在胃内被胃液所消化，细菌则被消灭。

（米晓辉　汪奕龙）

第二十一章

气管、支气管及食管的内镜检查

━━━━━━ ▪ **第一节　支气管镜检查法** ▪ ━━━━━━

支气管镜检查（bronchoscopy）是经支气管镜对气管、支气管内病变进行检查和治疗的一种诊疗方法。这种内镜有两种类型：一种是由金属空心硬管制成，可以窥察各分叶支气管；另一种是光导纤维支气管镜（fiberoptic bronchoscope），管身细、柔软、可弯曲，照明充分，图像清晰，可导入各肺分段支气管内，对诊断支气管病变，特别是早期肺癌等，较硬管更为方便，患者痛苦小，效果好。

支气管镜检查为用于原因不明或病变部位不明的下呼吸道疾病的常用诊断方法之一，亦常用于取除呼吸道异物或下呼吸道病理性阻塞物如肉芽、肿瘤、分泌物等的治疗。

在非紧急情况下对严重的心血管病变、近期严重咯血、晚期肺结核、急性炎症、颈椎病等金属支气管镜不宜应用。

器械的准备：一般成人用 8~9mm 内径的支气管镜，女性则用 7~8mm 内径（表 21-1-1）。

表 21-1-1　支气管镜选用表

年龄（岁）	内径（mm）	长度（mm）
成人（男）	8~9	400
成人（女）	7~8	400
10~15	6~7	320~400
5~10	5~6	250~320
2~5	4~5	250~300
1~2	3.5~4	250
<1	3~3.5	200~250

（一）操作程序

术前准备及麻醉同直接喉镜检查。患者卧位及助手工作位置亦同直接喉镜检查，一般分间接与直接插入法两种。

1. **间接法**　适用于儿童。因幼儿支气管镜细小，难以看清声门，故借直接喉镜暴露声门后将支气管镜插入检查，以减少喉部创伤机会（图 21-1-1）。

2. **直接法**　术者右手持支气管镜，左手拇指在下，示指在上扶持镜体，沿舌背中央或稍偏右进入口腔，看到腭垂和会厌后，将镜远端移于会厌喉面并继续深入少许，看清杓状软骨，挑起会厌，此时患者头部渐后仰，使口腔、咽、喉与气管在同一直线上，左手拇指稍用力抬高支气管镜管，看清声门。将支气管镜柄恢复正中向前检视（图 21-1-2），可以在支气管分叉处见到气管隆凸。如检查右支气管则可将头稍向左偏，镜管顺气管隆凸右侧轻轻推进，即进入右主支气管，亦可按同样方法头向右偏检查左侧支气管。

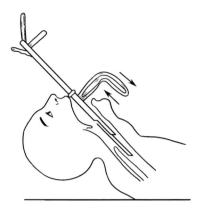

图 21-1-1　间接法导入支气管镜

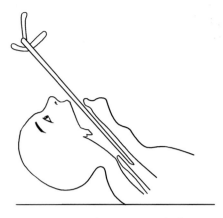

图 21-1-2　直接法导入支气管镜

（二）注意事项

1. 支气管镜在气管内应保持正中位，应见到前后左右各壁。
2. 检查支气管时先查健侧，再查患侧。
3. 注意黏膜有无充血、溃疡、肉芽、肿瘤、瘢痕以及管壁有无狭窄或腔外压迫等情况。
4. 气管内分泌物应充分吸出，并注意分泌物来源于哪一支气管口。
5. 应随时注意患者全身情况，如心率、呼吸等。

（米晓辉）

第二节　食管镜检查法

食管镜检查（esophagoscopy）是将食管镜插入食管内对病变进行检查和治疗的一种方法。与支气管镜一样，食管镜亦有硬管和软管两种类型。对严重心血管病、严重食管静脉曲张、食管腐蚀伤急性期及危重患者，不宜进行检查。

（一）器械准备

目前多应用椭圆或扁圆形管食管，选用规格见表 21-2-1。

表 21-2-1　食管镜选用表

年龄	内径（上下径×左右径）（mm×mm）	长度（mm）
成人	（17~19）×（11~13）	450~530
女性及 5 岁以上者	10×15	250~350
5 岁以下（取食管上端异物）	8×14	200
1 岁以上（取食管上端异物）	7×10	200

纤维食管镜（fiberoptic esophagoscope），可弯曲，光照度强，视野广，能观察细微病变，诊断率高，患者痛苦小，不受脊椎畸形限制，操作较为方便，但做治疗及取异物较困难。临床分成人及儿童用两种。

（二）操作程序

操作时一般取"高低位"，患者头部位置同直接喉镜法。头部应高出台面 15cm，先将食管镜沿口腔右侧插入喉咽部右侧的梨状隐窝，然后将食管镜的远端逐渐移向中线，于杓状软骨之后将镜管口向前下推进即达食管口，此时可见环咽肌在后壁隆起如一门槛，应等待食管口自动张开，或嘱患者做吞咽动作，看清食管入口空隙后，立即顺势将管端导入食管内。因该处后壁最薄，切忌不待食管口张开后，盲目强行推入，以免发生食管穿孔。当食管镜进入中段食管后，应将头部逐渐放低，并向右稍偏，以适合食管偏右的方向，胸段食管较颈段宽阔，在食管与主动脉交叉处的食管左前方可见搏动，检查时应予以注意。检查食管下段时，患者头位常低于手术台 2～5cm。

食管镜检查时应始终保持镜管与管腔的方向一致，在能清晰地看清前后左右四壁情况下深入前进，不得偏向一侧，以免增加食管壁损伤机会。

正常食管黏膜平滑、湿润、柔软、呈淡红色。应注意观察黏膜有无充血、溃疡、肿瘤、静脉曲张，管腔有无狭窄、扩张等情况。

（米晓辉）

第二十二章 ...

气管、支气管异物

【病因】

异物常见于儿童，因为：①小儿的咀嚼功能及喉反射功能不健全，较硬食物未经嚼碎而咽下，易误吸；②喜欢将小玩具或食物含在口中，在突然惊吓、哭闹时，易将口含物吸入。成人发生异物的情况少见，发生于：①在睡眠或昏迷时将呕吐物或义齿吸入气管；②进食过急，说话或精神不集中，易将异物吸入气管；③不良工作习惯，误将含在口内的钉子、针等物吸入；④某些医源性意外。

（一）异物种类

分内源性和外源性两类。内源性异物为牙齿、血液、脓液及分泌物等。外源性异物种类很多，包括植物性异物、运物性异物和矿物性异物等一切从口内误入的异物。

（二）异物存在部位

据资料统计，异物分布56%在总气管、32%在右支气管、12%在左支气管。右支气管异物比左侧多3倍，原因为：①总气管隆凸偏左，故右支气管口径较大；②右支气管与气管形成的角度小而且较直；③吸气时，进入右支气管的空气量大。

（三）病理生理

异物被吸入气管支气管后可引起炎症等病理变化，其程度和异物的性质、大小及停留时间有密切关系。植物性异物如花生米、黄豆等，因其含游离脂肪酸，对黏膜刺激性大，易引起弥漫性炎性反应，黏膜充血肿胀，分泌物增多，伴有发热等全身症状，临床上称"植物性支气管炎"。大异物或金属异物生锈引起的组织溃烂及肉芽增生也可阻塞呼吸道。小而无刺激性的异物如西瓜子产生阻塞的机会少。异物停留时间越长，产生损害越大。刺激性异物可以并发肺内感染，导致肺炎、支气管扩张、肺脓肿及脓胸等严重并发症。

【临床表现】

气管支气管异物产生的症状与异物的大小、性质、部位及局部的病理改变有关。可分为以下4期。

1. **异物吸入期**　有剧烈咳嗽、憋气。异物较大或卡在声门时可发生窒息。

2. **安静期**　异物吸入后可停留在支气管内某一处，此时可无症状或仅有轻咳。此期长短不一，与异物性质及感染程度有关。

3. **刺激与炎症期**　由于异物刺激和炎症反应，或已堵塞支气管，可出现咳嗽，形成肺不张或肺气肿。

4. **并发症期**　轻者有支气管炎、肺炎，重者有肺脓肿、脓胸和心力衰竭。

【诊断】

根据病史、症状、体格检查和X线检查，诊断多无困难。

（一）病史

有异物吸入史及异物吸入后出现呛咳、呕吐、憋气、发绀等症状为诊断的重要依据。

（二）体征

光滑质硬的小异物位于正气管时，随呼吸上下移动可听到拍击声。在咳嗽时更为明显。有时以手指触摸气管上段时也可感觉到冲击。异物位于支气管或其分支时，可产生两种现象：①异物未完全堵塞管腔，吸气时由于管径扩大，一部分气体经过异物与管壁间隙吸到呼吸道下段，呼吸时管径缩小，气体不能排出，因而在异物以下部分形成阻塞性肺气肿。检查除听到出气延长的"嗤嗤声"外，阻塞一侧或一叶的呼吸音减低，语颤变弱，叩诊呈鼓音。严重者患侧胸部运动受限，呼气时心脏向健侧移位。②异物完全堵塞管腔，空气不能吸入也不能呼出，阻塞部位以下的空气被吸收，则形成阻塞性肺不张。检查可发现异物停留一侧或一叶呼吸音减低，语颤增强，叩音变浊。

（三）影像学检查

X线检查仅可明确诊断金属类、骨组织等不透光的异物，但对植物类可透光异物不能直接诊断。CT检查，特别是三维多平面重建，可以显示透射线的植物类或软组织异物，另外，也需可结合异物吸入史，或间接的影像学征象做出诊断：①胸部透视下可见纵隔摆动：气管异物部分阻塞一侧支气管，两侧胸腔压力失去平衡，使纵隔随呼气、吸气向两侧摆动；如异物相对固定，形成呼气性活瓣，则呼气是气管变窄，空气排出受阻，形成患侧肺气肿，使患侧肺内压大于健侧，纵隔向健侧移位。若为活动性异物，异物随吸气随吸气下移，形成吸气性活瓣吸气时空气进入受阻，患侧肺含气量较健侧少，形成患侧肺不张，深吸气时纵隔向患侧移动。但目前胸部透视多被CT所取代。②阻塞性肺气肿：患侧肺透亮度增高，肺内压增高，横膈下移。③阻塞性肺不张：异物所属的肺叶或肺段出现密度增高，体积缩小，肺内压力降低，横膈上抬，心脏和纵隔向患侧移位（图22-0-1）。④阻塞性肺部感染：表现为局部密度不均匀的片絮状模糊阴影（图22-0-2）。如胸部正、侧位断层有时可发现较小异物，必要时可做CT或MR检查，以帮助诊断。

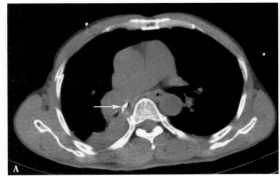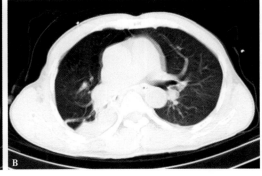

图22-0-1　胸部轴位CT平扫示右侧支气管异物

患者51岁，胸部疼痛伴呼吸困难1天。A. 纵隔窗示右肺中下叶主支
气管腔内高密度异物影（箭头所指）　B. 肺窗示右肺中下叶阻塞性肺不张

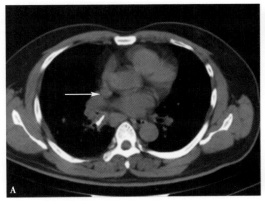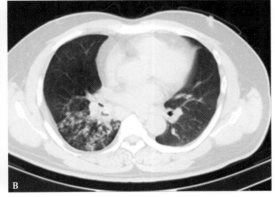

图22-0-2　胸部轴位CT平扫示右侧支气管异物

A. 纵隔窗示右肺下叶支气管内见高密度异物影（箭头所指）　B. 肺窗示右肺下叶阻塞性炎症

如果异物存留时间较长，难以明确诊断者，除需要和肺科医师讨论外，气管镜检查是诊断气道异物的金标准。

【治疗】

支气管异物的诊断确定后，须根据临床状况来选择硬质支气管镜（图 22-0-3）立即手术取出异物。

（一）术前准备

异物存留超过 2～3 天，患有并发症、高热、全身衰竭者需先收住院，治疗并发症，纠正脱水、水电解质平衡失调。待全身情况好转后再手术。刚做过支气管镜术未能取出异物者，也需先收住院抗炎、休息，待气管、支气管黏膜消肿后再手术。根据感染和有无并发症等情况决定术前和术后给予抗生素的时间和剂量。

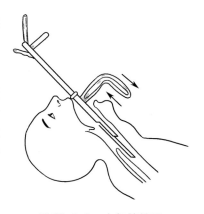

图 22-0-3　支气管镜经
直接喉镜插入法

（二）麻醉方法

因呼吸困难需立即抢救者及幼小婴儿可以在无麻醉下手术。成人的较大儿童可采用 1% 丁卡因黏膜表面麻醉。不能合作者可用全身麻醉。术前应给阿托品、异丙嗪等药物。

（三）手术方法

根据异物性质、时间长短、患者年龄以及有无并发症等采用不同的方法。

1. 直接喉镜（或前联合镜）下取异物法　该法是在直接喉镜下，用异物钳钳取异物，或张开异物钳在声门下等待，当患者咳嗽，异物冲击钳子时将异物夹住取出。

2. 支气管镜下取异物法　位置较深的异物须用支气管镜伸入到接近异物的部位再钳取。先仔细吸出分泌物，看清异物的位置和方向。异物和支气管壁间的关系。研究夹取异物的最佳方法。通常在吸气时气管腔扩大时钳取。钳取异物时用力要适度。用力过大易将异物夹碎，用力过小易将异物脱落。尤其患侧有肺不张时，异物在总气管脱落易吸入健侧，造成严重缺氧。此时应将支气管镜送入健侧，取出异物。较大异物不能经支气管镜取出者，应将异物靠近支气管镜前端，与支气管镜一同取出。有尖刺的异物如针、图钉等，须将异物尖端夹在支气管镜内或用异物钳夹持尖端取出，以免损伤黏膜。对于较大异物不能从声门取出者，可行气管切开术，异物由切开口处取出。使用纤维支气管镜（图 22-0-4）取异物可弥补硬质支气管镜（图 22-0-5）术的一些不足。其优点：①照明亮度高，手术野清晰；②可弯曲，患者痛苦少，可用于年老体弱、颈椎病等颈部不能后伸的患者；③可观察分段支气管以下硬质支气管镜达不到的区域。

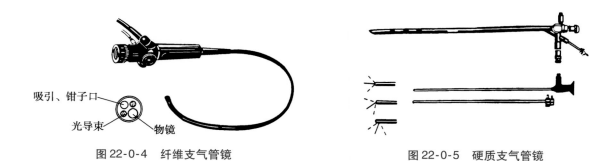

图 22-0-4　纤维支气管镜　　　　　　　　　图 22-0-5　硬质支气管镜

但因纤维支气管镜吸引管的内径很小，使呼吸道变小，故不适用于小儿。小儿支气管镜是评估和治疗儿童气道疾病的一项重要技术，拯救了许多吸入异物儿童的生命（图 22-0-6）。

小儿支气管镜使用指征包括：先天性喉喘鸣、插管后喉喘鸣、咯血、可疑异物吸入、难治性肺炎等。

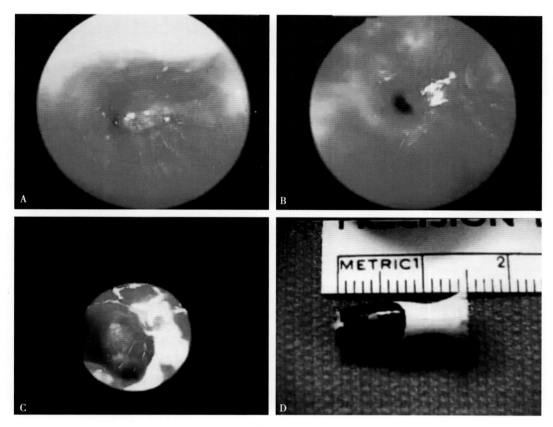

图 22-0-6 运用小儿支气管镜从 20 个月龄儿童气管中取出不慎吸入的
木质旧高尔夫球座及取出前后小儿支气管镜下患处照片

（四）预后

小的异物可以自然咳出。较大异物如不及时治疗后果严重。近年来掌握支气管镜术的医院逐渐增多，又有防止感染的抗生素等药物，若能早期诊断，绝大多数异物都能在支气管镜下顺利取出。

（米晓辉 万江花）

第二十三章 ...

食管疾病

第一节 食 管 异 物

食管异物为食管的常见疾病，属耳鼻喉科急诊之一。由于咽肌的力量强大，能够把较大不规则的物体送入食管，食管上段的肌肉力量较弱，而且存在几处生理性狭窄，容易发生咽入物体的嵌顿。任何能够梗于食管内的物体，均可成为食管异物。大约70%的异物位于食管入口处，其次为主动脉弓处及食管下部与胃的连接处。

【病因】 大约半数发生于老人及儿童，老人因牙齿脱落或使用义齿，咀嚼功能差，口内含玩具等引起误吞，口内感觉缺灵敏，食管入口欠松弛，易发生牙齿或大型食物等误吞；儿童多因含玩具等引起误吞。成人多见于进食过急或精神不集中，将鱼刺、鸡骨等误咽入食管。睡眠或吃黏性食物时将义齿咽下。企图自杀或因精神病吞服金属针等物。

【病理】 多数异物可使食管局部黏膜发生水肿和炎症反应，其程度和范围视异物的性状、污染程度及存留时间长短而异。异物光滑，无刺激性而又未发生食管完全梗阻者，可在食管内停留较长时间而仅有局部黏膜轻度肿胀和炎症。尖锐异物易损伤食管黏膜使炎症扩散，可形成食管周围炎和纵隔炎。少数病例破溃到气管，形成食管气管瘘；严重者造成脓胸，或破溃至主动脉弓引起大出血而死亡。

【临床表现】 常与异物的性质、大小、形状，停留的部位和时间长短，有无继发感染等有关。

1. **疼痛** 尖锐的异物刺入食管壁则引起较重的疼痛。根据异物在食管的位置，疼痛可位于颈下部两侧或胸骨后处，吞咽时疼痛加重。有时患者感觉疼痛的位置不一定就是异物停留的位置。仅有阻塞感或不适感。

2. **咽下困难** 轻者或早期不完全阻塞者可进流食。颈段食管异物可使唾液增多。重者因食管反射性痉挛、吞咽疼痛而拒食。食管炎性肿胀，异物较大者可造成完全性梗阻，致使唾液及流质食物均不能咽下。

3. **呼吸道症状** 较大异物压迫气管，或潴留咽部的唾液被吸入气管，都可产生呼吸困难、咳嗽等症状。

【诊断】

1. **病史** 详细询问病史、症状对正确诊断至关重要。患者有明显异物史，并伴有咽下困难、疼痛持续等症状，应考虑有异物存在。

2. **间接喉镜检查** 用间接喉镜检查下咽部，如发现梨状隐窝有唾液存留，则需要行进一步检查。

3. **饮水试验** 嘱患者饮水，若面部出现痛苦表情或不敢下咽，则有诊断意义。提示尖形异物嵌于颈部食管。怀疑食管穿孔者不宜采用此法。

4. **颈部检查** 在胸锁乳突肌前缘向内侧压迫食管时有刺痛，或移动气管有疼痛，此对尖形刺激性异物有诊断意义。

5. **皮下气肿** 若出现皮下气肿，可能有食管穿孔。

6. **X线检查** 对不透射线异物可立即诊断。对细小鱼刺和透射线异物需咽下混有棉丝的硫酸钡做挂钡检查。对疑有食管穿孔者忌用钡剂造影，可改用少量碘油造影。但由于操作复杂，如果鱼刺刺入过深，不能挂住钡棉，常无法显示。CT 多平面重建，可以清晰地显示细小鱼刺及其与食管的关系（图 23-1-1 和图 23-1-2）。

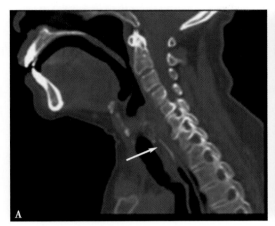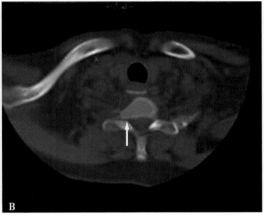

图 23-1-1　CT 平扫骨窗

A. 矢状位重建，可见食管上段线样高密度鱼刺（箭头所指）

B. 轴位扫描可见高密度鱼刺（箭头所指）位于食管内

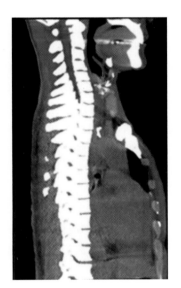

图 23-1-2　CT 平扫矢状位重建

可见食管上中段平胸廓入口处，高密度影（箭头）为鱼骨

7. **食管镜检查**　包括金属食管镜（图 23-1-3）及纤维食管镜（图 23-1-4）检查，一般情况用以上方法均可明确诊断。有咽下痛等症状，X 线检查为阴性时，为了排除异物存在，需要在局部麻醉下做一次食管镜检查。发现异物则取出，反之可排除食管异物。

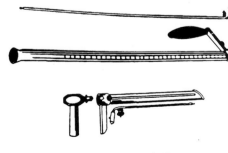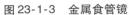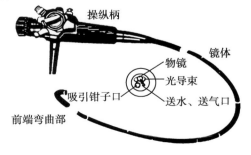

图 23-1-3　金属食管镜　　　　　　　　　图 23-1-4　纤维食管镜

8. 并发症 多因为未及时就诊，或因异物存在继续进食引起。

（1）食管穿孔或损伤性食管炎：尖锐而硬的异物，如带钩的义齿，可随着吞咽活动刺破食管壁而致食管穿孔；粗糙及嵌顿的异物，除直接压迫损伤食管黏膜外，潴留的食物及唾液有利于细菌的生长繁殖，使食管壁发生感染、坏死、溃疡等。

（2）皮下气肿或纵隔气肿：食管穿孔后咽下的空气经穿孔溢至皮下组织或潜入颈部纵隔内形成气肿。

（3）食管周围炎及颈间隙感染或纵隔炎：损伤性食管炎及感染可向深部扩散，或经食管穿孔扩散到食管周围引起食管周围炎，重者形成食管周围脓肿。穿孔位于颈部时，感染可沿颈筋膜间隙扩散形成咽后或咽侧脓肿。胸段食管穿孔，可发生纵隔炎，形成纵隔脓肿。严重时伴有发热等全身症状。

（4）大血管破溃：食管中段尖锐的食物可直接刺破食管壁及主动脉弓或锁骨下动脉等大血管，引起致命性出血。感染也可累及血管，致其破裂出血。主要表现为大量呕血或便血。一旦发生，治疗困难，死亡率高，应积极抢救。

（5）气管食管瘘：异物嵌顿压迫食管前壁致管壁坏死，再累及气管、支气管时，形成气管食管瘘，可导致肺部反复感染。

【治疗】 已明确诊断或高度怀疑食管异物时，应尽早行食管镜检查。应尽早行食管镜检查，发现异物及时取出。

1. 术前准备 要了解患者的一般状况，有脱水、发热者应先给予抗生素及输液等支持治疗。还要了解异物的形状、大小及嵌顿位置，以便选择长短、粗细合适的食管镜及适当的异物钳子。食管上端异物最好选用25～30cm长的食管镜。一般异物均可选用鳄鱼嘴钳，个别情况视异物的形状而定。

2. 麻醉 一般采用1%丁卡因局部黏膜表面麻醉。对于精神紧张、异物难取及小儿可采用全身麻醉。全身麻醉时由于食管肌肉松弛有利异物取出。但要防止异物脱落滑入下胸部食管或胃内。

3. 手术方法 患者取仰卧垂头式。食管镜沿中线送至杓状软骨下方，黏膜呈放射状孔隙处即为食管入口。由于环咽肌收缩使食管入口甚紧，食管镜通过此处最为困难。应保持中线慢慢送入，切忌使用暴力，以免损伤食管或穿透梨状隐窝。在食管镜内看到食物渣、钡剂和脓液等时就应仔细观察，往往该部位就是异物存留处。将覆盖物小心吸出或取出，充分暴露异物，观察异物位置及周围情况。尖锐异物常易损伤食管黏膜。若异物与食管镜前端有一定距离，夹住异物后可将食管镜轻轻送下，使之靠近异物，然后将食管镜连同异物钳一起取出。

有学者报道用Foley管取食管异物。方法是先将Foley管送至异物下方，用水充满附在该管末端的水囊，再将管子徐徐拉出。让水囊托着异物上行，到咽部后再取出或吐出。此法适用于用钳子不便取出的较大光滑异物。

近年来还有作者用冷光源纤维食管镜或胃镜取食管异物。该镜优点为：①镜体软、细，患者痛苦小，易于接受；②冷光源照明亮度高；③镜体可弯曲，患者亦可变动体位，便于异物取出。

但是从纤维食管镜的构造及钳子种类和性能看，远不能适应所有异物手术的要求。因此，金属食管镜目前仍为取异物的主要手段。

（米晓辉 李治群）

第二节 食管腐蚀伤

食管腐蚀伤由于误吞或吞服强酸、强碱等腐蚀剂后引起的食管损害称为食管腐蚀伤。腐蚀剂一般有强酸、强碱两类。碱性者有氢氧化钠、石灰水、氨水等。强酸如硫酸、盐酸、硝酸等。

【病因】 酸腐蚀和碱腐蚀两种，酸腐蚀的浅部损伤重，碱腐蚀更能深入里层出现食管穿孔或后遗狭窄。吞咽腐蚀剂后，腐蚀剂接触的黏膜立即产生灼热性疼痛，由唇、口腔、咽部直达胸骨后及上腹部并放射到背部脊柱两侧，口腔唾液骤然增多外流，腐蚀剂的气味刺激致恶心呕吐，吐出物有唾液、胃液和食物并夹杂有变色的血液。腐蚀喉部肌膜和声带则出现声嘶、痉挛性咳嗽、呼吸困难、心率加快。若腐蚀剂量大则在酸性液吸收后出现酸中毒症状，碱性液吸收后食管灼伤重。以后可出现食管烧伤后的并发症，呼吸困难并发肺炎，咽喉及口腔极度肿胀，吞咽困难，食管壁溃疡、坏死及穿孔，食管气管瘘，高热，休克和昏迷等。

【临床表现】

1. **急性期**　为1~2周。

（1）疼痛：口、咽等处接触腐蚀剂后立即出现疼痛。食管受后疼痛常位于胸骨柄后。

（2）吞咽困难：主要与吞咽疼痛有关，其程度取决于损伤的轻重，一般仅能进流质，严重时滴水难进，且有唾液外溢。

（3）声嘶及呼吸困难：当腐蚀剂侵及喉部，导致黏膜水肿，可出现声嘶及喉阻塞等症状。

2. **缓解期**　发病2~3周后。创面逐渐愈合，疼痛减轻，吞咽困难缓解，饮食逐渐恢复正常。

3. **狭窄期**　病变较轻者，受伤后2~3周症状好转，直至痊愈。若病变累及肌层，经急性期、缓解期，于起病3~4周后，由于结缔组织增生，继之瘢痕收缩而致食管狭窄，再度出现吞咽困难，并可逐渐加重，因此，对于食管腐蚀伤的患者必须注意观察，密切随防。

【诊断】　为了解受损部位、范围及其程度，可做如下检查。

1. **咽、喉部检查**　腐蚀剂接触口唇、咽部后，局部黏膜充血肿胀；上皮脱落后，则有假膜形成；若有继发感染，可呈糜烂样改变。喉部受累时间接喉镜检查可见会厌、杓状软骨等处黏膜水肿。

2. **食管钡剂X线检查**　一般于急性症状缓解后进行，有助于了解食管受损性质、部位与程度。疑有食管穿孔者应避免使用钡剂。对于狭窄期的病例，为了解食管狭窄的部位、程度和范围，也可作食管钡剂X线检查。如第1次检查阴性，2~3个月内应定期复查。

3. **食管镜检查**　是直接观察食管内受损情况的重要方法。应选择适当时机进行，一般在受伤2周后进行第一次检查，过早有引起穿孔的可能。

【治疗】

1. **食管腐蚀伤的急性期应急处理**

（1）局部处理：应即时使用中和剂等保护食管黏膜。

（2）气管切开：喉阻塞症状明显时，应行气管切开术，以保持呼吸道通畅。

（3）全身治疗：给予止痛、镇静、抗休克治疗。根据病情给予静脉输液或输血，及时纠正电解质紊乱和血容量不足。

（4）抗生素和激素：尽早应用抗生素可以防止感染；糖皮质激素的应用可减少创伤反应，有抗休克、消除水肿、抑制成纤维肉芽组织的形成、防止瘢痕狭窄的作用，但应严格掌握适应证及用药剂量，若用量过大，可使感染扩散，并有可能并发食管穿孔。故对于严重烧伤，疑有食管穿孔者，不宜使用。

（5）胃管插入：病情稍稳定时，可小心插入胃管鼻饲，留置一定时间，既可维持营养，又起到维持管腔的扩张。

（6）食管狭窄扩张：应于早期发现有无食管狭窄情况，并及时处理，具体处理方法将在下文阐述。

（7）食管镜检查：食管镜检查是直接观察食管内受损情况的重要方法。应在适当时机进行，一般在受伤2周后进行第一次检查，过早有引起穿孔的可能。纤维食管镜较硬食管镜更为安全。

2. **缓解期**

（1）根据病情轻重使用抗生素和激素数周，并逐渐减量至停用。

（2）可以做X线检查及食管镜检查，并定期复查，早期发现有无食管狭窄情况，及时处理。

3. **记忆金属支架**

（1）食管镜下探条扩张术：适用于狭窄较轻、范围较局限者。探条有金属和硅胶等几种。在食管镜直视下，插入直径适当大小探条，由小到大逐渐扩张。一般每周扩张一次，以达到能较顺利进食。

（2）吞线扩张术：临床上最多使用的是循环法，方法是将丝线两端与扩张子两端相连，形成环状，逆行拉入口腔后再拉胃造瘘一端，使扩张子下行再经食管狭窄处回到胃内，可反复循环扩张，每周 2~3 次，逐渐扩大扩张子，对食管狭窄有一定疗效。

（3）金属钛或记忆金支架扩张术。

（4）外科手术：若其他方法多效果不佳，则应采用手术治疗。根据病情可采用狭窄段切除食管端端吻合术、结肠代食管术、游离空肠段移植代食管术、食管胃吻合术、皮管食管成形术等。

（米晓辉）

第三节 反流性食管炎

反流性食管炎（reflux esophagitis，RE）是由胃、十二指肠内容物反流入食管引起的食管炎症性病变，内镜下表现为食管黏膜的破损，即食管糜烂和（或）食管溃疡。反流性食管炎可发生于任何年龄的人群，成人发病率随年龄增长而升高。西方国家的发病率高，而亚洲地区发病率低。这种地域性差异可能与遗传和环境因素有关。但近 20 年全球的发病率都有上升趋势。中老年人、肥胖、吸烟、饮酒及精神压力大者是反流性食管炎的高发人群。

【病因】 引起反流性食管炎的先决条件是胃内容物越过下食管括约肌（lower esophageal sphincter，LES）反流至食管内，而食管本身不能将反流物尽快地清除，造成胃内容物在食管内的长时间滞留，胃内容物中的损伤因素如胃酸、胆汁酸、胃蛋白酶等对食管黏膜的损伤而导致反流性食管炎。

【发病机制】 反流性食管炎发病的病理生理基础是食管胃运动动力障碍，包括食管体部的运动功能、LES 功能及胃运动功能障碍。引起这些功能障碍的原因除了解剖结构的异常（如食管裂孔疝）外，某些疾病（如糖尿病）、药物（如平滑肌松弛药）和食物（如高脂食物、巧克力、咖啡）都可能导致 LES 功能障碍，引起反流。

【临床表现】 胸骨后烧灼感或疼痛：为本病的主要症状。症状多在食后 1 小时左右发生，半卧位、躯体前屈或剧烈运动可诱发，在服抗酸药后多可消失，而过热、过酸食物则可使之加重。胃酸缺乏者，烧灼感主要由胆汁反流所致，则服抗酸药的效果不著。烧灼感的严重程度不一定与病变的轻重一致。严重食管炎尤其在瘢痕形成者，可无或仅有轻微烧灼感。

1. **胃食管反流** 每于餐后、身体前屈或夜间卧床睡觉时，有酸性液体或食物从胃、食管反流至咽部或口腔。此症状多在胸骨后烧灼感或烧灼痛发生前出现。

2. **咽下困难** 初期常可因食管炎引起继发性食管痉挛而出现间歇性咽下困难。后期则可由于食管瘢痕形成狭窄，烧灼感和烧灼痛逐渐减轻而为永久性咽下困难所替代，进食固体食物时可在剑突处引起堵塞感或疼痛。

3. **出血及贫血** 严重食管炎者可出现食管黏膜糜烂而致出血，多为慢性少量出血。长期或大量出血均可导致缺铁性贫血。

【并发症】 本病除可致食管狭窄、出血、溃疡等并发症外，反流的胃液尚可侵蚀咽部、声带和气管而引起慢性咽炎、慢性声带炎和气管炎，临床上称之为 Delahunty 综合征。胃液反流和吸入呼吸道尚可致吸入性肺炎。近年来的研究已表明胃食管反流与部分反复发作的哮喘、咳嗽、夜间呼吸暂停、心绞痛样胸痛有关。

【病理改变】

1. 肉眼可见食管黏膜充血、水肿，脆而易出血。

2. 急性食管炎时黏膜上皮坏死脱落，形成糜烂和浅表溃疡。严重者整个上皮层均可脱落，但一般不超过黏膜肌层。

3. 慢性食管炎时，黏膜糜烂后可发生纤维化，并可越过黏膜肌层而累及整个食管壁。

4. 食管黏膜糜烂、溃疡和纤维化的反复形成，则可发生食管瘢痕性狭窄。显微镜下可见鳞状上皮的基底细胞增生，延伸至上皮的表面层，并伴有血管增生，固有层有中性粒细胞浸润。

5. 在食管狭窄者，黏膜下或肌层均有瘢痕形成。严重食管炎者，则黏膜上皮的基底被破坏，且因溃疡过大，溃疡边缘的鳞状上皮细胞无法通过上皮化生修复溃疡，而呈柱状上皮化生，称为 Barrett 食管（图 23-3-1）。发生于 Barrett 上皮的溃疡称为 Barrett 溃疡。

【诊断与鉴别诊断】 反流性食管炎的诊断基于：①有反流症状；②胃镜下发现反流性食管炎表现；③食管过度酸反流的客观证据。如患者有典型的烧心和反酸症状，可做出反流性食管炎的初步临床诊断。胃镜检查和发现有 RE 并能排除其他原因引起的食管病变，本病诊断可成立，对有典型症状而内镜检查阴性者，监测 24 小时食管 pH，如证实有食管过度酸反流，诊断成立。

由于 24 小时食管 pH 监测需要一定仪器设备且侵入性检查，常难于在临床常规应用。因此，临床上对疑诊为本病而内镜检查阴性患者常质子泵抑制药（PPI）做试验性治疗，如有明显效果，本病诊断一般可成立。对症状不典型患者，常需结合胃镜检查、24 小时食管 pH 监测和试验性治疗进行综合分析来做出诊断。

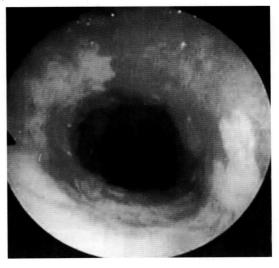

图 23-3-1 Barrett 食管

虽然反流性食管炎的症状有其特点，临床上仍应与其他病因的食管病变（如真菌性食管炎、药物性食管炎、食管癌和食管贲门失弛缓症等）、消化性溃疡、胆道疾病等相鉴别。胸痛为主要表现者，应与心源性胸痛及其他原因引起的非心源性胸痛进行鉴别。还应注意与功能性疾病如功能性烧心、功能性胸痛、功能性消化不良做鉴别。

【疾病分级】 依据内镜下食管黏膜损伤的程度，将反流性食管炎分为 A、B、C、D 四级。

A. 1 处或 1 处以上食管黏膜破损，长径小于 5mm。

B. 1 处或 1 处以上食管黏膜破损，长径大于 5mm，但没有融合性病变。

C. 有黏膜破损和融合，但不超过食管环周的 75%。

D. 有黏膜破损和融合，至少超过食管环周的 75%。

【治疗】 反流性食管炎治疗的目的是愈合食管炎、快速缓解症状、减少复发、提高生命质量。

1. 一般治疗 生活习惯的改变是反流性食管炎治疗的基础，少食，每餐吃八成饱。抬高床头 15 ～ 20cm 可减少卧位及夜间反流，睡前不宜进食，白天进餐后不宜立即卧床。以下措施可减少反流：戒烟、禁酒、降低腹压、避免系紧身腰带、肥胖者减轻体重，避免进食高脂肪、巧克力、咖啡、刺激性食品等。避免使用减低胃食管动力的药物，如抗胆碱能药、三环类抗抑郁药、多巴胺受体激动药、钙离子拮抗药、茶碱、β_2-肾上腺素能受体激动药等。

2. 药物治疗

（1）抗酸治疗：反流性食管炎根本上是动力障碍性疾病，阻止胃内容物反流是治疗的关键，但迄今为止，抗反流的促动力药物疗效不尽如人意，而质子泵抑制剂（proton pump inhibitor，PPI）能迅速缓解症状，治愈食管炎，因而抗酸治疗是目前治疗反流性食管炎的最主要方法。常规用 H_2 受体拮抗药（H_2- receptor antagonist，H_2RA）对空腹和夜间胃酸分泌抑制明显，可缓解多数患者的症状，但对 C 级以上的 RE 愈合率差。该类药物对餐后酸分泌抑制作用弱，且有快速抗药反应，故仅用于 A/B 级食管炎患者。强力抗酸药 PPI 可产生显著而持久的抗酸效果，缓解症状快，食管炎愈合率高，可用于所有的反流性食管炎的患者。常用的药物有奥美拉唑（40mg/d），雷贝拉唑（20mg/d），兰索拉唑（40mg/d）等。反流性食管炎患者需用 PPI 的剂量为消化性溃疡治疗量的 2 倍，疗程至少 8 ～ 12 周。PPI 治疗食管炎 8 周的愈合率约为 90%。治疗 8 周后需要复查胃镜，了解食管炎的愈合情况，如食管炎未完全愈合，则疗程要延长至 12 周。

（2）促动力药：促动力药有一定的治疗作用，但单独使用疗效差，其不良反应也限制了它们的应用。

（3）其他：抗酸药可中和胃酸，常用的药物是含有铝、镁、铋等的碱性盐类及其复合制剂，可用于解除症状。铝碳酸镁有吸附胆汁的作用，能保护食管黏膜，有利于食管炎的愈合。

（4）维持治疗：PPI 几乎可以愈合所有的食管炎，但停药 6 个月后的复发率达 80%，反流性食管炎必须进行维持治疗。PPI 维持治疗的效果优于 H_2RA 和促动力药，维持治疗药物用量无统一标准，多用常规剂量的 PPI。按需（on-demand）服药，即出现症状后患者自己服药至症状被控制是不错的选择，能减少患者的用药量并节省费用，应选用起效快的 PPI。

3. **内镜治疗** 不少患者停药后复发，需要长期服药。内镜治疗获得令人鼓舞的效果，但长期疗效和并发症还需进一步随访观察，方法包括：射频能量输入法、注射法和折叠法，适应证为需要大剂量维持的患者，禁忌证有 C 级或 D 级食管炎、Barrett 食管、大于 2cm 的食管裂孔疝、食管体部蠕动障碍等。

4. **预防**

（1）忌酒戒烟：由于烟草中含尼古丁，可降低食管下段括约肌压力，使其处于松弛状态，加重反流；酒的主要成分为乙醇，不仅能刺激胃酸分泌，还能使食管下段括约肌松弛，是引起胃食管反流的原因之一。

（2）注意少量多餐，吃低脂饮食，可减少进食后反流症状的频率。相反，高脂肪饮食可促进小肠黏膜释放胆囊收缩素，易导致胃肠内容物反流。

（3）晚餐不宜吃得过饱，避免餐后立刻平卧。

（4）肥胖者应该减轻体重。因为过度肥胖者腹腔压力增高，可促进胃液反流，特别是平卧位更严重，应积极减轻体重以改善反流症状。

（5）保持心情舒畅，增加适宜的体育锻炼。

（6）就寝时床头整体宜抬高 10～15cm，对减轻夜间反流是个行之有效的办法。

（7）尽量减少增加腹内压的活动，如过度弯腰、穿紧身衣裤、扎紧腰带等。

（8）应在医师指导下用药，避免乱服药物产生副作用。

（米晓辉）

第七篇

头颈外科学

　　头颈部涉及运动、语言、呼吸、吞咽等重要生理功能，头颈部的疾病处理比较复杂烦琐，需要考虑上述各种生理功能。认真研究这些疾病的特点，对于提高疾病的治愈率，改善患者的生存质量具有重要意义。因此，本篇将从解剖学的角度论述颅底和颈部的生理，在此基础上重点阐述头颈部常见疾病及其诊断治疗。

第二十四章 ...

头颈部应用解剖

--------------------------------- ■ **第一节　颅底应用解剖** ■ ---------------------------------

　　颅底的形成是在胚胎早期，先在脊索前端出现软骨组织，并向两侧及前方生长，形成软骨颅底雏形，随后软骨内出现多个骨化中心，逐渐扩大，相互联合成颅底骨。颅底为软骨成骨，而颅骨其他部分为膜内成骨，先由间充质分化为纤维膜，而后膜内出现一个或多个骨化中心，最后联合成颅盖骨。

　　颅底是一个复杂的区域，不规则颅底骨的上方有脑干等重要结构，下方为口、耳、鼻、鼻窦、咽腔等有菌结构，诸多与生命有关的血管和脑神经出入该区。颅底骨由 7 块骨组成，3 个不成对的骨，即筛板、蝶骨和枕骨，2 个成对的骨，即额骨和颞骨（图 24-1-1）。颅底既是颅腔的底，又是眼眶、鼻腔、筛窦、蝶窦、鼻咽部和颞下窝的顶，从上向下看，颅底内面以蝶骨小翼后缘和颞骨岩嵴为界，分成 3 个颅窝，即颅前窝、颅中窝和颅后窝，与之相对应的概念分为前颅底、中颅底和后颅底（图 24-1-2）。近年，为了有利于制订精确的手术径路，从解剖和临床角度将颅底的下表面进行划线分区，有侧颅底之分，但目前尚无统一的标准。

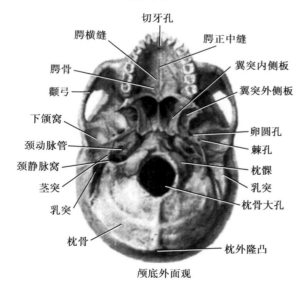

图 24-1-1　颅底下面观解剖示意图

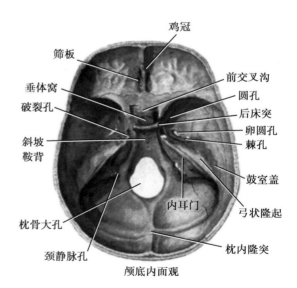

图 24-1-2　颅底上面观解剖示意图

　　颅底区域的疾病并非少见，其分类尚无统一标准，可依据病变所在解剖部位进行分类，即在颅底外侧面则分为中线区和侧颅底区，颅底内侧面分为颅前、中、后窝 3 个区；根据病理学分类方法，则可将颅底疾病分为肿瘤、外伤、感染、先天性疾病 4 大类。

（房居高）

234

第二节　颈应用解剖

颈部位于头部与胸部之间，连接头颅、躯干和上肢。颈部外形与性别、年龄、体型有密切关系：女性和小儿颈部的皮下脂肪较厚，轮廓较圆。颈部的支架是脊柱的颈段，颈椎前方有呼吸道、消化道的颈段，在上呼吸消化道的两侧有斜行的大血管和神经至颈根部，颈根部有胸膜顶和肺尖。颈部诸结构之间填有疏松结缔组织，并形成若干与临床诊治有密切关系的筋膜和筋膜间隙。颈部的活动范围颇大，移动时颈的长度和各器官的位置都有所改变。头后仰时，颈前部变长，颈段气管与皮肤接近，头旋转时，喉、气管和血管移向旋转侧，而食管移向对侧。了解这些特点，在进行颈部各器官手术时将有意义。

颈部的淋巴结较多，总计 380 枚左右，约占全身淋巴结总数的 1/3。分为 1～6 区，主要排列在大血管周围。因此，颈部肿瘤沿淋巴管扩散时，有一定的转移规律，做颈部恶性肿瘤手术时，应根据肿瘤的特性做相应范围的淋巴结清扫。

（一）颈部重要的体表标志

1. 甲状软骨切迹　即男性的喉结，是两侧甲状软骨在中线会合的最上部，是颈中线最隆起的标志。女性患者也可以触及喉结，但不如男性明显。喉结可以作为紧急气管切开等手术的体表标志。

2. 环状软骨弓　位于甲状软骨切迹下方 2～3cm 处，环状软骨下缘是喉与气管的分界标志，比气管轻微突出，是一个甲状软骨下方硬的骨性结构。在急性喉梗阻时可作为确认环甲膜位置、行环甲膜切开的重要标志。

3. 胸锁乳突肌　起于乳突，至于胸骨上切迹及锁骨内段，是颈部分区的重要体表标志。其深面有颈动脉和颈静脉、迷走神经等组成的颈血管鞘，颈血管鞘周围有多个淋巴结环绕。

（二）颈部分区

颈部以斜方肌前缘为界分为前、后两部：斜方肌前缘以前的部分称为颈前外侧部或称固有颈部，即狭义的颈部；斜方肌前缘以后的部分称为颈后部或称项部。为了便于临床详细准确地描述，又可按颈部的重要肌性标志分为许多三角区。颈部由胸锁乳突肌分为颈前三角和颈后三角，颈前三角又分为下颌下三角、颏下三角、颈动脉三角和肌三角，颈后三角又分为锁骨上三角和枕三角。

1. 下颌下三角　位于二腹肌前腹、后腹和下颌骨下缘之间。

2. 颏下三角　位于两侧二腹肌前腹与舌骨之间。

3. 颈动脉三角　位于胸锁乳突肌前缘、二腹肌后腹与肩胛舌骨肌上腹之间。

4. 肌三角　位于胸锁乳突肌前缘、颈前正中线与肩胛舌骨肌上腹之间。

5. 锁骨上三角　位于胸锁乳突肌后缘、肩胛舌骨肌下腹与锁骨之间。

6. 枕三角　位于胸锁乳突肌后缘、肩胛舌骨肌下腹与斜方肌之间。

（三）颈部血管

1. 颈总动脉　左颈总动脉起自主动脉弓，右侧起自头臂干。平舌骨大角处分为颈外动脉和颈内动脉。颈总动脉的外侧有颈内静脉，两者之间后方有迷走神经，构成颈动脉鞘的主要内容。颈总动脉末端膨大，称颈动脉窦，有压力感受器，在颈总动脉分叉部后方有颈动脉小体，为化学感受器。

2. 颈内动脉　自颈总动脉分出后，首先在颈外动脉之后外侧上行，继而转向颈外动脉后内侧，垂直向上达颅底，经破裂孔入颈动脉管穿海绵窦进入颅中窝，主要分布于脑和视器。颈内动脉在颈部无分支。

3. 颈动脉体和颈动脉窦　颈动脉体位于颈内、外动脉分叉处的后方，借结缔组织连接于动脉壁上，属化学感受器，感受血液中二氧化碳浓度变化，反射性地调节呼吸运动。颈动脉窦为颈内动脉起始处膨大部分，其内有特殊的感觉神经末梢，属压力感受器，当动脉血压升高时，即引起颈动脉窦扩张，刺激压力感应器，自中枢发放神经冲动，通过中枢反射性地引起心跳减慢，末梢血管扩张，起到降低血压的作用。

4. 颈外动脉 自颈总动脉发出后，先位于颈内动脉的内侧，继而转向其外侧，向上经二腹肌后腹和茎突舌骨肌深面上行，至下颌颈平面分为颞浅动脉和上颌动脉两个终支。颈外动脉自下向上发出的主要分支有：甲状腺上动脉、舌动脉、面动脉、颞浅动脉和上颌动脉等。

5. 颈部静脉

（1）颈部浅静脉

1）颈前静脉：由颏及下颌等处的静脉汇合而成。沿颈前正中线两侧下行，汇入颈外静脉，静脉无瓣膜。

2）颈外静脉：位于胸锁乳突肌表面，由下颌后静脉和耳后静脉在下颌角附近汇合而成，在斜角肌前方汇入锁骨下静脉或颈内静脉下端。

（2）颈内静脉：位于颈动脉鞘内，与颈总动脉和迷走神经伴行，为颅内乙状窦的延续，自颅底向下走行到胸廓上口，其末端与锁骨下静脉汇合成头臂静脉，是头颈部静脉回流的主要径路。

（四）颈部神经

1. 颈丛 由第1~4颈神经的前支构成，位于胸锁乳突肌深面及中斜角肌与肩胛舌骨肌的浅层之间。颈丛的浅支即颈丛的皮神经，深支分为前后两组，其中膈神经为前支中最重要的一支，主要由第4颈神经的前支发出，位于椎前筋膜的深面，从前斜角肌表面垂直下降至胸腔。

2. 臂丛 臂丛由颈5~8和胸1的前支组成，在斜角肌间隙中穿出后，形成3个干，即上、中、下干，各干又分前支和后支。上干和中干的前支形成外侧束，下干前支形成内侧束，三干的后支合成后侧束。三束在锁骨中点处共同进入腋窝，并从内、外、后围绕腋动脉。臂丛的主要分支有胸长神经、胸背神经、胸前神经、肌皮神经、正中神经，这些神经分布至胸、肩、颈和上肢的皮肤。臂丛在锁骨中点上方比较集中，而且位置较浅，临床上常以此点做臂丛传导阻滞麻醉。

3. 膈神经 膈神经由颈丛肌支发出后，自前斜角肌上端外侧，沿该肌前面下行至内侧，然后于锁骨下动、静脉之间进入胸腔，膈神经受损后主要表现为膈肌瘫痪，腹式呼吸减弱或消失。膈神经受刺激时，可发生呃逆。

4. 迷走神经 位于颈鞘内，颈总动脉和颈内静脉之间的后方。在颈部的主要分支有喉上神经和喉返神经。喉上神经内支与喉上动脉伴行，穿甲状舌骨膜入咽，分布于声门以上喉黏膜司感觉；喉上神经外支沿甲状腺上血管外侧下行，继而转到上血管内侧，在距离甲状腺上动脉进入甲状腺上极处的内上方0.5~2.0cm处穿咽下缩肌，进入和支配环甲肌运动，喉上神经外支和甲状腺上动脉关系密切，做甲状腺叶切除时应避免损伤。喉返神经两侧走行不同，左侧绕主动脉弓上行，右侧绕锁骨下动脉上行，双侧在颈部均走行于气管食管沟内，终支经环甲关节后方入喉，支配除环甲肌以外的喉内肌。

5. 副神经 由延髓根和脊髓根组成，延髓根经颈静脉孔出颅后组成副神经的内支，加入迷走神经，支配咽喉横纹肌。脊髓根出颅后组成副神经的外支，经过或穿过胸锁乳突肌，沿途发出胸锁乳突肌支，向下达斜方肌前缘中、下1/3交界处进入斜方肌。副神经为胸锁乳突肌及斜方肌的运动神经，切断副神经后可引起斜方肌瘫痪，影响耸肩、上肢抬举功能。

6. 舌下神经 舌下神经由舌下神经核发出，经舌下神经管出颅，在迷走神经外侧，颈内动脉、静脉间下行，继而穿过颈内、外动脉之间向前，经二腹肌后腹深面进入下颌下间隙，在下颌下腺深面向前上行走，分布于舌，支配全部舌内肌及部分舌外肌。一侧舌下神经受损时，伸舌时舌尖偏向患侧，同侧舌肌萎缩。

（五）颈部肌肉

1. 胸锁乳突肌 位于颈部外侧，左右各一。起点有两端，分别始于胸骨柄及锁骨内1/3处，斜行向上，止于乳突外侧及枕骨上项线之外侧。此肌受副神经和第2、3颈神经前支支配。胸锁乳突肌肌肉发达，是颈部手术时的重要肌性标志。颈动脉、颈内静脉、迷走神经位于其深面。

2. 舌骨上肌群 舌骨上肌群位于下颌骨、颅底与舌骨之间，共有4块肌。

（1）二腹肌：位于下颌骨下方，有前后二腹，前腹起自下颌骨二腹肌窝，斜向后下；后腹起自颞骨乳突切迹，斜向前下，两腹会合后形成中间腱并固定于舌骨体。

（2）下颌舌骨肌：位于二腹肌前腹深部，起自下颌骨内侧面，斜行向下止于中线及舌骨。

（3）颏舌骨肌：位于下颌舌骨肌深部，起自颏棘，止于舌骨。

（4）茎突舌骨肌：起自茎突，止于舌骨。

3. 舌骨下肌群　舌骨下肌群位于舌骨下正中两旁，共 4 对。

（1）胸骨舌骨肌：起自胸骨柄后面，止于舌骨体下缘。

（2）胸骨甲状肌：位于胸骨舌骨肌深面，起自胸骨柄后面，止于甲状软骨斜线。

（3）甲状舌骨肌：起自甲状软骨斜线，止于舌骨体和舌骨大角下缘，下接胸骨甲状肌。

（4）肩胛舌骨肌：分为上、下腹及中间腱，下腹起自肩胛骨缘，向前上行至胸锁乳突肌下段的深面，止于中间腱，上腹起自中间腱，略垂直上行，止于舌骨体下缘。

4. 颈深肌群　颈深肌群分为内、外侧肌群。

（1）颈深内侧肌群：有头长肌和颈长肌，位于颈脊柱的前方，统称椎前肌。

（2）颈深外侧肌群：有前、中、后斜角肌，各肌均起自颈椎横突，止于肋骨。前、中斜角肌与第 1 肋之间的空隙为斜角肌间隙，其内有臂丛及锁骨下动脉通过。前斜角肌表面有膈神经通过。前斜角肌的前下方与肋骨交角处有锁骨下静脉经过。

（六）颈部淋巴结

颈部淋巴结包括 5 大群：颏下淋巴结、下颌下淋巴结、颈前淋巴结、颈浅淋巴结及颈深淋巴结。

1. 颏下淋巴结　位于颏下三角内，有 2～3 个淋巴结，主要收集颏部、舌尖、下颌切牙等处淋巴，其输出管注入下颌下淋巴结。

2. 下颌下淋巴结　位于下颌下三角区，有 4～6 个淋巴结，收集面部、牙龈、舌前部、颏下淋巴管等处的淋巴，最后主要汇入颈深上淋巴结。

3. 颈前淋巴结　分深浅两组。浅组淋巴沿颈前浅静脉分布，深组淋巴结位于喉、环甲膜及气管前，收集喉、气管、甲状腺等淋巴。输出管注入颈深下淋巴结。

4. 颈浅淋巴结　位于胸锁乳突肌浅面，沿颈外静脉排列，收集面部、耳后及腮腺等处的淋巴，注入颈深上淋巴结。

5. 颈深淋巴结　沿颈内静脉排列，以肩胛舌骨肌与颈内静脉交叉处为界，分为颈深上及颈深下淋巴结。

（1）颈深上淋巴结：位于肩胛舌骨肌中间腱以上与颈内静脉之间的淋巴结。收集鼻咽、腭扁桃体、舌部、颏下及下颌下淋巴结回流，汇入颈深下淋巴结。

（2）颈深下淋巴结：位于肩胛舌骨肌中间腱以下与颈内静脉之间的淋巴结，可延伸至锁骨下动脉、臂丛和颈横动脉周围，后者称之为锁骨上淋巴结。颈深下淋巴结主要收集头颈部淋巴结，此外还收集部分胸部及上腹部的淋巴管，其输出管左侧汇入胸导管，右侧汇入右淋巴干或直接汇入颈内静脉。胸、腹部恶性肿瘤细胞可经胸导管由颈干逆行而转移至锁骨上淋巴结，一般腹部及左半胸部器官的恶性肿瘤转移至左锁骨下淋巴结，右半胸部器官的恶性肿瘤转移至右侧锁骨下淋巴结。

根据颈淋巴结的转移规律和颈清扫术的需要，1991 年美国耳鼻咽喉头颈外科基金学会将颈部淋巴结分为 6 个区。

第 I 区（Level I）：颏下和下颌下淋巴结，分 A、B 两个亚区。

第 II 区（Level II）：颈内静脉淋巴结上组，分 A、B 两个亚区。

第 III 区（Level III）：颈内静脉淋巴结中组。

第 IV 区（Level IV）：颈内静脉淋巴结下组。

第 V 区（Level V）：颈后三角淋巴结，分 A、B 两个亚区。

第 VI 区（Level VI）：颈前区淋巴结。

视频 10　全颈淋巴结清扫术

（房居高）

第二十五章 ···

常见颈部疾病

第一节 甲状舌管囊肿

甲状舌管囊肿是颈部常见的先天性疾病，其发生与甲状舌管的胚胎发育异常有关。在胚胎发育期，甲状舌管未退化或未完全退化而形成甲状舌管囊肿。

【病因】 在胚胎发育过程中，甲状腺始基由口底向颈部下移过程中，形成一条与始基相连的细管，叫甲状舌管。在胚胎第 6 周时，甲状舌管开始退化，第 8 周时甲状舌管完全消失，其上端残留为舌盲孔。若甲状舌管未退化或未完全退化消失，则形成甲状舌管囊肿或瘘管。由于甲状舌管退化时，左右两侧舌骨开始在中线融合，因此，未退化的甲状舌管可位于舌骨腹侧或背侧，也可能位于舌骨之中。而形成的囊肿则位于颈前带状肌的深面。

【临床表现】 囊肿大小不一，一般无症状，多未引起注意，常无意中或体检时发现，囊肿呈圆形，边界清楚，与周围组织及皮肤无粘连，无压痛，质较软，有囊性感，可随吞咽上下运动，有些囊肿上部可摸到一条索样物。并发感染时，囊肿迅速增大，且有局部疼痛及压痛。

【诊断】 囊肿位于颈前正中，偶有偏向一侧者，可随吞咽上下运动，即可做出诊断，完全性瘘管者，自外瘘口注入亚甲蓝观察舌盲孔有无亚甲蓝溢出，则可进一步明确诊断。囊肿者行 B 超检查有助于诊断。核素成像呈无同位素显像，MRI 有特征性表现，在颈前正中位可见囊性病变（图 25-1-1）。

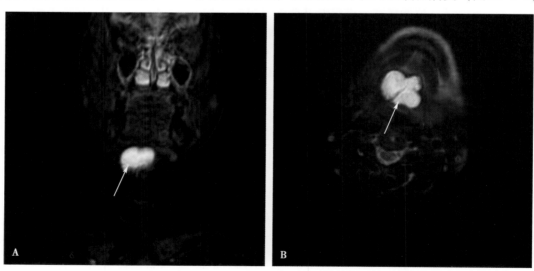

图 25-1-1　MRI T$_2$WI 示　甲状舌管囊肿

冠状位（A）与轴位（B）可见舌根与甲状腺之间，正中位分叶状高信号（箭头所示）

【鉴别诊断】　甲状舌管囊肿应与下列疾病鉴别：

1. **皮样囊肿**　为先天性囊肿，位于颈前正中，囊肿与皮肤粘连，不随吞咽上下运动。在超声图像上皮样囊肿的内容物比甲状舌管囊肿回声高。

2. **颏下淋巴结炎**　可有邻近组织如牙周、下颌、下唇等处的炎症，肿块质地较硬，有压痛，不随吞咽上下运动。

3. **异位甲状腺**　多位于舌根部，少数位于喉前正中者易误诊为甲状舌管囊肿，B超及放射性核素[131]I检查可做出鉴别诊断。应特别注意在颈前正常位置上有无甲状腺组织。

4. **甲状腺锥状叶的肿瘤或囊肿**　甲状腺锥状叶可位于环状软骨下方的甲状腺峡部到舌骨之间，锥状叶可发生肿瘤、囊肿，尤其是囊肿与甲状舌管囊肿难以鉴别。在超声影像上锥状叶的囊肿周围有甲状腺组织。

【治疗】　除感染期外，一经确诊，应尽早手术。手术切除前应经过超声、核素扫描或CT、MRI检查确定有正常的甲状腺组织。小儿可推迟到4岁以后。手术最好采用全身麻醉，在舌骨水平或囊肿最隆起部位做一与舌骨平行的横切口，两端稍超过囊肿范围。纵行切开颈白线，向左右牵开舌骨下肌肉瓣，暴露囊肿，如有粘连可用电刀、小剪刀或血管钳加以解剖分离，牵拉病变组织时不得过分用力。在囊肿的下方，甲状软骨的表面自下而上分离，直达舌骨下缘。将舌骨体中部的舌骨上下附着肌及舌甲膜分离后，将舌骨小角中间的舌骨体部连同骨膜一并切断。钳夹舌骨体中部向外牵拉，继续向舌盲孔方向分离瘘管。将达到舌盲孔黏膜下时，结扎、切断。分层缝合，若术腔较大，可置负压引流。

（房居高　万江花）

第二节　鳃裂囊肿及瘘管

鳃裂瘘管为鳃囊与鳃沟相通或鳃沟不消失而形成。鳃裂囊肿为鳃沟未融合，外口闭合所形成，常与瘘管同时存在。分为第一瘘管，外瘘口位于下颌角后下方，舌骨以上平面的颈侧皮肤上，内瘘口位于外耳道的软骨部或耳廓的前方或后方，鼓室或咽鼓管。第二瘘管，外瘘口位于胸锁乳突肌前缘的中下1/3交界处，内瘘口位于扁桃体窝上部。第三鳃裂瘘管，外瘘口位于胸锁乳突肌前缘的下部，内瘘口止于梨状隐窝。第四鳃裂瘘管，外瘘口同第二鳃裂瘘管。内瘘口位于食管上端。

【病因】　一般认为瘘管是由鳃裂或咽囊或两者不完全闭合引起的，囊肿是胚胎发育过程中上皮细胞残留所致。目前研究认为鳃裂囊肿或畸形与遗传因素有关，为常染色体显性遗传。

【临床表现】　鳃裂囊肿者一般无任何症状，可在无意中发现颈侧有一无痛性肿块，大小不一，圆形或椭圆形，与皮肤无粘连，可活动，呈囊性感，继发感染时迅速增大，局部压痛。囊肿向咽侧突出，引起咽痛、吞咽困难等。鳃裂瘘管侧主要表现为外瘘口间歇性或持续性有分泌物溢出，部分患者感觉口内有臭味，继发感染时，可出现瘘口周围红肿疼痛，有脓性分泌物溢出，并反复发作（图25-2-1）。

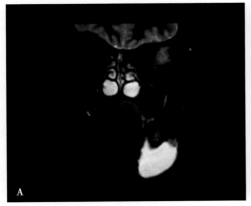
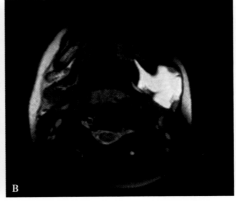

图25-2-1　鳃裂囊肿MRI T$_2$WI

冠状位（A）和轴位（B）MRI可见左侧颈部下颌骨后下方，分叶状不规则高信号，为鳃裂囊肿

【鉴别诊断】

1. **外耳道炎或中耳炎** 第一鳃裂瘘管继发感染时，因其内口与外耳道相通，可致外耳道流脓，易误诊为外耳道炎或中耳炎。此时吸净外耳道的脓液，可观察到脓液来自外耳道的瘘口处，且上颈部可能触及囊肿或观察到外口，当挤压上颈部或囊肿时可见脓液自外耳道瘘口溢出可助于诊断。

2. **腮腺多形性腺瘤（混合瘤）** 第一鳃裂瘘管或囊肿可位于腮腺实质内，可误诊为腮腺多形性腺瘤。特别是起源于下颌骨后方的腮腺多形性腺瘤，该肿瘤多为实性结构，也有囊性变者。但一般不会发生感染的红、痛等症状体征；确诊需术后病理。

3. **颈部寒性脓肿** 鳃裂囊肿应与寒性脓肿相鉴别。可做结核菌素试验、拍胸部 X 线片了解患者有无结核感染。术前可细针穿刺，穿刺液抗酸杆菌涂片检查。术后可对脓液进行结核杆菌培养，进一步明确诊断。

4. **颈部囊性淋巴管瘤（囊状水瘤）** 囊性淋巴管瘤是胚胎期淋巴管发育异常导致的，亦表现为颈部生长缓慢的囊性肿物。该病绝大多数在婴幼儿期即发病。一般不发生感染。透光试验检查呈阳性。穿刺可吸出草绿色水样液体，显微镜下可见大量淋巴细胞。囊壁由纤维组织和内皮细胞构成，内含淋巴细胞及淋巴小结。以上特点可协助诊断。

5. **喉气囊肿** 第三鳃裂瘘管穿经甲状舌骨膜，其伴发的囊肿易误诊为喉气囊肿。喉气囊肿的特点是：当做 Valsalva 动作、深呼吸、剧烈咳嗽、啼哭或用力吞咽时增大，压之可缩小，以上特点可与鳃裂囊肿相区别。

【治疗】 彻底切除囊肿与瘘管。尤其是瘘管较细或分支者，更应警惕瘘管残留及术后复发。如继发感染，先控制感染，然后手术。

第一鳃裂瘘管常穿腮腺实质而有多个分支，在切除时应做面神经解剖和腮腺部分切除及瘘管切除，否则容易复发。

第二鳃裂瘘管常有双侧同时发生，应注意辨别。

第三鳃裂瘘管是最常见的颈部鳃裂瘘管，常常容易感染，对感染以后手术的患者，应在解剖保护甲状腺、甲状旁腺、喉返神经、喉上神经外支以后，将甲状腺外侧与颈动脉鞘之间，锁骨以上至梨状隐窝的软组织全部切除，类似颈淋巴结清扫的切除方法。

（房居高　万江花）

第三节　颈部急、慢性淋巴结炎

【病因】 颈部淋巴结炎以继发于牙源性及口腔感染为最多见，也可来源于颜面部皮肤的损伤、疖、痈。小儿大多数由上呼吸道感染及扁桃体炎引起。由化脓性细菌如葡萄球菌及链球菌等引起的称为化脓性淋巴结炎；由结核杆菌感染的为结核性淋巴结炎。

【临床表现】 可来自牙源性病变，婴幼儿则多继发于上呼吸道感染。临床上大多起病急、进展快。早期为单个淋巴结的肿大压痛。以后可累及多个淋巴结，还可发生粘连，皮肤发红，向周围扩散或穿破淋巴结包膜形成蜂窝织炎。随细胞毒力强弱与患者机体抵抗力的状况而有不同的全身反应，小儿尤为明显。

【诊断】 颈淋巴结肿大，有压痛，淋巴引流区内的器官有急性炎症，全身可有畏寒、发热等症状。白细胞计数中性粒细胞增高。颈部 B 超检查有助于了解淋巴结的部位、大小、数目以及与周围组织的关系。本病应与颈部淋巴结结核、恶性淋巴瘤、转移性恶性肿瘤鉴别（图 25-3-1）。必要时做淋巴结穿刺或切除活检。

【治疗】 治疗原发病灶，包括抗感染、加强营养、增强机体抵抗力等。

儿童可呈单个淋巴结炎症。表现为孤立的淋巴结肿大、触痛，表面的颈部皮肤充血、肿胀。选择对葡萄球菌敏感的抗生素治疗往往非常有效，但也有一部分儿童病情继续发展，直至受累淋巴结坏死并形成脓肿。此时，应行局部切开和引流。

临床上常见头颈部原发灶感染后，引起相应引流淋巴链上的一组淋巴结感染。表现为区域的淋巴结

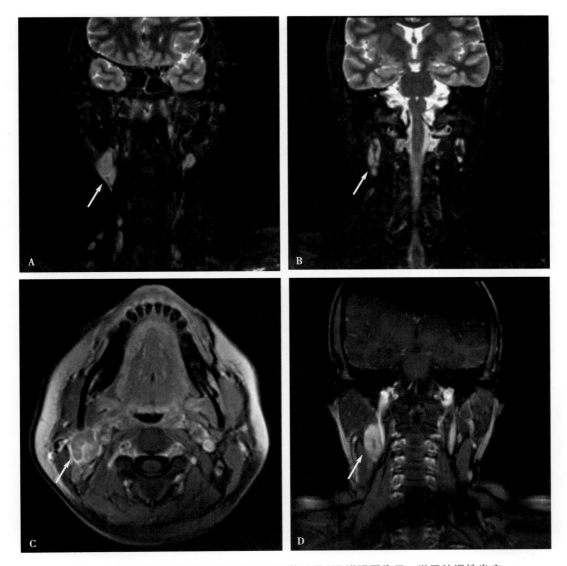

图 25-3-1 MRI T₂WI 冠状位和轴位及冠状位 T₁WI 增强图像示 淋巴结慢性炎症
A. 可见右侧颈部淋巴结肿大，呈稍高高信号（箭头）
B. 可见皮髓质分界（箭头）　C. D. 增强呈不规则环状强化（箭头）

肿大、触痛，造成患者颈部活动被动性减少。受累淋巴结周围的肌肉组织可出现痉挛、强直。此时应对原发感染灶进行治疗，才能有效控制淋巴结炎。

　　在成人，肿大淋巴结如果经抗炎治疗 1 周后仍持续不退，并且无发热、疼痛等炎症的症状，应注意除外头颈部恶性肿瘤转移的可能。

（房居高　万江花）

第四节　颈动脉体瘤

　　颈动脉体瘤起源于颈动脉球体，是位于颈动脉分叉处背侧的一种化学感受器肿瘤，属于副神经节瘤，大多为良性病变，少数（10% ~ 15%）为低度恶性。肿瘤容易侵犯附近的迷走、舌下等神经，可引起声带运动障碍、伸舌偏歪等。

　　【病因】 病因不明，可能与长期慢性缺氧有关。近来研究显示其部分为常染色体显性遗传病，有家族性，为常染色体隐性遗传。

【临床表现】 本病多见于 30~50 岁者，无明显性别差异。偶可恶变，发生 Ⅱ、Ⅲ 区的颈淋巴结转移，远处转移常见为骨转移，其次是肺、肝等处。

1. 颈部肿块 大多数患者因颈部肿块来就诊。肿块大多位于下颌角前下方，一般为单侧，圆形，表面光滑，质地韧（图 25-4-1）。在肿物表面可触及向浅侧移位的颈动脉搏动，颈内、外动脉被肿物推向两侧。有时瘤体本身亦可触到搏动。

2. 颈动脉窦综合征 在低头或压迫肿物时可头晕或晕倒。

3. 神经压迫症状 如交感神经受压，可产生霍纳综合征；迷走神经受压，可出现声嘶、刺激性咳嗽、饮水呛咳等。舌下神经受累可有吞咽障碍、语言不流利、伸舌偏向患侧。

【诊断】 肿块位于颈动脉三角，呈圆形，质地较韧，边界清楚，可左右活动，上下活动受限，肿块浅表可扪及血管搏动，有时有血管杂音。B 超和 DSA 检查对本病诊断价值大。B 超可见颈动脉分叉处肿块将颈内、外动脉分开，其间距增宽。DSA 显示肿瘤位于颈动脉后方将颈总动脉分叉推向前，颈动脉分叉增宽，颈内外动脉呈现 "高脚酒杯征"，肿瘤富含血管（图 25-4-2）。增强磁共振可见明显强化的边界清楚的肿瘤，位于颈总动脉分叉处。磁共振图像可见颈动脉三角区明显增强的肿瘤信号，边界清楚，颈血管鞘的血管部分被包绕（图 25-4-3）。增强 CT 可见颈动脉体瘤包绕颈内、外动脉（图 25-4-4）。

根据肿瘤包裹颈内动脉的程度，Shamblin 将颈动脉体瘤分为 3 型：Ⅰ 型是肿瘤没有或仅仅包绕动脉的不超过 1/3 周，Ⅱ 型是肿瘤包绕动脉超过 2/3 周但未达全周，Ⅲ 型是肿瘤完全将动脉包绕，动脉可能变细（图 25-4-5）。

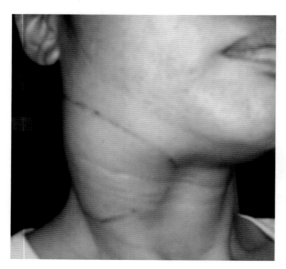

图 25-4-1 右侧颈部肿块外观

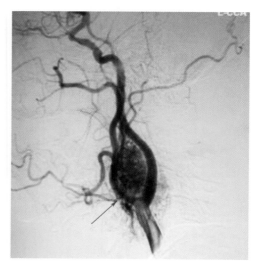

图 25-4-2 左侧颈动脉体瘤 DSA 表现
显示颈总动脉分叉处团状血管性肿瘤，颈内
外动脉分开，呈典型的 "高脚杯征"（箭头所示）

【治疗】 颈动脉体瘤一般采用手术治疗，肿瘤越小，手术越容易切除，并发症越少。手术中应尽可能的保留颈内动脉，如果确实不容易保留，也应该一期重建，将颅内并发症的概率减到最小。一般 Ⅰ 型和 Ⅱ 型比较容易保留颈内动脉，Ⅲ 型保留血管困难。所有患者术前应该做 DSA 检查，观察肿瘤血供和大脑交通血管的情况，并做颈内动脉回流压测定。如果回流压大于 70mmHg，手术中阻断动脉比较安全；回流压在 50~70mmHg 之间相对可以，有风险；小于 50mmHg 时阻断动脉后发生脑卒中的风险很大。手术中应将肿瘤周围的淋巴结切除送冰冻病检，少数恶性颈动脉体瘤，原发灶组织无明显恶性特征，而周围淋巴结中有转移才能确定为恶性。手术方式分以下几种。

1. 保留动脉的外膜下肿瘤切除术 因肿瘤起源于与颈动脉外膜相连的颈动脉体，具有极其丰富的血供，而且与颈动脉、静脉及神经紧密相邻，手术难度较大（图 25-4-5）。适合 Ⅰ 型和 Ⅱ 型肿瘤。

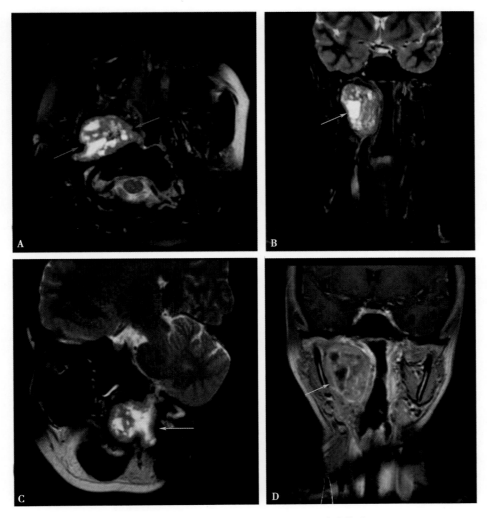

图25-4-3　MRI平扫和增强示右侧颈动脉体瘤

A. T_2WI轴位可见右颈动脉间隙内混杂T_2信号肿瘤，呈不规则椭圆形，其内侧和外侧分别可见圆形流空血管（红色箭头所示），提示分别为颈动脉的内外分叉血管，为特征性改变　B. T_2WI冠状位示肿瘤压迫咽侧壁（箭头所示）　C. T_2WI. 矢状位显示肿瘤的前后关系（箭头所示）　D. T_1WI冠状位增强显示肿瘤血供较丰富（箭头所示）。

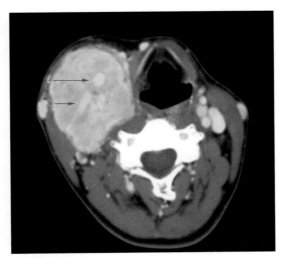

图25-4-4　增强CT示颈动脉体瘤包绕颈内动脉（短箭头）、颈外动脉（长箭头）

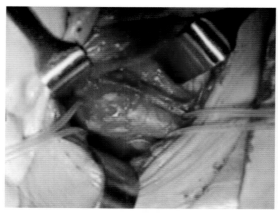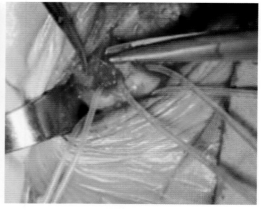

图 25-4-5 颈动脉体瘤切除术

2. 肿瘤与颈动脉一起切除，一期血管重建 Ⅲ型及较大肿瘤，与颈动脉粘连，或包绕颈动脉者，需将肿块连同部分颈动脉一并切除，然后做动脉重建，可以用人工血管或大隐静脉（图 25-4-6）。术中应注意迷走神经和舌下神经的保护。

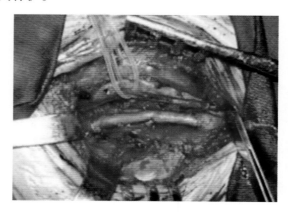

图 25-4-6 颈动脉体瘤切除加大隐静脉颈内动脉重建术

（房居高 牟忠林）

第五节 神经鞘膜瘤

【病因】 为起源于神经鞘膜施万细胞的实体瘤，可发生于迷走、舌咽、副、膈、颈交感、颈丛、臂丛等神经，较多发生于迷走、颈交感及舌咽神经。肿瘤沿外周神经呈离心性分布，可有囊性及退行性变。典型的病理特征为 Antoni A 型及 Antoni B 型。

【临床表现】 此病好发于 30 ~ 40 岁男性，病程较长。

1. **颈部肿块** 颈部任何部位均可发生。起源于迷走神经或交感神经的肿瘤，有时由咽旁间隙突入咽侧壁，则称为咽旁神经鞘瘤。肿物边缘清楚，表面光滑，表面皮肤或咽壁黏膜均正常，可活动，与吞咽运动无关（图 25-5-1）。

2. **神经功能症状** 根据肿瘤发生的部位，可引起相应的神经功能症状。舌下神经受压时，可出现患侧舌肌萎缩；膈神经受累，患侧膈肌升高；臂丛神经受压，所支配的肌肉萎缩，轻叩肿物，产生向手放射的电击感；交感神经受累，可产生霍纳（Horner）综合征，即上眼睑下垂、瞳孔缩小、眼球内陷、同侧颜面潮红、汗少等；迷走神经受累，可出现声嘶、刺激性咳嗽等。

3. **颈动脉移位** 主要出现在颈交感或迷走神经的病变，可挤压颈动脉向前内方移位。此时在肿物的表面可触及搏动的动脉。

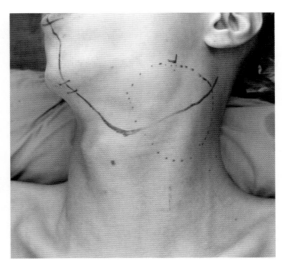

图 25-5-1 左侧神经鞘瘤患者颈部外观
可见左侧下颌下颈动脉三角区隆起

【诊断】 颈部出现孤立性无痛性包块，生长缓慢，呈圆形或椭圆形，边界清楚，左右活动好，上下活动受限，伴或不伴神经压迫症状，即可诊断。B 超、CT、MRI、DSA 检查可进一步明确诊断（图 25-5-2）。但位于颈动脉三角区的神经鞘膜瘤有时难以与颈动脉体瘤鉴别，前者多位于颈总及颈内动脉的外后方，常将颈动脉向前推移，在肿块表面可触及动脉搏动，推开动脉，可在其下摸到肿块，而后者位于颈总动脉分叉处，肿块浅表可触及颈动脉传递性搏动，压迫颈总动脉近端，肿块可缩小。DSA 对鉴别两种肿瘤具有重要意义。

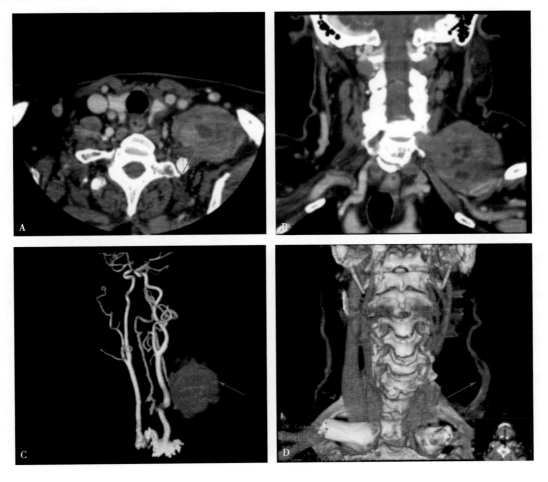

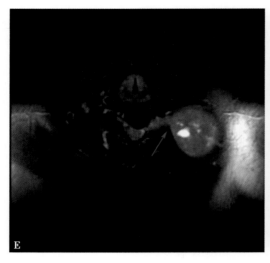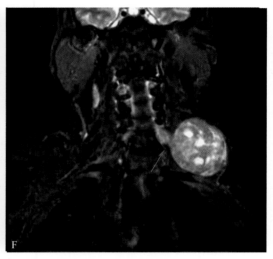

图 25-5-2　颈部 CT 和 MRI 图示左侧神经源性肿瘤

A 和 B. CT 增强轴位和冠状位重建图：左侧颈动脉间隙巨大肿块，不均匀强化，颈动脉前移，肿瘤
与椎管有关（箭头所指）　　C 和 D. CT 血管成像，显示肿瘤没有位于颈动脉分叉处，提示不是颈动
脉体瘤，另颈外静脉弧形受压移位（箭头所指）　　E 和 F. MRI T_2WI 轴位和冠状位，可见肿瘤内部
有点状高信号囊变，且与左侧椎弓根相连，是神经源性肿瘤的特征

【治疗】　本病一经确诊，应及时手术切除，否则肿瘤增大可产生压迫及破坏作用。大部分肿瘤可
以经颈部切除，位置较高的可以经下颌后及腮腺入路切除。对于高位的咽旁神经鞘瘤，也可以采用经口
内镜或内镜辅助下切除。手术应在尽可能保留神经干的基础上将肿瘤剥除。术中往往看到神经纤维束紧
密包绕肿瘤，此时须在肿瘤表面顺神经走行方向切开浅层组织，然后逐层分离达肿瘤表面，肿瘤即可钝
性剥出。有时虽然保留了神经，但是术后神经功能常常受损。

（房居高　牟忠林）

第六节　气管闭合性创伤

【病因】　当钝力直接从正面撞击颈部时，气管被挤压在坚硬的脊柱上，可引起气管软骨环破碎及
后部软组织撕裂，甚至气管与环状软骨分离，损伤较严重。当钝力从侧面撞击颈部时，气管可向对侧移
位，损伤较轻，常无骨折及脱位，仅引起气管黏膜损伤。各种原因引起的气管内压力升高、气管插管麻
醉、气囊压力过高等，都可引起气管破裂。

【临床表现】　气管闭合性创伤常同时伴有喉挫伤，其症状有：

1. **气管损伤处疼痛**　吞咽或头部转动时疼痛加剧，可放射至同侧耳部。

2. **咳嗽及咯血**　气管壁损伤后血液流入气管，引起阵发性刺激性咳嗽，咳出带泡沫的血痰，若损
伤血管，可引起大出血。

3. **呼吸困难**　气管黏膜损伤肿胀，软骨损伤，或并发纵隔气肿、气胸等，均可引起呼吸困难，多
呈进行性加重。若发生气管环状软骨脱位，可引起严重呼吸困难，甚至窒息死亡。

4. **皮下气肿**　气体通过破裂的气管壁进入皮下组织，产生气肿，为气管损伤重要体征。气肿可以是
局限性的，可以是进行性，即在短时期迅速向上下扩张，甚至累及全身，严重者常伴有纵隔气肿和气胸。

5. **声嘶**　伴有喉挫伤或喉返神经损伤者，可出现声嘶，重者失声。

【诊断】　颈部挫伤或胸部挤压伤后，咳泡沫血痰，呼吸困难，应高度怀疑有气管挫伤，须立即进
行 X 线检查。CT 扫描可显示气管软骨环损伤情况。如患者情况允许，亦可进行支气管镜检查，以明确
气管损伤部位和程度。

【治疗】　原则是保持呼吸通畅，修复气管损伤，防止气管狭窄。

1. **保守治疗**　轻度损伤无呼吸困难者，密切观察呼吸情况，并予以抗生素及激素治疗。

2. **气管切开术**　气管损伤早期可无呼吸困难，如果 CT 显示有气管软骨环的骨折或气管变形，可在数小时后出现呼吸困难，应尽早行气管切开。

3. **修复损伤**　根据损伤的程度、部位，采取不同的手术方式。较小的气管黏膜损伤，不需缝合；较长的黏膜撕裂，予以缝合；气管软骨骨折及移位者应予以复位，缝合软骨膜，同时做常规气管切开，或植入 T 形管；如气管软骨为粉碎性损伤或气管完全断离，气管向上下退缩，可游离损伤的上下两端气管，行气管对端吻合术；胸段气管损伤，需在解除呼吸困难（如低位气管切开或插入支气管镜）的前提下，进行开胸修复气管。

（黄继红）

第七节　开放性血管、神经创伤

【病因】　由于解剖关系，血管损伤常伴有神经损伤。开放性血管损伤多由颈部直接损伤引起，而神经损伤除了直接损伤外，血管损伤所形成血肿可压迫神经。根据损伤的程度，血管损伤分为 3 种类型：①损伤性动脉痉挛；②血管壁损伤，主要是内膜或中层损伤，外膜尚完整；③血管部分或完全破裂。

【临床表现】

1. **出血**　受损处可有大出血或血肿形成，严重者可引起失血性休克。外面伤口小的大血管损伤者，可引起大量内出血，而外出血很少，这种情况容易被忽视。应密切观察患者的血压、脉搏情况，注意有无内出血。

2. **神经受损症状**　常伴有迷走、舌下、舌咽、面神经损伤，出现声嘶、伸舌偏斜、呛咳、面瘫等。

3. **脑缺血**　颈动脉损伤后可引起受伤侧脑缺血，表现为昏迷、偏瘫、失语等。

4. **呼吸困难**　颈动脉损伤多伴有喉、气管的创伤，引起呼吸困难。此外，颈动脉损伤后形成的血肿也可压迫喉、气管，加重呼吸困难。

5. **空气栓塞**　颈内静脉损伤后，吸气时由于胸腔负压作用，空气通过破损的静脉进入静脉内，引起空气栓塞，造成脑、肝、肾等重要器官的损害。

6. **颈部其他器官的损伤**　较常见的是喉、气管、食管及甲状腺等。

7. **血肿形成**　假性动脉瘤的动脉损伤引起的动脉血肿多在伤后第 2 天出现，其特点是搏动明显，并可听到收缩期杂音，杂音常沿动脉传播，常伴有病侧头痛及放射性耳痛。颈内动脉血肿则有病侧视盘水肿、充血、静脉扩张和视力下降。动、静脉血肿症状出现比较早，常在伤后数小时可听到血肿杂音，而且杂音比较明显，不仅沿血管，而且在远离创伤部位也可听到杂音，并在局部触到持续性震颤。

【诊断】　颈部有开放性外伤史，局部有出血或血肿形成，血肿搏动明显，并可听到收缩期杂音，伴有脑缺血、神经受压及全身失血症状，应考虑有颈部血管神经损伤。颈部 B 超、CT、DSA 检查有助于诊断（图 25-7-1）。必要时行颈部伤口探查，以了解损伤的部位和程度。但必须是在做好充分备血的前提下进行。

【治疗】

1. **颈部动脉损伤的处理**　对无名的小动脉损伤，局部加压和填塞是有效的；对于颈部有名的动脉血管损伤，急救时首先要止血。要迅速将患者置于仰卧位，头转向伤侧，用拇指在胸锁乳突肌的前缘扪出搏动的颈总动脉，并将它压迫到环状软骨平面的第 6 颈椎横突上，并用敷料塞入伤口内，局部压迫止血，以达到减少出血的目的。同时积极抗休克治疗，迅速补充血容量。若不能及时补血，可慎用缩血管药物暂时升压，有助于维持脑灌流压，维持冠状动脉血流，但决不能以此代替补充血容量。休克纠正后，要及时清创，仔细寻找出血点。在查找出血点时，往往可因组织淤血严重，视野不清，或组织损伤

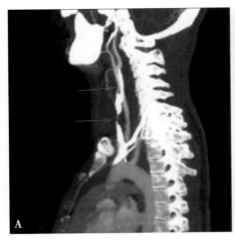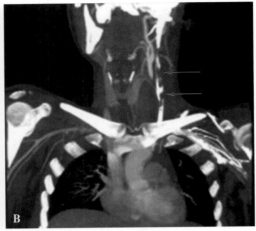

图 25-7-1　左侧颈内静脉刺伤 6 小时后血栓形成
A. CT 矢状位 MIP 重建　B. CT 冠状位 MIP 重建

严重，血管断端缩入软组织而不易找到。对于大血管出血，沿其行径仔细寻找，予以钳夹、结扎。在处理出血的同时，应注意保持呼吸道的通畅。

2. 颈部血管破裂的处理　颈部动脉伤，颈总动脉、颈内动脉受损应及时予以修复，以免发生同侧脑组织缺血坏死、脑软化等严重并发症。修复方法包括端端吻合、侧面修复或血管移植。此外，对于颈总动脉的创伤还可根据伤情，尽早进行颈内动脉与颈外动脉吻合术清创和修复动脉。如破裂口难以修复，可以用大隐静脉进行血管重建。颈外动脉、椎动脉和颈外静脉损伤只需简单结扎，但是椎动脉的破裂往往不容易结扎，因为其在颈椎横突孔内，有时需要用咬骨钳将颈椎横突切除才能结扎。颈外动脉及其分支损伤可予以结扎。结扎时将原创口扩大或沿胸锁乳突肌前缘做一不小于 5cm 的切口。对于颈部静脉的损伤，处理时均可结扎，需要注意的是，在处理颈内静脉时要防止气栓的形成。急救时采用填塞、压迫止血最为有效，清创时应找到破裂的血管残端给予结扎。

3. 颈部血管损伤手术探查　颈部大血管损伤多为开放性造成，易诊断。静脉及小动脉出血，一般可以压迫止血，如果压迫不能止血，则可能是大的动脉出血。颈部外伤后出现失血性休克多见于较大的血管损伤。但一些颈部血管损伤由于伤口小、就诊时出血已停止或伤口已包扎而不易观察，疑有大血管损伤时，当清创止血的手术条件不具备时，不要轻易取出纱布和清除伤口内血凝块。国内许多学者都认为当患者具有下列情况时应做手术探查：

（1）伤口处活动性出血，血压持续降低，伴有伤口出血史。

（2）口腔内有活动性出血，口腔黏膜正常。

（3）颈部增粗，皮下淤血。

（4）气管受压移位。

（5）颞浅动脉、面动脉搏动消失。

（黄继红）

第二十六章

常见颅底疾病

第一节　颅底骨折

颅底骨折是临床常见的颅脑损伤性疾病，其发生率占全部颅骨骨折的22.9%，可与颅盖骨折联合发生。颅底骨折的临床分类，通常按发生部位可分为前颅底骨折、中颅底骨折、后颅底骨折及枕髁骨折。

【病因】

1. 由颅盖骨折延伸而来。

2. 暴力作用于附近的颅底平面。

3. 头部挤压伤、暴力使颅骨普遍弯曲变形所致。

4. 个别情况下，垂直方向冲击头顶部或从高处坠落时，臀部着地。按其解剖部位分为：颅前窝骨折、颅中窝骨折和颅后窝骨折。颅底骨折一般为闭合性损伤，骨折本身无须特殊处理，主要针对颅内、颅底严重的并发伤及预防感染。一般预后较佳。

【临床表现】

1. **前颅底骨折**　多在伤后数小时出现眼球结膜下出血及迟发性眼睑皮下淤血，呈紫蓝色，俗称"熊猫眼"，对诊断有重要意义。骨折累及筛顶或筛板者，可有脑脊液鼻漏和（或）气颅，单侧或双侧嗅觉障碍；眶内出血者可有眼球突出，视神经受波及或视神经管骨折者，可出现不同程度的视力障碍。

2. **中颅底骨折**　中颅底骨折常累及蝶鞍、鞍旁及颞骨岩部，可伴有第Ⅱ～Ⅷ对脑神经损伤症状，主要表现为眩晕、血鼓室、听力障碍、周围性面瘫、咽后壁淤血肿胀，脑脊液口、鼻漏和（或）耳漏；骨折伤及颈内动脉海绵窦段者，可引起颈内动脉海绵窦瘘，出现血管搏动性颅鸣及患侧搏动性突眼、球结膜淤血水肿、外伤性颈内动脉假性动脉瘤或外伤性颈内动脉血栓形成等特征性表现，严重者颈内动脉在破裂孔或颈内动脉管处破裂，可出现致死性大量鼻出血。少数并发尿崩症，与鞍区骨折波及丘脑下部或垂体柄有关。

3. **后颅底骨折**　后颅底骨折主要表现为枕部、乳突区或颈部皮下瘀斑、肌肉肿胀、压痛，乳突区皮下迟发性瘀斑（Battle征）及咽后壁黏膜淤血水肿等。枕骨骨折线穿越横窦沟者，可伴发幕上、下骑跨式硬脑膜外血肿或横窦沟微型血肿。枕骨大孔环形骨折者，可有颅颈交界处关节脱位及（或）骨折，后组脑神经（第Ⅸ、Ⅹ、Ⅺ、Ⅻ对脑神经）损伤症状（如声音嘶哑、吞咽困难等），并可有小脑和脑干受损症状。

4. **枕骨髁骨折**　枕骨髁骨折表现为外伤后颈部疼痛及活动受限，痉挛性斜颈，伤后数小时出现枕下部肿胀及皮下淤血，也可引起脊髓损伤、低位不全或完全性截瘫、椎动脉缺血的症状和体征。骨折累及舌下管和颈静脉孔水平者，出现脑神经的牵拉、卡压及撕脱，有脑神经麻痹症状和体征。

【诊断】

1. **临床征象**

（1）颅前窝骨折：眶周皮下及眼球结膜下淤血，表现"熊猫"眼征。鼻腔流血并伴脑脊液鼻漏。可合并嗅神经、视神经、脑垂体、丘脑和额叶脑挫伤症状。

（2）颅中窝骨折：外耳道流血合并脑脊液耳漏，常伴有听神经、面神经、三叉神经、展神经和颞叶脑损伤症状。少数患者合并颈内动脉-海绵窦瘘或外伤性动脉瘤。

（3）颅后窝骨折：乳突皮下淤血、肿胀、压痛，有时咽后壁肿胀、淤血或脑脊液漏。可能合并舌咽神经、迷走神经、副神经、舌下神经和小脑、脑干损伤症状。

2. 颅底 CT 切面图像（图 26-1-1），特别是三维图像可清晰显示骨折的直接征象和继发出血的征象。

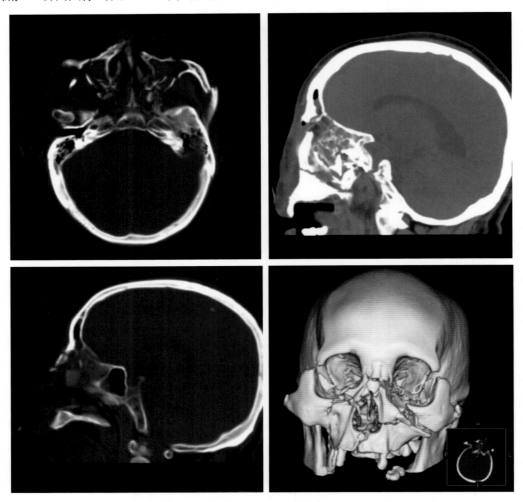

图 26-1-1 双侧颌面骨、前颅底多发骨折 CT 轴位、矢状位和三维重建图像
可见双侧颌面骨、前颅底多发骨折，并鼻窦广泛积血

【治疗】 大多数颅底骨折本身无需特殊处理，治疗主要针对由骨折引起的并发症和后遗症。治疗原则主要以预防感染为主，及时处理并发症和后遗症。

1. 前颅底骨折

（1）保守治疗

1）采取半坐卧位，脑脊液鼻漏任其自然流出或吞下，大多在 2 周内可自行停止，如无鼻腔活动性出血，切忌填塞鼻腔。

2）做好耳鼻咽喉及口腔的清洁与护理，避免用力擤鼻，放置鼻饲胃管。

3）预防感染：选择使用可透过血脑屏障的抗生素。

（2）手术治疗：对脑脊液鼻漏经久不愈达 4 周以上，或反复引发脑膜炎及大量溢液者，可施行脑脊液鼻漏修补手术。可选择鼻内镜下脑脊液鼻漏修补术，术前行磁共振水成像，有助于判断漏口的位置。

2. 中颅底骨折

（1）对伴有脑脊液耳漏者，应清洁消毒外耳道皮肤，用灭菌脱脂棉或纱布覆盖，定时更换；采取半坐卧位，头偏向患侧，以促其自愈，如漏液持续 4 周以上者应考虑手术治疗。

（2）对伴有海绵窦动静脉瘘者，早期可采用 Meta 试验，即压迫患侧颈总动脉于颈部第 6 颈椎横突，每日 4～6 次，每次 15～30 分钟，对部分瘘孔较小的病例有一定效果，但对时间较长、症状有所加重或迟发的动静脉瘘者，应及早手术治疗。手术方式可采用介入治疗的方法，在颈内动脉内经导管介入植入带膜的支架，阻断动脉与静脉的沟通。

（3）对伤后严重鼻出血者，应采取急救处理，以免休克或窒息致死。应立即行气管内插管、保持呼吸道通畅、快速补充失血量、前鼻孔填塞术止血，无效者需行后鼻孔填塞术或前、后鼻孔填塞术联合应用，必要时行紧急 DSA 检查，判断出血部位，进行血管栓塞或植入覆膜支架。必要时可开放手术处理。

3. 后颅底骨折 急性期主要是针对枕骨大孔区及高位颈椎骨折或脱位的处理，如有呼吸功能紊乱和（或）颈脊髓受压者，应及早行气管切开术，颅骨牵引，必要时做辅助呼吸或人工呼吸，必要时施行颅后窝及颈椎椎板减压术。

4. 枕骨髁骨折 枕骨髁骨折的治疗选择主要取决于骨折对枕颈部稳定性的影响，对于枕骨髁骨折伴有枕颈不稳者可先行保守治疗，无效者可在后期行 Halo 支架固定或枕颈融合手术。

（万江花　房居高）

第二节　垂　体　腺　瘤

垂体腺瘤是颅内常见的肿瘤，属于硬膜外肿瘤，占颅内肿瘤的 8%～10%，仅次于脑胶质瘤和脑膜瘤，好发于 30～50 岁成人，绝大多数垂体腺瘤起源于前叶，约 25% 的垂体腺瘤不具有内分泌功能。

【病因】 垂体肿瘤中腺瘤最常见，病因尚未十分清楚。近年来，根据免疫细胞化学染色、电子显微镜的超微结构观察、内分泌激素的测定以及临床表现等结合，提出按有无分泌激素分类，分为：①泌乳素腺瘤；②生长激素腺瘤；③促肾上腺皮质激素腺瘤；④促甲状腺素腺瘤；⑤促性腺激素腺瘤；⑥多分泌功能细胞腺瘤（混合性功能腺瘤）；⑦无内分泌功能细胞腺瘤。

垂体腺瘤分泌的激素类型与细胞染色特点有一定的相关性。

1. 泌乳素腺瘤的细胞为嗜酸性或嫌色性，散在分布，起于垂体侧翼。

2. 生长激素腺瘤的细胞为嗜酸性，多位于前叶的外侧，起于垂体侧翼。

3. 促肾上腺皮质激素腺瘤的细胞为嗜碱性，多分布于前叶的前内侧。

4. 促甲状腺素腺瘤的细胞为嗜碱性，分布在前叶的前内侧和前外侧（中 1/3）。

5. 促性腺激素腺瘤包括促卵泡激素和黄体生成素腺瘤，为嫌色性细胞和嗜酸性细胞，分布在前叶的外侧部（中 1/3）。

6. 多分泌功能细胞腺瘤为混合性功能腺瘤，可以是一种类型细胞分泌两种或两种以上类型的激素，也可为多种类型细胞分泌两种类型以上的激素。

7. 无内分泌功能细胞腺瘤为嫌色性细胞。

垂体腺瘤的大小变异很大，可分为微腺瘤（直径 ≤1.0cm）、大腺瘤（直径 >1.0cm）和巨大腺瘤（直径 >3.0cm）。垂体腺瘤为颅内脑膜外的肿瘤，大多数为良性肿瘤，呈膨胀性生长，常有纤维包膜或假包膜，通常为实质性，约 1/4 瘤体内可出现坏死、囊变或出血等退行性变，可破坏或穿破鞍膈向鞍上池生长，压迫视神经、视交叉及邻近结构。少数垂体腺瘤为侵袭性生长，侵犯周围结构，如海绵窦，包埋颈内动脉，压迫和侵犯脑神经，泌乳素腺瘤和生长激素腺瘤起于垂体侧翼，容易侵犯鞍旁硬脑膜和海绵窦。

【临床表现】 头痛、视力障碍和垂体功能障碍是垂体瘤最常见的临床表现。双颞侧视野缺失是垂体瘤视觉障碍的主要特点。大垂体瘤可从视交叉的下方压迫视交叉，先出现上颞野缺失，继之整个颞野缺失。视力减退乃至失明是后期症状。肿瘤向侧方生长可出现眼外肌麻痹，但这种表现很少见。少数患者有顽固性头痛。

【诊断】 根据病史、不同类型腺瘤的临床症状和体征，结合内分泌学检查和影像学检查，一般可明确诊断，但对早期的微腺瘤，临床表现不明显，内分泌学检查不典型，又无影像学发现的病例则诊断不易，应注意与蝶鞍区其他病变，如颅咽管瘤、脑膜瘤、异位松果体瘤、脊索瘤、视神经或视交叉胶质瘤、上皮样囊肿、三叉神经鞘瘤、空泡蝶鞍综合征、垂体脓肿、拉特克囊肿、颅内动脉瘤、交通性脑积水等相鉴别。蝶鞍区的增强磁共振检查是比较敏感的方法，可以发现微小的肿瘤（图 26-2-1），不能看到正常垂体，是与其他肿瘤的鉴别要点。

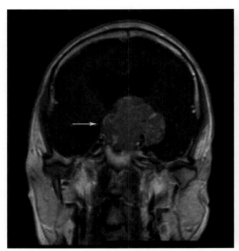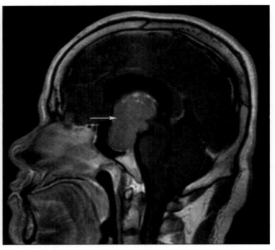

图 26-2-1　增强冠状位和矢状位 MRI 示垂体腺瘤
垂体明显增大，呈分叶状肿块，增强后明显强化，包绕颈内动脉（箭头所示）

【治疗】　手术是首选的治疗方法，对于肿瘤位于鞍隔以下者，可在鼻内镜下经鼻腔蝶窦切除。肿瘤较大者突破鞍隔，伴有视力视野障碍及多种神经结构受压可开颅经额下入路切除。如手术不能完全切除肿瘤或因年老体弱者不适于手术治疗者，可选择放射治疗，均可予以放射治疗。如为泌乳素瘤，术后可以用溴隐亭治疗，其他药物治疗包括生长抑制素（SS）、赛庚啶、长效生长激素类似物等。

（房居高）

第三节　脊　索　瘤

【病理】　脊索瘤是起源脊索残余的肿瘤。多见于 30～50 岁。此瘤明显特征之一是，它很少发生在含脊索残余、髓核较大的脊柱背腰部，主要发生在骶尾区，次之在颅底，发生在颈、腰和胸部脊柱的很少。颅内脊索瘤主要是在斜坡中线，在颅中窝的极少。虽然是胚胎性的，却很少见于儿童。斜坡脊索瘤最主要的症状是头痛、视力障碍、鼻塞和颈痛，也可伴发脑神经麻痹。

【临床表现】　头痛为最常见的症状，约占 70%，常为全头痛，也可向后枕部或颈部扩展，头痛性质呈持续性钝痛，一天中无显著变化，如有颅内压增高则加重。脊索瘤的持续性头痛与颅底骨浸润有关。

脊索瘤的临床症状和体征视肿瘤部位、侵犯方向而表现不同。

1. **鞍部脊索瘤**　垂体功能低下主要表现为阳痿、闭经、身体发胖等；视神经受压产生原发性视神经萎缩、视力减退以及双颞侧偏盲等。

2. **鞍旁部脊索瘤**　主要表现为单侧或双侧第Ⅲ、Ⅳ、Ⅵ对脑神经麻痹，其中以展神经受累较为多见。

3. **斜坡部脊索瘤**　主要表现为脑干受压症状，即步行障碍、锥体束征，第Ⅵ、Ⅶ对脑神经障碍，其中双侧展神经损害为其特征。此外，也可引起颅底交通性脑积水；如肿瘤向小脑脑桥角侵犯，可出现听觉障碍、耳鸣、眩晕。脊索瘤起源于鼻咽壁近处，常突至鼻咽部或侵犯一至多个鼻窦，引起鼻塞、头痛、脓性或血性鼻漏、吞咽困难以及耳鸣等类似鼻咽癌的症状，鼻咽症状常在神经受累之前出现，有13%～33% 鼻咽部检查可见肿块。

【诊断】　根据病史、临床症状和体征，结合影像学检查，一般可明确诊断（图 26-3-1）。对脊索瘤突入鼻咽部者，应及早做活检，明确诊断。

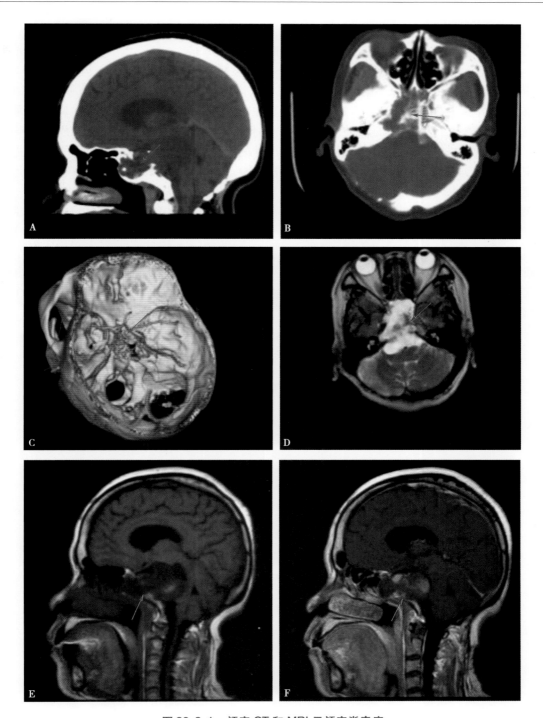

图 26-3-1 颅底 CT 和 MRI 示颅底脊索瘤

A ~ C. 分别为 CT 平扫矢状位、轴位和三维重建图像，可见斜坡部分骨质破坏（箭头所示），并见鞍区软组织肿块，其内有点状钙化（箭头所示） D ~ F. 为 MRI 轴位 T_2WI、矢状位 T_1WI 平扫和增强，鞍区肿块显示优于 CT，脑干受压，增强后有轻度强化。为斜坡脊索瘤术后复发患者

【鉴别诊断】 脊索瘤应注意与鼻咽癌、脑膜瘤、听神经瘤、垂体腺瘤和颅咽管瘤等相鉴别。

【治疗】 一般主张外科手术切除，对于手术切除后的残留可以采用放射治疗，但疗效差。手术入路应根据肿瘤的主体所在部位选择手术入路，肿瘤在鼻咽部及蝶骨内者，多采用经鼻入路鼻内镜下手术切除；斜坡肿瘤可经颈斜坡入路，其他位于蝶鞍上区的肿瘤主要是经颞下开颅行肿瘤切除术。

（房居高　万江花）

第四节 脑 膜 瘤

【病理】 脑膜瘤是专指起源于脑膜的肿瘤，现均认为此瘤来自蛛网膜细胞。脑膜瘤常与上矢状窦、海绵窦和蝶骨顶静脉窦有关，出现在有蛛网膜细胞存在的组织，所以颅底脑膜瘤以在蝶嵴处为多。蛛网膜粒在儿童期很小，生后第 18 个月可被肉眼认出，随年龄渐增而变大。肿瘤可位于颅底、眼眶区、鼻窦等部位，位于颅内的一般称为颅内脑膜瘤，位于颅外的统称为异位脑膜瘤。脑膜瘤一般血供丰富。

【临床表现】 脑膜瘤大多数为良性，生长缓慢，病程较长，常有多年病史，肿瘤达一定大小后才出现临床症状。临床表现视肿瘤发生部位而异，变异较大。

最主要的症状是头痛、头晕、癫痫，在老年人，尤以癫痫发作为首发症状多见。晚期表现为颅内压增高症状和体征，如头痛、呕吐、视盘水肿；肿瘤侵犯周围结构，可出现眼球突出、视野、视力下降、嗅觉或听觉障碍及肢体运动障碍等。生长于鼻腔鼻窦者可以有鼻塞，或面部隆起、眼球移位等表现。

【诊断】 根据病史、临床症状和体征，结合影像学检查，一般可明确诊断。MRI 增强扫描可见肿瘤来源于脑膜，增强后明显均匀强化，并见脑膜尾征，是其特征性表现（图 26-4-1），一般可与颅内、颅底其他部位占位性病变相鉴别，如颈静脉球体瘤、神经鞘瘤、血管瘤等。

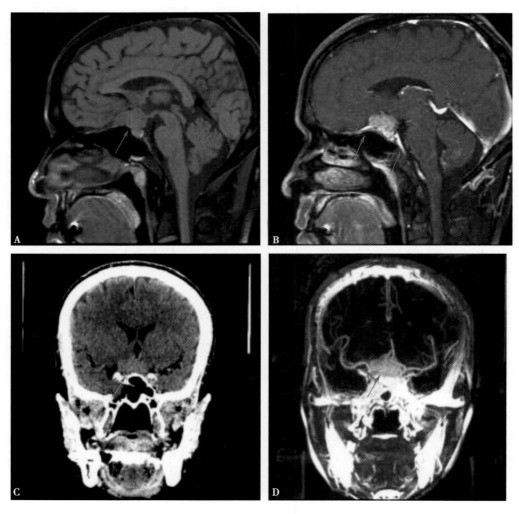

图 26-4-1 MRI 和 CT 图像示鞍区脑膜瘤

A 和 B. MRI 矢状位 T_1 平扫和增强，示垂体上方等 T_1 肿块，紧贴脑膜生长，增强后明显强化，并见脑膜尾征，垂体正常，蝶窦正常 C 和 D. 另一患者 CT 冠状位重建平扫及增强 CTA，示鞍上稍高密度肿块，无法看清与垂体的关系，增强后可见肿瘤明显强化，并显示与脑基底动脉环的关系

【治疗】

1. **手术治疗**　手术彻底切除肿瘤为最有效的治疗方法，如肿瘤复发可考虑再手术切除。位于前颅底颅内者，可以经鼻腔在鼻内镜下手术。

2. **放射治疗**　对未能全切的脑膜瘤、术后复发再手术困难、无法手术切除的脑膜瘤或某些特殊类型的脑膜瘤，可给予放射治疗，常用方法有 γ 刀、X 刀及组织内放射治疗等。

3. **其他治疗**　糖皮质激素、基因治疗等方法治疗脑膜瘤，疗效尚难肯定，有待进一步研究。

（房居高　万江花）

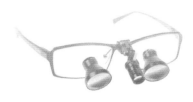

实用耳鼻咽喉头颈外科诊疗

第八篇

耳鼻咽喉头颈外科特殊疾病

  在临床医学中，疾病被分为常见疾病和特殊性疾病。研究特殊性疾病的诊疗不仅有助于提高医务人员的理论和实践水平，而且对提高疾病治愈率、缓解患者痛苦也有重要的意义。因此，本篇将重点探讨耳鼻咽喉头颈异物、结核、梅毒、艾滋病、麻风等的特殊疾病的诊疗要点。

第二十七章 ...

耳鼻咽喉头颈部异物

-------------------------------- ▪ 第一节 耳 异 物 ▪ --------------------------------

【病因】

1. 小儿玩耍时喜将异物塞入耳内。

2. 成人多为挖耳或外伤时遗留小物体或昆虫侵入。

3. 异物种类为动物性（图 27-1-1A）、植物性（如谷类、豆类、小果核）及非生物性（图 27-1-1B）。

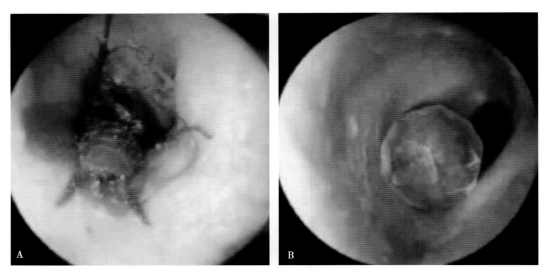

图 27-1-1 耳异物

A. 动物性异物 B. 非生物性异物

【临床表现】 因异物种类大小和部位而异。小而无阻塞、无刺激的异物，可长期存留，无任何明显症状。较大异物或植物性异物可遇潮湿而膨胀，阻塞外耳道，影响听力及引起耳鸣等。个别可因外耳道异物导致外耳道炎，出现耳痛。当异物接近鼓膜时可压迫鼓膜引起耳鸣、眩晕。活动昆虫爬行搔动时可引起难以忍受的不适，触及鼓膜可致疼痛、耳鸣，甚至损伤鼓膜。检查可见不同大小的异物存留于外耳道不同的位置。

【体格检查】

1. 检查时，注意外耳道底壁与鼓膜下缘的交界处，细小的异物可被隆起的外耳道遮盖。

2. 继发感染可见外耳道充血、肿胀。患者自行挖耳则可能引起皮肤破损，甚至鼓膜破裂。

【诊断】

1. 病史　应注意婴幼儿常无典型病史。小儿异物不易发现，常因疼痛而哭闹，或经常用手搔抓外耳道口。成人常述异物进入外耳道，阻塞外耳道可引起听力下降。

2. 耳镜检查　见异物存留在外耳道内。异物过小，停留时间过长并发中耳、外耳道炎症等情况时需仔细检查。较大的异物或昆虫的爬动可引起剧烈耳痛、噪声。

3. 因异物长期刺激外耳道，偶可引起反射性咳嗽或眩晕。肉芽增生可掩盖异物。仔细清除肉芽后才可发现异物。

4. 辅助检查　内镜和影像学检查有助于诊断。如果异物过深、过久，体格检查无法探及，或很难取出。含钙异物可用 CT 检查，软组织异物可用 MR 检查了解异物位置，及其周围组织肉芽肿形成情况。

【治疗】　及时诊治，尽早取出，可根据异物的种类、大小、部位，而采用不同的方法取出。

1. 对于较小的异物，可用耵聍钩取出或用水冲洗取出。

2. 对于圆滑、坚硬的异物，如珠子、豆类等，勿随便用镊子、钳子取，以防将异物推入深处或损伤鼓膜。可使用直角耵聍钩，沿外耳道与异物上方间的缝隙越过异物，将异物钩出（图 27-1-2）。

3. 对于活体昆虫可先用油类或乙醇、乙醚等药物滴入耳内将其麻醉或杀死，约 5 分钟后将其冲出或取出。

4. 干的豆类等植物性异物，切忌用水冲洗，以免泡胀后嵌顿于外耳道内。对于已泡胀的植物类异物，可先用 95% 乙醇溶液滴耳，使其脱水收缩后，再行取出。

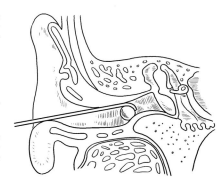

图 27-1-2　外耳道异物取出

5. 幼儿由于不能配合，常选择全身麻醉下取出异物。成人可选择局部麻醉或表面麻醉下进行。

6. 异物取出时，如损伤外耳道并发出血者，可使用纱条压迫止血，次日取出后，可涂抗生素软膏或抗生素滴耳液滴耳。

7. 较大或嵌顿过紧或同时兼有中耳异物时，须做局部麻醉或全身麻醉下行耳内或耳后切口取出，必要可凿除部分骨性外耳道后壁，以利异物取出。

8. 并发外耳道炎者，应先行抗炎治疗，待炎症消退后再取出异物，或取出异物后积极治疗外耳道炎。

（米晓辉）

第二节　鼻及鼻窦异物

鼻异物可分为内生性和外生性两大类。前者有死骨、凝血块、鼻石、痂皮等。后者又可分为生物性和非生物性。生物性中以植物性为多见，动物性则较为罕见。非生物性异物种类繁多，故病情较为复杂。

【病因】　儿童因无知或不慎将细小物件塞入鼻腔；或进食不慎或呕吐时食物经鼻咽部进入鼻腔；因外伤、枪弹伤或爆炸伤物留于鼻内；因露宿野外，小昆虫偶然进入鼻内；医源性异物遗留在鼻内；精神病患者自行塞入异物等。常见异物有三类：

1. 生物类　如小昆虫、蚂蚁、水蛭等进入鼻腔，爬行骚动，可致疼痛、出血。

2. 植物类　如黄豆、花生粒、玉米、瓜子、果核等异物滞留鼻腔，可致鼻塞、流涕，若滞留时间较长，异物遇水膨胀，则症状加重。

3. 非生物类　纸团、橡皮、玻璃球、粉笔、纽扣、泡沫、沙石、弹头、弹片等滞留鼻内，阻塞鼻腔，可致鼻塞、流涕，甚至局部肿胀充血、溃烂。

【临床表现】

1. 早期临床表现　早期患者可表现为鼻腔阻塞（多为单侧）、睡眠张口呼吸，并伴有鼻出血、流脓涕、头痛等。如为动物类异物患者自觉有虫爬感，害怕或不能表达的儿童会有搓鼻、擤涕等表现。外伤所致的鼻腔异物面部可留有伤口。鼻腔检查时可发现鼻腔黏膜充血、水肿、分泌物较多。位置浅的异物可窥及。

2. 晚期临床表现及并发症　如异物位置较深、存留时间较长可引起鼻腔局部黏膜溃疡，继而引起全身症状如发热、贫血等。鼻腔阻塞时间较长使鼻窦引流不畅可引起鼻窦炎相应症状。异物存留时间长，炎性分泌物蒸发，浓缩分解出多种无机盐类逐渐沉积于异物表面，以此为核心，形成鼻石（rhinolith），局部检查可以发现。

【诊断】

1. 由于异物在鼻腔长期存留引起鼻黏膜炎症性肿胀、局部溃烂，表现一侧鼻塞，流血性或黏脓性鼻涕且有恶臭，有时伴有血涕，动物性异物，鼻内有痒感或蠕动感，可伴有鼻痛。儿童患者因病史叙述不清，不能单凭有无异物置入史来决定诊断。凡儿童单侧鼻塞，流血或臭涕者都应考虑有异物可能。

2. 鼻腔检查　一般异物常位于下鼻甲前端与鼻中隔间，鼻镜检查较易发现。若时间较长，患侧鼻腔内有大量脓性分泌物或脓血性分泌物，鼻腔黏膜红肿、糜烂，有渗血或有肉芽生长时看不清异物，则难以检查，而易于误诊。必须清洁后仔细检查。异物存留过久，异物表现将有钙盐沉着，触之有粗糙感，还可以异物为中心形成鼻石。鼻腔水蛭异物，常附着鼻腔顶黏膜上不易发现。但若有反复鼻出血、鼻痒及异物在鼻内爬动感等症状时，必须充分收敛黏膜后，才较易见到棕色水蛭。

3. 影像学检查　如果异物过深、过久，体格检查无法探及，或很难取出。含钙异物可用 CT 检查，软组织异物可用 MR 检查了解异物位置，及其周围组织肉芽肿形成情况（图 27-2-1 和图 27-2-2）。

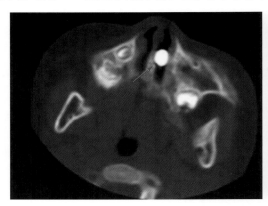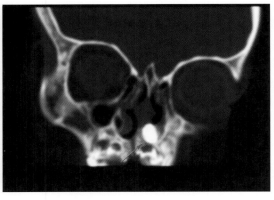

图 27-2-1　鼻腔 CT 平扫（冠状位、轴位骨窗）

左侧鼻腔内可见椭圆形高密度异物（箭头所指）

【治疗】

1. 仔细询问病史

（1）异物的性质：植物性的炎症刺激较大，容易继发感染，必要时给予抗生素治疗；动物性的可先用丁卡因麻醉；具有腐蚀性的异物如碱性电池取出后可用 25% 维生素 C 溶液冲洗并给予抗生素治疗。金属物质可用小型磁铁吸出。

（2）异物停留时间长短：时间短对鼻腔黏膜刺激较小，常规取出后可观察；时间较长黏膜炎症反应重，需抗生素治疗。

（3）异物的形状、大小、钝锐情况：圆形物质需用前端为环形的器械绕至异物后方钩出，切勿用镊子夹取（图 27-2-3）。扁长异物可用镊子夹取。小的纸片、棉絮停留时间不长可压迫健侧鼻孔吹出。锐利的铁丝、刀片需配合 CT 检查明确插入的范围，以免盲目取出造成出血和邻近组织损伤。

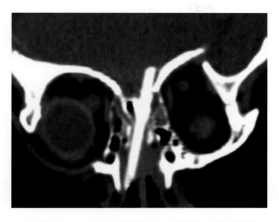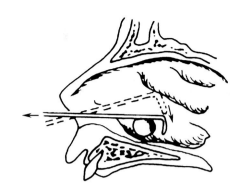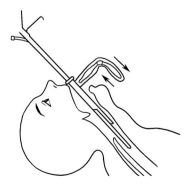

图 27-2-2　鼻腔颅底异物（筷子）CT 表现　　　　图 27-2-3　鼻腔异物取出法

2. **检查**　检查前常规麻黄碱和丁卡因收缩鼻腔黏膜和表面麻醉，减轻病人疼痛和扩大视野。一般异物对鼻腔黏膜刺激后鼻腔有分泌物，可吸出。患儿配合不佳需家属协助。取异物时可采用头低位或仰卧头偏一侧，避免异物落入气管造成医源性气管异物。

3. **外伤性鼻异物**

（1）评估伤情：如伴有重要其他部位损伤，鼻腔情况可按先急后缓的原则先处置其他部位；大量失血时测量血压、脉搏，查验血型，开放静脉通道，提高血浆渗透压，输血以免休克。

（2）评估鼻腔异物情况：检查面部、鼻腔情况，看是否存在开放性伤口、看鼻出血的位置。配合鼻内镜检查、CT 检查进行定位。

（3）根据以上情况决定手术时机、入路及方法。

（米晓辉　涂蓉）

第三节　咽异物

咽部异物在耳鼻咽喉科各类异物中最为多见。一般易诊断和处理。

【病因】　异物的种类甚多，有矿物、化学物品，动物、植物等，常见发生原因有下列情况。

1. 饮食不慎误咽鱼刺、骨块、果核等。异物容易扎在口咽或喉咽黏膜上，较大的异物易存留于喉咽部。

2. 儿童玩耍嬉闹，将硬币、曲别针、小钉、小玩具、笔帽等放入口内，不慎咽下。

3. 精神异常、睡眠、昏迷、酒醉或麻醉未醒时容易发生误咽。

4. 患者企图自杀，有意将较大尖锐的异物咽下，如小水果刀、小剪刀、钥匙等。异物可停留于咽部成为咽异物，如咽下进入食管，可造成食管异物。

5. 老人义齿松脱坠入喉咽。

6. 手术取咽部异物可用 1% 丁卡因麻醉咽部黏膜，一般取端坐位在间接喉镜下取出异物。直接喉镜取咽部异物则需仰卧位（图 27-3-1）。

【临床表现】

1. 患者主诉咽痛（多为刺痛感，疼痛位置比较固定）、吞咽痛或吞咽障碍、讲话疼痛、唾液增多、刺破黏膜者有时伴出血，可见假膜形成，并发感染者疼痛较重，较大异物存留喉咽部可致吞咽及呼吸困难，鼻咽部异物较少，久之会有臭味。存留在会厌谷、梨状隐窝等处的异物未被及时取出可致喉水肿等致命并发症。

图 27-3-1　直接喉镜取咽部异物

2. 病程长或异物所致损伤可发生会厌炎、会厌脓肿、咽侧壁脓肿和局部大出血等，另有极少数情况下，异物可自咽部游走至颈部皮下、甲状腺，甚至自咽旁间隙穿出皮外，刺破颈总动脉导致致命性大出血。

【诊断】

1. **病史询问** 意识清醒或能够合作治疗者，常可了解到异物的性质。

2. **物理检查** 经口咽检查、间接喉镜检查、电子（纤维）喉镜检查等可能发现异物及其他间接征象，如梨状隐窝唾液存留、黏膜擦伤。

3. **影像学检查** 如果异物过深、过久，体格检查无法探及，或很难取出。含钙异物可用 CT 检查（图 27-3-2），软组织异物可用 MR 检查了解异物位置，及其周围组织肉芽肿形成情况。

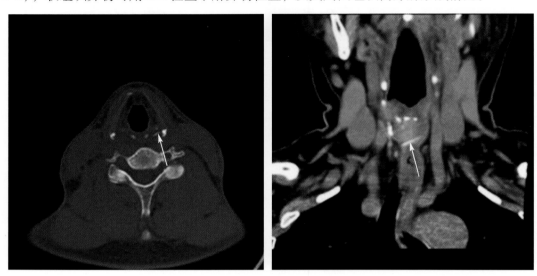

图 27-3-2 左侧咽旁鱼刺异物 CT 平扫（轴位加冠状位重建）
口咽与食管入口处（约平 C6 椎体）层面见左侧咽后壁软组织内横向走行的长条状高密度影
（箭头所示为鱼刺），长约 1.7cm，相应食管壁稍增厚，周围脂肪间隙未见气体密度影。

【治疗】

1. 找到异物后可用镊子、血管钳或异物钳将其取出，横向异物使用前后开口异物钳，纵向异物使用左右开口异物钳。进入时钳子开口需闭合，接近异物时张开。确实夹到异物后，适当用力将异物带出。尽量避免异物钳长时间在咽腔探查。避免伤及黏膜。

2. 对于舌体肥大、颈短、恶心、明显不能配合者，可于表面麻醉下经电子（纤维）喉镜或硬管喉镜下取出异物。

3. 喉咽部异物病程较长者引起会厌炎、喉炎等，给予消除水肿、抗炎、雾化、吸氧等治疗。

4. 咽异物发生咽后脓肿或咽旁脓肿者，应从口咽或颈侧行脓肿切开引流术。

另外，因异物刺伤咽部黏膜后被咽下，病人亦会有异物感，如经上述方法反复检查未发现异物，可以观察，一般疼痛及异物感在 24 小时后逐渐消失。

（米晓辉 涂 蓉）

第四节 喉 异 物

喉异物较少见，异物多数停留于咽部，其次停留于气管或支气管内，极少数才停留于喉腔。

【病因】 喉部异物种类甚多，花生米、各种豆类等坚果占一半以上；鱼骨、果核、骨片（图 27-4-1）、饭粒亦较常见。此类异物多因幼儿在进食时突然大笑、哭闹、惊吓等而误吸入喉部。钉、针、硬币等金属物体，笔帽、小玩具、气球碎片等塑料制品亦很常见，儿童口含这些物体时，若突然跌倒，哭喊、嬉笑时，亦易将其误吸入喉部。异物吸入后嵌顿在声门区，造成喉部异物。

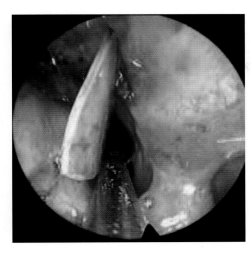

图 27-4-1　喉部骨片

【临床表现】

1. 有异物呛入史。

2. **刺激性呛咳**　异物进入喉腔，喉黏膜非常敏感，可出现剧烈的呛咳，多数异物可经呛咳反射而排出。

3. **呼吸困难、喘鸣**　较大的异物停留于喉腔，可造成完全性阻塞或喉痉挛而吸气性呼吸困难、喘鸣，甚至喉阻塞、窒息死亡。

4. **喉痛、异物感**　异物进入喉腔一段时间后，剧烈呛咳可缓解，随之出现喉痛、异物感。

5. 声音嘶哑。

6. **吞咽困难**　因疼痛而致患者不敢吞咽，甚至唾液外溢；有的异物停留于喉入口处阻塞入口而致吞咽困难。

7. **喉脓肿、喉狭窄**　异物不能及时取出，可因感染而导致喉脓肿而致疼痛加剧、声嘶、呼吸困难、吞咽困难加重，全身中毒症状，甚至压迫交感神经而出现霍纳综合征。异物不及时取出，可引起喉腔内肉芽组织及纤维组织过度增生，形成瘢痕，而致喉狭窄。

【诊断】　依据异物吸入史；喉镜检查发现异物。

影像学检查：如果异物过深、过久，体格检查无法探及，或很难取出。含钙异物可用 CT 检查，软组织异物可用 MR 检查了解异物位置，及其周围组织肉芽肿形成情况，多可确诊并能明确异物的存留部位、形状及嵌顿的情况，为异物取出提供参考。

【治疗】

1. 须及早在直接喉镜下取出异物。术前应准备气管镜和异物钳，便于术中异物落入气管时使用。如呼吸困难明显应先行紧急气管切开，待呼吸困难缓解后，行直接喉镜下异物取出，亦可在气管切开处向上取出异物。

2. 喉异物危险性大，应加强教育宣传，不要将针、钉、小玩具等含在口中玩耍，进食时不要哭闹、嬉戏或玩耍，儿童食物中避免混有鱼刺、鱼骨或其他碎骨类，避免误吸入呼吸道。

（米晓辉　涂　蓉）

第二十八章 ...

耳鼻咽喉头颈部结核

第一节 耳 结 核

【病因】 外耳结核极为少见。近年来，结核性中耳乳突炎时有报道。中耳结核多继发于肺结核，亦可由鼻咽结核及颈淋巴结结核等播散而来。

【临床表现】 本病起病隐匿，多为无痛性耳漏，分泌物较稀薄。早期即可出现明显的听力障碍，初为传导性聋，如病变侵犯内耳则为混合性聋。鼓膜的典型变化为多发性穿孔，但因穿孔迅速融合，故一般所见均为紧张部单个大穿孔，边缘可达鼓沟。如未合并化脓性感染，鼓室黏膜多为苍白色，并可见增生肉芽。面神经管及骨迷路破坏时可出现面瘫及眩晕。乳突外侧骨壁破坏并向耳后穿破者，即形成耳后瘘管。颞骨CT示鼓室及乳突有骨质破坏，内有软组织影，常见死骨形成。若病变侵及颅内可并发结核性脑膜炎等颅内并发症。

【诊断】 有慢性中耳炎病史，如反复耳流脓、听力下降等，加上胸片提示肺结核。可能最终确诊依靠病理组织检查，应与化脓性中耳炎、耳部肿瘤等相鉴别。病理检查可鉴别。

【治疗】 早期全身应用抗结核药物并结合乳突根治术以清除病灶是本病的治疗原则。凡有死骨形成、耳后瘘管、局部引流不畅或合并面瘫者，只要病人一般情况允许，均应施行乳突根治术。若有条件做鼓室成形术，宜待二期进行。

（米晓辉 万江花）

第二节 鼻 结 核

【病因】 鼻腔结核病很少见。大多继发于其他部位的结核病灶。病损好发于鼻中隔前段，鼻腔底部、侧壁及鼻前庭亦可受侵。病变表现为深浅不一的溃疡，边缘不齐，创面被覆假膜或痂皮，痂下为苍白松软之肉芽。严重者可致鼻中隔穿孔、鼻翼塌陷或鞍鼻，甚至鼻面部瘘管。

【临床表现】

1. **鼻痛**
2. **鼻塞** 鼻甲肿胀（脓肿）、渗出或鼻腔肉芽肿形成。
3. **鼻出血** 鼻黏膜溃疡形成，触之易出血。
4. **畸形** 鼻尖塌陷，瘢痕畸形。

【诊断】 长期不愈的鼻腔慢性溃疡、糜烂，加上其他部位的结核病史，应考虑鼻结核的可能性，诊断依靠活组织病理检查。

应与鼻硬结病、鼻麻风、鼻梅毒及鼻肿瘤相鉴别。

【治疗】 治疗以全身抗结核为主，局部可清除痂皮或假膜，用利福平或0.5%链霉素液滴鼻、30%三氯醋酸烧灼溃疡创面等。

（米晓辉 万江花）

第三节　咽　结　核

【病因】　咽结核多继发于肺结核患者痰中结核杆菌接触损伤的黏膜而致，由喉结核上行感染所致，也可为血行传播所致，发病多见于青壮年，男多于女。粟粒性咽结核，好发于软腭、腭弓或咽后壁等处。慢性溃疡型咽结核好发于腭弓或咽后壁。

【临床表现】　可分为急性粟粒性和慢性溃疡性两种类型，粟粒性咽结核常继发于活动性或粟粒性肺结核。

1. **急性粟粒性咽结核**　常继发于活动性或粟粒性肺结核，患者有明显的全身中毒症状，咽痛剧烈，吞咽时尤甚，常放射至耳部。检查可见咽部黏膜苍白，软腭、腭弓或咽后壁等处散在粟粒状结节，可迅速发展成边缘不规则的浅溃疡，表面附着污秽的渗出物。

2. **慢性溃疡性咽结核**　好发于腭弓或咽后壁，表现为苍白水肿的黏膜上有局限性溃疡病变一处或数处不等，发展缓慢，如溃疡向深部发展，可致软腭穿孔，腭弓或腭垂缺损，愈合后遗留瘢痕性狭窄或畸形，鼻咽结核可造成闭锁。腭扁桃体及咽扁桃体结核，无特殊症状，多在手术切除后病理学检查中发现。

【诊断】　肺结核病史及胸片检查，可以发现合并的肺结核，但不是必备条件。鼻咽部 MR 扫描多可以发现病变，主要表现为黏膜增厚，肉芽组织形成和淋巴结肿大（图 28-3-1）。但最终确诊需要行颈淋巴结或咽部活组织病理检查可确诊。应与咽梅毒、咽麻风相鉴别，鼻咽结核还要与鼻咽癌相鉴别，病理检查可确诊。

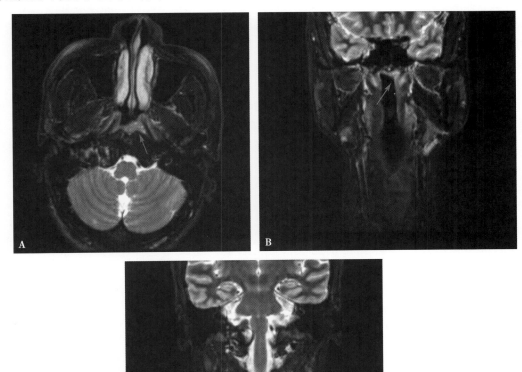

图 28-3-1　鼻咽部 MR 平扫（轴位 T2WI、冠状位 STIR）示左侧鼻咽部结核

A 和 B. 左侧咽后壁和顶壁黏膜增厚（箭头）　C. 左侧颈部淋巴结略增大，增多（箭头），和鼻咽癌很难鉴别，病理确诊为鼻咽部结核

【治疗】 以全身抗结核治疗为主。局部疼痛剧烈者，可用0.5%～1%丁卡因少量喷雾咽部，以暂时缓解疼痛，溃疡表面可用30%三氯醋酸或20%硝酸银涂布。发生瘢痕性狭窄或闭锁者可考虑手术治疗。

（米晓辉 万江花）

第四节 喉结核

喉部结核是耳鼻咽喉结核最常见的部位，多为继发性，原发性喉结核很少见，但近年来有增多的趋势。

【病因】 本病多继发于痰菌阳性的浸润型较重的肺结核或粟粒性结核患者，常同时伴有咽结核或胃肠道结核，好发于喉的后部如杓间区、杓状软骨处，以及声带、室带、会厌等处。可通过接触，血行或淋巴途径传播而来，接触性传染是带菌者痰液直接附于喉黏膜或黏膜皱褶处，黏膜损伤时更易感染。好发于20～30岁的青年男性，然而随着老年肺结核发病率的增高，喉结核的好发年龄也向中老年偏移。喉结核按病理变化可分为3种类型。

1. **浸润型** 黏膜局限性充血、水肿，黏膜下有淋巴细胞浸润，形成结节。

2. **溃疡型** 结核结节中央发生干酪样坏死，形成结核性溃疡，常伴有继发性感染。其特点是溃疡周围有不整齐的潜行边缘。病变发展可侵及喉软骨膜，发生软骨膜炎。

3. **增生型** 晚期浸润病灶纤维组织增生，病情好转时，可呈瘢痕愈合，部分病灶形成结核瘤。

【临床表现】 早期症状为喉部灼热、干燥等感觉。

1. **声嘶** 为主要症状，开始轻，逐渐加重，声音特征为低沉、无力，晚期可完全失声。

2. **喉痛** 吞咽或发音时加重，波及软骨膜时疼痛尤为剧烈。

3. **呼吸困难** 病损广泛时，可因肉芽增生、组织水肿而呼吸困难。

【诊断】 确诊仍可依赖病变组织的病理学检查，对可疑病例可行胸部X线拍片，可以发现合并的肺结核，但应警惕少数患者肺部亦可无阳性发现，仅有钙化灶或陈旧性病灶。喉部MR扫描，多可以发现病变，主要表现为黏膜增厚，肉芽组织形成和淋巴结肿大。但最终确诊需要行颈淋巴结或喉部活组织病理检查。细菌学检查包括痰液集菌涂片查抗酸杆菌、细菌培养等，前者简便易行，但阴性结果不能否定诊断；后者耗时太长。

【治疗】

1. **一般治疗** 注意休息，加强营养，对症处理。

2. **合理的抗结核治疗** ①原则是早期、联合、适量、规律和全程用药；②选用药物为异烟肼（INH）、利福平（REP）和吡嗪酰胺（PZA）等。

3. **局部治疗** 喉结核患者应禁声，禁刺激性食物。喉痛剧烈者可用1%普鲁卡因做喉上神经封闭，进食时用1%丁卡因喷雾喉部，出现严重呼吸困难时应及时做气管切开术。

（米晓辉 万江花）

第五节 颈部淋巴结结核

【病因】 颈部淋巴结结核80%见于儿童及青少年。结核杆菌多由口腔（龋齿）、扁桃体或鼻咽部侵入形成原发感染。侵入部位临床上多无结核病变，一般在抵抗力强时不易发病，只有人体抵抗力下降时，由原发感染部位通过淋巴管或由胸内结核病变累及纵隔、气管旁淋巴结，向上蔓延至颈部淋巴结引起颈淋巴结结核，只有极少数由血行感染。

【临床表现】 部分患者出现乏力、低热、盗汗、食欲缺乏、消瘦等结核中毒症状。一侧或双侧颈部浅层或深层多个淋巴结肿大，一般位于下颌下及胸锁乳突肌前后缘或深部。初期肿大淋巴结相互分离，可移动，无疼痛，继之肿大淋巴结相互粘连，形成串珠状，轻压痛，若继发感染压痛较明显，肿大淋巴结常与皮肤和周围组织粘连，活动度较差。后期肿大淋巴结可发生干酪性坏死，形成寒性脓肿，局部皮肤发亮呈紫红色，触之有波动感，脓肿溃破皮肤，形成不易愈合的溃疡或瘘管，瘘口外溢出稀薄脓液。有些患者表现有肺结核及喉结核的症状如咳嗽、咯血、喉痛等。

【诊断】　一侧或双侧颈部多个淋巴结肿大，呈串珠状，与皮肤和周围组织粘连，或溃破皮肤形成迁延不愈的瘘管，一般可诊断。胸部 X 线或 CT 扫描和颈部 CT 或 MRI 检查，最好是平扫加增强，可以清楚地显示肿大的淋巴结及其中心坏死的影像学特征，MRI 效果更好，结合肺结核病史，基本可以确诊（图 28-5-1）。间接喉镜及后鼻镜检查有时可发现肺结核、喉结核及鼻咽结核等。结核菌素试验、结核抗体、红细胞沉降率检查有助于诊断。本病应与颈部慢性淋巴结炎、颈部原发性及转移性恶性肿瘤鉴别。

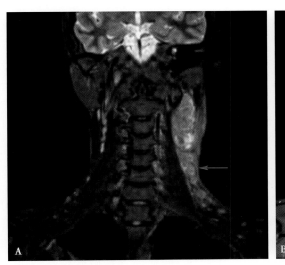
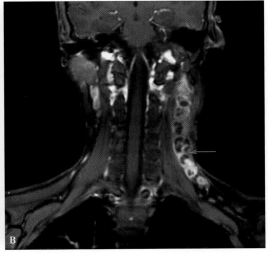

图 28-5-1　颈部 MRI 图像示左侧颈部淋巴结结核

MRI 冠状位（STIR）平扫可见左侧淋巴结呈串珠样增大，T2 信号增高　B. MRI 冠状位增强
扫描呈不规则环状强化，提示中心有坏死，为 MRI 特征的影像学表现

【治疗】

1．**一般治疗**　加强营养，增强体质。

2．**抗结核治疗**　常用药物有链霉素、异烟肼、利福平、吡嗪酰胺等。

（1）局部治疗：已形成脓肿或瘘管者，可通过局部抽脓，冲洗，再注入抗结核药物。

（2）免疫治疗：可用转移因子、左旋咪唑、免疫核糖核酸、死卡介苗皮肤划痕、卡介菌多糖核酸肌内注射治疗。

3．**手术切除**　一般不主张手术切除，对少数较大的孤立性淋巴结保守治疗无效时，可考虑手术切除。

（米晓辉　万江花）

第二十九章 …

其他特殊疾病及治疗

第一节 耳鼻咽喉梅毒

【病因】 梅毒是一种由梅毒螺旋体所致的全身性传染病，可累及多个或单个器官。梅毒可分为先天性和获得性梅毒。先天性梅毒通过母婴传播。获得性梅毒主要通过性途径传播，输血和母乳喂养也是重要的传播途径。破损的皮肤和黏膜接触到带有病原体的体液和唾液也可以造成感染。

梅毒螺旋体由皮肤或黏膜侵入人体，可以侵犯多个器官，表现复杂。出现各种不同的症状，也可多年没有症状。早期主要侵犯皮肤和黏膜，从而表现为皮肤和黏膜的损害。晚期可以侵犯心脏、中枢神经系统、内脏和骨骼等。梅毒螺旋体无内外毒素，发病机制仍不甚明确，免疫力的强弱决定感染后的转归。机体对该病原体可产生体液免疫和迟发性的变态反应，局部形成肉芽肿（树胶肿）。梅毒的基本病变有两种：①灶性闭塞性动脉炎及血管周围炎；②梅毒性肉芽肿。病原体入侵后病程发展可以分为三期：一期为硬下疳期，二期为梅毒皮疹期，三期为梅毒瘤（树胶肿）期。

【临床表现】 梅毒在耳鼻咽喉的表现有一定的特异性，结合患者的流行病学特点有时容易诊断。但是有些患者开始仅出现一般炎症的表现，给临床诊断带来困难。

1. **耳梅毒** 早期先天性梅毒患者多在出生后 1~2 年发病，而晚期先天性梅毒患者常在 8~10 岁发病。患者出现耳聋和眩晕。先天性梅毒患者出现迷路炎、间质性角膜炎和锯齿形牙者称为 Hutchinson 三联征。如果骨迷路被破坏形成瘘管或环状韧带软化使镫骨足板松动，出现中耳结构正常而瘘管试验阳性，称为 Herbert 征。获得性梅毒患者也可以出现迷路炎和面神经麻痹。后天性内耳梅毒的症状与晚期先天性内耳梅毒基本相同，可出现面神经麻痹和迷路炎。

2. **鼻梅毒** 鼻部梅毒分为先天性和后天性，后天各期梅毒均可侵犯鼻部，其中以三期较多见。一期鼻部梅毒极少见，二期梅毒多累及鼻中隔及下鼻甲前部，局部黏膜红肿、糜烂，可形成白色黏膜斑，称"梅毒性鼻炎"，此期感染性极强。早期的先天性梅毒的特点与本期相类似，出生后 1~3 个月即可发病。分泌物阻塞使患儿哭闹不安、呼吸及吸奶均感困难。晚期先天性梅毒和后天性患者多表现为三期梅毒表现，主要出现鼻中隔被梅毒瘤破坏而致鼻外形改变。出生 3 岁至青春期，除有塌鼻外，常伴有 Hutchinson 三联征。患者出现梅毒瘤侵犯鼻中隔和硬腭的骨质，出现鼻中隔穿孔、硬腭穿孔以及鞍鼻，甚至外鼻毁损等。

3. **咽梅毒** 咽部淋巴组织丰富，各期梅毒均可在咽部发生，且较多见。一期咽梅毒少见，常为一侧扁桃体下疳，同侧颈淋巴结肿大、坚硬。二期咽梅毒可在下疳后 2 个月左右出现猩红热皮疹样咽炎，表现为咽部充血，扁桃体肿大，口腔及咽部黏膜常出现圆形或椭圆形黏膜斑，其大小不等，呈浸润状，色灰白。此期常伴有全身淋巴结肿大及弥漫性皮疹。三期咽梅毒在首次感染后数年内发生，病变由梅毒瘤浸润、软化，发生溃疡，最后形成瘢痕收缩，可出现硬腭穿孔，咽部组织粘连、狭窄或闭锁畸形。

4. **喉梅毒**

（1）一期喉梅毒：极少见，可出现会厌下疳。

（2）二期喉梅毒：类似卡他性喉炎，表现为喉黏膜的弥漫性充血。另外，声带、杓间区可出现黏膜斑，此时常伴发全身性皮疹及咽部黏膜斑。

（3）三期喉梅毒：较一、二期梅毒稍多见，其症状各异，常见声音改变，轻者嘶哑，重者失声，咳嗽较轻而无喉痛（此点有别于喉结核），吞咽困难（会厌、舌根和咽侧壁受累）。常见4种类型：①树胶肿，多位于会厌、杓状会厌襞、杓状软骨、声带或室带等处，呈暗红色或紫红色。②溃疡形成，树胶肿溃烂后形成溃疡，创面覆有黄色腐烂组织，周边组织充血。③软骨膜炎及坏死，溃疡向纵深发展，致喉软骨坏死残缺。如甲状软骨或环状软骨发生坏死，则出现喉狭窄。④瘢痕及粘连，多因溃疡和软骨膜炎愈合后，纤维组织增生发展而来，可在会厌与舌根之间，或两侧声带之间发生粘连，也可发生杓状软骨及室带畸形变位。

【诊断】

1. 有不洁性生活史，或与梅毒患者有性接触史。

2. 临床症状和体征符合黏膜梅毒的特点。

3. 病理学检查发现黏膜梅毒的组织学证据。

4. **血清学检测**　梅毒筛选试验和梅毒特异性确诊试验阳性。

【治疗】

1. **驱梅治疗**　青霉素是梅毒的首选用药。对青霉素过敏者可以选用红霉素等。

2. **对症处理**　用生理盐水、硼酸溶液、呋喃西林溶液、过氧化氢液等清洁创面，保持局部清洁；对于瘢痕所致的畸形可行修补成形手术。

耳鼻咽喉梅毒有其特异性的表现。但是对于表现为一般炎症而又否认流行病学史的患者诊断比较困难。所以，认真的体检和病史采集对诊断极其重要。对有持续的炎症而非青霉素类抗生素治疗无效的患者要高度考虑该病。

（米晓辉　万江花）

第二节　艾滋病在耳鼻咽喉头颈部的表现

艾滋病患者的40%～70%出现耳鼻咽喉头颈部病变。艾滋病患者的颈部主要表现是颈淋巴结肿大，是早期症状之一，由于HIV感染导致滤泡增生，常有颈部淋巴结增大，多见于颈后三角区。卡波西肉瘤可发生于头颈部的皮肤，当其侵犯淋巴结时，颈部淋巴结迅速增大，颈部肿块还应考虑非霍奇金淋巴瘤及分枝杆菌感染等。细针穿刺抽吸检查对诊断和鉴别诊断很有帮助。头颈部鳞状细胞癌在艾滋病患者中亦较多见，病毒等感染可引起腮腺肿大。

【病因】　HIV是反转录病毒科、慢病毒属中的一种病毒。为单链RNA病毒，具有在宿主体内终生存在的特点。HIV侵入人体以后可吸附于$CD4^+T$细胞表面的受体，穿越细胞膜进入细胞内，并整合到$CD4^+T$细胞的DNA中，从而造成$CD4^+T$细胞数量减少、$CD4^+T$淋巴细胞功能障碍和异常免疫激活。HIV感染者中抑制性/细胞毒淋巴细胞，即$CD8^+T$淋巴细胞表现为功能正常或数量增加，这可能促成进一步的免疫缺陷，并导致$CD4^+T/CD8^+T<1$。HIV也可感染非淋巴细胞，如巨噬细胞、小神经胶质细胞、各种内皮和上皮细胞。HIV可黏附在淋巴结中的树突状细胞表面但不能侵入细胞。HIV感染的结果，是造成T细胞、B细胞、自然杀伤细胞、单核细胞、巨噬细胞的数量和功能均受到影响，从而特异性地表现为机会性感染、恶性肿瘤、神经系统功能异常和其他各种综合征。

【临床表现】　HIV感染后会出现多种多样的全身表现，但常没有特异表现（特异性），容易出现漏诊误诊。有些患者是在体检或术前检查时才检查出有HIV感染。一般来说，感染者通常在耳鼻咽喉会有感染和新生物。这些症状和体征可以出现在一个部位，也可以出现在多个部位。另外，患者免疫抑制的程度会影响感染的严重性、出现的概率以及对感染和新生物治疗的反应。

1. **耳部表现**　艾滋病患者的耳部表现有多发性出血性卡波西肉瘤、卡氏肺孢子虫感染、中耳炎、听力损害等。多发性出血性卡波西肉瘤可发生在耳廓和外耳道，表现为红紫色斑块或结节，略高出皮肤表面，大小不一，数毫米至数厘米不等。外耳卡氏肺孢子虫感染表现为多房性囊肿，病检可发现原虫。肺孢子虫浆液性中耳炎常见于成人，鼓室积液中可分离出 HIV。儿童患者的急性中耳炎，中耳脓液培养可见真菌、原虫、病毒或分枝杆菌。HIV 易侵犯中枢神经系统或听神经，早期感音神经性听力减退较为常见。

2. 鼻及鼻窦表现　艾滋病患者的鼻及鼻窦表现主要是阿米巴原虫感染、巨细胞病毒和疱疹病毒感染、隐球菌感染等引起的各种症状和体征。阿米巴原虫感染可引起鼻和鼻窦黏膜肿胀，产生鼻塞、流脓涕或鼻出血等症状。巨细胞病毒感染可引起化脓性鼻炎，鼻黏膜有颗粒与红斑，鼻黏膜活检可见血管内皮细胞内有巨细胞病毒包涵体和黏膜鳞状化生。疱疹病毒感染可产生巨大疱疹性溃疡，自鼻前庭扩展至鼻中隔、邻近的鼻翼或面部。隐球菌感染可引起全组鼻窦炎。此外，亦可发生淋巴瘤和卡波西肉瘤。

3. 口腔及咽部表现　艾滋病患者的口腔和咽部表现主要是念珠菌感染、茸毛状黏膜白斑病、单纯性疱疹、扁桃体炎、卡波西肉瘤等。

4. 喉部表现　艾滋病患者的喉部表现主要是卡波西肉瘤和念珠菌感染，导致声嘶、喉喘鸣和喉阻塞。

5. 头颈部表现　艾滋病患者的颈部表现是早期症状之一。主要是颈淋巴结肿大、卡波西肉瘤、非霍奇金淋巴瘤、分枝杆菌等感染、鳞状细胞癌、腮腺肿大等。颈淋巴结肿大较常见，是 HIV 引起的滤泡增生，多见于颈后三角区。卡波西肉瘤可发生于头颈部的皮肤，当其侵犯淋巴结时，颈淋巴结可迅速增大。头颈部鳞状细胞癌亦较多见。病毒等感染引起腮腺肿大，有报道认为腮腺肿大是艾滋病的先兆。

【诊断】　根据病史、临床表现和实验室检查结果方能做出诊断。

1. 详细询问病史　如有同性恋、性行为混乱、静脉吸毒和接受血液制品等历史。

2. 有机会性感染表现　如卡氏肺孢子虫肺炎及卡波西肉瘤者，此为重要诊断依据。对有长期低热、腹泻及消瘦，全身淋巴结肿大并口、咽等部位念珠菌感染，似为艾滋病的前驱症状，应予注意。

3. 免疫功能缺陷指标 CD4$^+$T 细胞减少，美国疾病控制中心（Center for Disease Control and Prevention，CDC）1991 年修订的诊断标准强调 CD4$^+$T < 200/mm^3 即可诊断为艾滋病，此外，还有 CD4$^+$T/CD8$^+$T < 1。

4. HIV 的实验室诊断　包括病毒分离培养、抗原检测、抗体检测、病毒核酸检测等。初筛试验结果为阳性时，需要经确证试验检测，以避免假阳性，如后者为阳性时才能确定为 HIV 感染者，一般于 HIV 感染 2 个月左右，即可查出 HIV 抗体。

【治疗】

1. 抗 HIV 病毒药物。

2. 免疫调节药物。

3. 预防机会性感染疾病。

4. 中医中药治疗。

艾滋病的耳鼻咽喉头颈部表现多种多样，但由于缺乏特异性，故容易漏诊误诊。由于现在艾滋病发病率越来越高，医护人员应该提高对艾滋病的警惕性，增强对其的认识。

（米晓辉　万江花）

第三节　耳鼻咽喉麻风

【病因】　麻风是一种麻风分枝杆菌引起的慢性传染病。病原菌的检出率与麻风类型有关，瘤型麻风患者的黏膜、皮肤、淋巴结可见较多麻风杆菌。而结核样型麻风则不易查出病原菌。主要损伤皮肤、黏膜和周围神经。以鼻麻风最为常见。鼻部也是麻风最早侵犯的部位。主要通过接触传染。感染后潜伏期很长，而且病变发展缓慢。

【临床表现】　除全身表现外，在耳鼻咽喉的表现如下。

1. 耳麻风　多见于耳廓，尤其是耳垂。主要表现为局部浸润、结节形成、溃疡、瘢痕、皮肤皱缩及组织缺损等。耳大神经粗大和压痛，是麻风的一个有诊断价值的体征。面神经可因病变侵犯刺激发生痉挛和（或）面瘫。

2. **鼻麻风**　鼻麻风在耳鼻咽喉麻风中最多见，且为麻风病变最早受侵犯的部位之一。几乎都为瘤型麻风。病变早期侵袭鼻前庭毛囊，鼻毛脱落，发生溃疡，鼻腔黏膜下结节性浸润，结节溃破可致难愈的溃疡或瘢痕性粘连；晚期因黏膜腺体萎缩，鼻腔干燥结痂而呈现类似萎缩性鼻炎的变化。严重者鼻中隔软骨部穿孔，鼻小柱破坏，鼻尖下塌贴近上唇，易与萎缩性鼻炎和梅毒所致的鞍鼻区别。本病鼻分泌物中常带有大量麻风杆菌，故传染性很强。

3. **咽麻风**　多为鼻部瘤型麻风向下蔓延所致。咽黏膜除在初期可呈急性水肿外，一般表现为干燥、结痂、结节性浸润、溃疡；如有坏死可出现开放性鼻音和进食反流的症状。

4. **喉麻风**　喉麻风多继发于鼻及咽麻风，好发于会厌根部及前联合，其次为杓状会厌襞及室带。表现为结节浸润及溃疡，最后瘢痕形成。检查见会厌充血或苍白、增厚、卷曲变形，甚至缺损。患者可有声嘶、喘鸣和轻度呼吸困难。

麻风病一般潜伏期较长，发展缓慢。但是可以由于气候变化、感染、情绪精神变化等情况突然发生急性或亚急性症状，称为麻风反应。可分为Ⅰ型和Ⅱ型。Ⅰ型为细胞免疫型变态反应，表现为皮肤病变处出现红肿，局部发热，病变的神经干突然增粗，疼痛明显。但无全身症状。Ⅱ型为免疫复合物型变态反应，有全身症状，如发热、头痛、全身淋巴结肿大，关节肿痛，皮肤出现红斑，疼痛、急性虹膜结膜炎、急性睾丸炎等。

【诊断】　根据麻风病接触史及皮肤、黏膜和周围神经的典型损害表现可做出初步诊断，在病变部位取分泌物或活体组织检查，找到麻风杆菌即可确诊。发生于上呼吸道的麻风病变须与结核、梅毒相鉴别。

【治疗】　以全身抗麻风治疗为主，辅以耳鼻咽喉各部的局部对症治疗。

1. **全身治疗**　对麻风杆菌有治疗作用的药物主要有氨苯砜、利福平、丙硫异烟胺、氯法齐明等。现在主张从中选择3种联合用药。

2. **对症治疗**　主要是处理麻风反应，防止产生畸形或避免畸形进一步加重。主要用药有糖皮质激素、沙利度胺（反应停）等。如果有较重的神经痛，可以用普鲁卡因局部封闭。

3. **局部治疗**　清理鼻腔痂皮，防止继发感染。用液状石蜡、薄荷油等润滑鼻腔，也可使用金霉素或红霉素软膏涂抹鼻腔缓解干燥的症状。局部溃疡用30%三氯醋酸烧灼。

（米晓辉　万江花）

第四节　耳鼻咽喉白喉

【病因】　白喉是白喉杆菌引起的急性呼吸道传染病。主要病变为咽、喉部黏膜充血肿胀、坏死和渗出，形成本病特有的不易剥脱的灰白色假膜，以及由白喉杆菌外毒素引起的全身中毒症状。主要通过空气飞沫传播，也可通过尘埃以及染菌的毛巾、餐具、玩具、书报等传播。白喉常见于秋冬和春季期间，多发生于10岁以下儿童，以2~5岁发病率最高。由于生活条件的改善及广泛地进行预防接种，该病发病率已显著下降，目前已很少见。

【临床表现】

1. **咽白喉**　为白喉中最常见者，约占白喉患者的80%。在临床上，常分为3型：局限型、散布型和中毒型。

（1）局限型：起病缓，全身症状可能有发热、乏力、食欲缺乏等。局部症状较轻，有轻度咽痛。扁桃体上可见灰白色假膜，假膜可能超越腭舌弓，覆盖软腭、腭垂或咽后壁。假膜与组织粘连紧密，不易擦掉，强行剥离，则留下出血创面。用假膜涂片或培养，均可查得白喉杆菌。

（2）散布型：病变常超越扁桃体范围，累及腭弓、软腭、腭垂或咽后壁、鼻咽部或喉部。假膜呈片状。全身症状较明显，轻、中度发热，伴乏力、食欲缺乏、恶心、呕吐、头痛、颈淋巴结肿大。

（3）中毒型：起病急，假膜迅速扩展，很快出现全身中毒症状，如高热、烦躁不安、呼吸急促、面色苍白、口唇发绀、四肢厥冷、脉搏细速、血压下降及心律失常等。咽部黏膜、扁桃体、腭垂、腭弓明显肿胀。颈部淋巴结肿大，软组织水肿，甚至使颈部增粗如"牛颈"，并可产生严重并发症，如心肌炎，可发生心力衰竭、心源性休克等。

2. **喉白喉** 喉白喉约占白喉病例的20%，多由咽白喉向下蔓延至喉所致，偶可原发于喉部。起病缓，干咳呈犬吠样，声嘶。当喉黏膜肿胀或有假膜阻塞声门时，可引起吸气性呼吸困难和喉喘鸣，严重时出现三凹症及发绀，如不及时解除阻塞，将窒息致死。喉部病变向下扩延至气管、支气管，引起下呼吸道阻塞。

3. **鼻白喉** 鼻白喉较少见。可原发或继发。鼻部症状与普通鼻炎相似，表现为鼻塞和流涕，鼻涕中常带血。检查可见鼻前庭和上唇皮肤潮红、糜烂，鼻腔黏膜表面盖有灰白色假膜，尤其常见于鼻中隔，除去假膜留下出血溃疡。

4. **耳白喉** 耳白喉极少见。常继发于鼻、咽白喉。原发者几乎没有。多见于1~6岁幼儿。症状与一般化脓性中耳炎相似，耳痛剧烈，鼓膜穿孔后流出血性脓液或污秽假膜样分泌物，有臭味。

【诊断】 根据病史、症状及体征，结合细菌学检查，诊断多无困难，但一次细菌学检查阴性并不能排除本病。应重复多次，以求早期确诊。细菌学检查方法包括分泌物涂片镜检、免疫荧光检查及细菌培养，必要时可行锡克试验及免疫层析法试验协助诊断。

【治疗】
1. **一般治疗** 严格隔离，卧床休息2~4周，重症者4~6周。注意口腔及鼻部清洁。补充营养。出现喉阻塞者应及早行气管切开术。
2. **病因治疗** 早期使用白喉抗毒素，联合使用敏感抗生素静脉滴注，首选青霉素。
3. **并发症治疗** 密切注意心脏情况，如有损害请心血管内科医师协同处理。

（米晓辉 万江花）

第五节 鼻硬结病

鼻硬结病是一种慢性进行性、传染性肉芽肿病变，于1870年由Habra首次报道。在1932年召开的国际耳鼻咽喉科会议上，将其命名为"硬结病"（rhinoscleroma）。鼻硬结病为散发性疾病。全世界各地均有报道，我国以山东省最多见，约占病例总数的46%。

【病因】 本病多原发于鼻部，可以向鼻窦、软腭、硬腭、咽、喉、气管、支气管、鼻泪管和中耳等处蔓延。此外，本病可在呼吸道各处散在并发或继发，故又称呼吸道硬结病。

【临床表现】
1. **卡他期** 表现为局部黏膜干燥、萎缩、结痂及出血。常以鼻塞为首发症状，如果侵犯其他部位，则表现为相应部位的卡他症状。经治疗后可恢复至正常。此期可持续数月甚至数年。
2. **硬结期** 硬结期主要表现为鼻塞和外鼻变形，鼻腔内有结节状肿块，质硬如软骨，多位于鼻前庭、前鼻孔、鼻翼、鼻中隔前段及上唇等处，表面发亮，呈紫红色，如有继发感染，肿块表面可发生溃烂，表面覆有脓痂，可有臭味。病程可持续数年或更长。
3. **瘢痕期** 因瘢痕收缩，而出现闭塞性鼻音、声嘶或呼吸困难等症状及前鼻孔狭窄、闭锁，鼻翼内移、腭垂消失、咽喉狭窄等体征。

【诊断】
1. 病程漫长，进行性发展。
2. 硬结多位于鼻腔前端，质硬，多无溃疡。可出现外鼻变形。
3. 局部无痛。
4. 活检镜下可见较多浆细胞浸润，伴淋巴细胞和泡沫状细胞（图29-5-1）。发现Mikulicz细胞和Russel小体可确诊，有时需要反复活检。

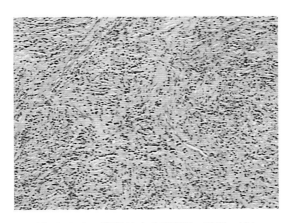

图 29-5-1　鼻硬结病病理切片（HE×10）

5. **细菌培养**　鼻硬结杆菌阳性。

6. **血清学检查**　补体结合试验有高度可靠性。特别适用于早期病例。

【治疗】

1. **抗生素治疗**　常用链霉素 1g/d，肌内注射，总量 60～120g，也可选用卡那霉素、头孢羟苄四唑肌内注射。

2. **放射治疗**　可延缓病情发展，放射总量为 40～70Gy。

3. **手术治疗**　根据病情需要可手术切除瘢痕畸形。硬结组织不宜手术切除，否则可能引起更加严重的瘢痕收缩。呼吸困难者可行气管切开术。

（米晓辉　万江花）

参考文献

1. Beyea JA，Agrawal SK，Parnes LS. Transmastoid semicircular canal occlusion：a safe and highly effective treatment for benign paroxysmal positional vertigo and superior canal dehiscence. Laryngoscope，2012，122（8）：1862-1866.

2. Cohen NA，Kennedy DW. Revision endoscopic sinus surgery. Oto-laryngol Clin North Am，2006，39（3）：417-435.

3. David M. Bars. 颞骨癌. 牟忠林，龙海珊，韩德民，译. 国外医学：耳鼻咽喉科学分册，2004（3）：186-188.

4. Hsieh LC，Lin HC，Tsai HT，et al. High-dose intratympanic gentamicin instillations for treatment of Meniere's disease：long-term results. ActaOto-Laryngologica，2009，129（12）：1420-1424.

5. Hu A，Parnes LS. 10-year review of endolymphatic sac surgery for in-tractable meniere disease. J Otolaryngol Head Neck Surgery，2010，39（4）：415-421.

6. Turner JH，RehDD. Incidence and survivalin patients with sinonasal cancer：a historical analysisof population-based data. Head Neck，2012（34）：877-885.

7. 彭裕文，王海杰. 局部解剖学. 第5版. 北京：人民卫生出版社，2001.

8. Maurer JT，Heyning PVD，Lin HS，et al. Operative technique of upper airway stimulation：an implantable treatment of obstructive sleep apnea. Operative Techniques in Otolaryngology-Head and Neck Surgery. 2012，23（3）：227-233.

9. Jatin Shah. 头颈外科学与肿瘤学. 韩德民，于振坤，译. 北京：人民卫生出版社，2005：93-148.

10. Ligier K，Belot A，Launoy G，et al. Descriptive epidemiology of upper aerodigestive tract cancers in France：incidence over 1980-2005 and projection to 2010. Oral Oncol，2011，47（4）：302-307.

11. Kennedy DW，Senior BA. Endoscopic sinus surgery：a review. Prim Care，1998，25（3）：703-720.

12. Kennedy DW. Functional endoscopic sinus surgery technique. Arch Otolaryngol，1985，111（10）：643-649.

13. Kennedy DW. Technical innovations and the evolution of endoscopic sinus surgery. Ann OtolRhinol Laryngol Suppl，2006，196：3-12.

14. Lieberthal AS，Carroll AE，Chonmaitree T，et al. Clinical Practice Guideline：The diagnosis and management of acute otitis media. Pediatrics. 2014，133（2）：346-347.

15. Monsell EM，Balkany TA，Gates GA，et al. Committee on hearing and equilibrium guidelines for the diagnosis and evaluation of therapy in Meniere's disease. Otolaryngol Head Neck Surg，1995，113：181-185.

16. Naples JG，Eisen MD. Surgical management for benign paroxysmal positional vertigo of the superior semicircular canal. Laryngoscope，2015，125（8）：1965-1967.

17. Rehm HL. Genetics and the genome project. Ear Hear，2003，24（4）：270-274.

18. Richard M，Rosenfeld，Larry Culpepper，et al. Clinical practice guideline：otitis media with effusion otolaryngology. Head and Neck Surgery，2004，130（5 Suppl）：S95-118.

19. Shamblin W R，Remine W H，ShepsS G，et al. Carotid body tumor（chemodectoma）：clinicopathologic analysis of ninety cases. American Journal of Surgery，1972，122（6）：732-739.

20. Stachler RJ，Chandrasekhar SS，Archer SM，et al. Clinical practice guideline：sudden hearing loss. Otolaryngology Head Neck Surgery，2012，146（3 Suppl）：S1-S35.

21. Ahsan SF，Standring R，Wang Y. Systematic review and meta-analysis of Meniett therapy for Meniere's disease. Laryngoscope，2015，125（1）：203-208.

22. Tavares EL，LabioR B，Martins RH. Normative study of vocal acoustic parameters from children from 4 to 12 years of age without vocal symptoms：a pilot study. Brazilian Journal of Otorhinolaryngology，2010，76（4）：485-490.

23. 陶泽璋，吴玉珍，孔勇刚. 慢性鼻窦炎鼻息肉再次内镜鼻窦手术. 中华耳鼻咽喉科杂志，2002，37（4）：280-282.

24. Wetmore SJ. Endolymphatic sac surgery for Meniere's disease：long-term results after primary and revision surgery. Archives of Otolaryngology Head and Neck Surgery，2008，134（11）：1144-1148.

25. Xia JH，Liu CY，Tang BS，et al. Mutations in the gene encoding gap junction protein beta-3-associated with autosomal dominant hearing impairment. Nat Genet，1998，20：370-373.

26. YanD，Tekin M，Blanton SH，et al. Next-generation sequencing in genetic hearing loss. Genet Test Mol Biomarkers，2013，17（8）：581-587.

27. Mesher D，Cuschieri K，Hibbitts S，et al. Type-specific HPV prevalence in invasive cervical cancer in the UK prior to national HPV immunisation programme：baseline for monitoring the effects of immunisation. J Clin Pathol. 2015，68（2）：135-140.

28. 赵娟，邬玲仟，冯永，等. 应用聚合酶链反应-限制性片段长度多态技术快速检测中国耳聋人群基因突变热点. 中华医学遗传学杂志，2009，26（5）：518-520.

29. 杜永成，王东，张丽. 眼耳鼻喉科诊断要点与处理方法分册. 太原：山西科学技术出版社，2013.

30. 房居高，黄志刚，廉猛，等. 游离股前外侧穿支血管皮瓣修复上颌骨切除后缺损. 中国耳鼻咽喉头颈外科，2011，18（1）：3-5.

31. 冯永，贺楚峰，肖健云等. 遗传性耳聋基因诊断技术的建立和初步临床应用. 中国现代医学杂，2002，12（4）：20-22.

32. 葛文彤，韩德民，周兵. 影像导航系统在耳鼻咽喉头颈外科的应用及进展. 中华耳鼻喉头颈外科杂志，2001，36（4）：305-306.

33. 韩德民. 新生儿及婴幼儿听力筛查. 北京：人民卫生出版社，2003：93-154.

34. 黄丽辉，韩德民. 婴幼儿听力障碍的早期干预. 中华耳鼻咽喉头颈外科杂志，2011，46（3）：186-189.

35. 黄丽辉. 解读2010年版新生儿听力筛查技术规范. 听力学及言语疾病杂志，2011，19（6）：495-496.

36. 孔维佳，周梁，许庚. 耳鼻咽喉头颈外科学. 第2版. 北京：人民卫生出版社，2010.

37. 龙星. 颞下颌关节疾病的诊断与治疗. 武汉：湖北科学技术出版社，2002.

38. 孟令照，房居高，王生才，等. 鼻上颌骨颅底区巨大缺损的修复. 临床耳鼻咽喉头颈外科杂志，2009，23（23）：1093-1096.

39. 牟忠林. 喉外科学解剖//刘兆华. 现代喉外科学. 北京：军事医学出版社，2001.

40. 倪道凤. 做好新生儿听力普遍筛查是耳鼻咽喉科医师的职责. 中华医学杂志，2004，84（6）：445-446.

41. 田勇泉，韩东一，孙爱华. 耳鼻咽喉头颈外科学. 第8版. 北京：人民卫生出版社，2013.

42. 王荣光，陈雷，杨伟炎. 鼻窦手术中应用影像导航系统的利与弊. 中华耳鼻咽喉科杂志，2004，39（12）：705-706.

43. 吴皓，黄治物. 新生儿听力筛查. 第2版. 北京：人民卫生出版社，2014：177-203.

44. 夏家辉. 医学遗传学. 北京：人民卫生出版社，2004.

45. 肖立智，郑静，陈劲海，等. 影像导航系统在鼻内镜手术中的应用. 中华生物医学工程杂志，2011，17（4）：305-306.

46. 谢锦红. 频闪喉镜在声外科中的应用. 中外健康文摘，2012，9（1）：421.

47. 徐文，韩德民，侯丽珍，等. 声带运动不良的喉肌电图特征. 中华耳鼻咽喉头颈外科杂志，2006，41（9）：653-656.

48. 张建国，何晓光. 耳鼻咽喉头颈外科学（案例版）. 北京：科学出版社，2007.

49. 张雪林. 医学影像学. 北京：高等教育出版社，2007：20-23.

50. 中华耳鼻咽喉头颈外科杂志编辑委员会. 突发性聋诊断和治疗指南（2015）. 中华耳鼻咽喉头颈外科杂志，2015，50（6）：443-447.

51. 中华耳鼻咽喉头颈外科杂志编辑委员会鼻科组，中华医学会耳鼻咽喉头颈外科学分会鼻科学组. 慢性鼻-鼻窦炎诊断和治疗指南. 中华耳鼻咽喉头颈外科杂志，2013，48（2）：92-94.

52. 中华人民共和国卫生部办公厅. 新生儿疾病筛查技术规范（2010版）. 2010.

53. 中华耳鼻咽喉头颈外科杂志编辑委员会. 梅尼埃病的诊断依据和疗效评估（2006年，贵阳）. 中华耳鼻咽喉头颈外科杂志，2008，42（3）：163.

54. 中华医学会耳鼻咽喉头颈外科学分会耳科学组，中华耳鼻咽喉头颈外科杂志编辑委员会耳科组. 中耳炎临床分类和手术分型指南. 中华耳鼻咽喉头颈外科杂志，2013，48（1）：6-10.

55. 中华耳鼻咽喉头颈外科杂志编辑委员会，中华医学会耳鼻咽喉科学分会. 良性阵发性位置性眩晕的诊断依据和疗效评估. 中华耳鼻咽喉头颈外科杂志，2007，42（3）：163-164.

56. 周燕红，张凤兵. 喉发声功能检测和评估的新进展. 听力学及言语疾病杂志，2006，14（5）：395-397.

附录

附录1 人工耳蜗植入者术前听觉言语发育及术后康复效果评估中涉及的相关测试材料

材料名称	内容	形式	测试平台	适用人群
听力障碍儿童听觉能力评估标准及方法	环境声、声调、声母、韵母、双音节词识别	闭合式卡片或开放式	计算机导航听觉言语评估系统	2岁以上
听力障碍儿童语言能力评估标准及方法	言语发音水平、语法能力、理解能力、表达能力、交往能力	言语清晰度测试、模仿句长、计算机导航听觉言语评估系统	听话识图、看图说话、语言功能评估问卷	1~6岁
普通话儿童早期言语感知（MESP）	言语声觉察、音节范式、双音节、声母、韵母、声调感知	闭合式卡片	MAPP软件	2~3岁
普通话小儿言语识别（MPSI）	短句识别	闭合式卡片	MAPP软件	3岁
普通话小儿听音识图（MAPPID）	数字、双音节词及声调（安静及噪声下）	闭合式（触摸屏图片）	MAPPID-N软件	3~9岁
普通话词汇相邻性测试（LNT-M）	单音节词、双音节词识别	开放式	LNT-M软件	4~6岁
普通话儿童短句（MBKB）	儿童短句识别（安静及噪声下）	开放式	心爱飞扬普通话言语测听平台	4.5岁以上
普通话言语测听材料（MSTMs）	单音节、双音节、语句	开放式	MSTMs软件	成人
希冀（HOPE）言语测听材料	单音节、双音节、安静及噪声下短句（提供听、视、视+听三种模式）	开放式	心爱飞扬普通话言语测听平台	成人
普通话噪声下言语测试（MHINT）	噪声下语句	开放式	HINT Pro软件成人版	成人
普通话噪声下言语测试（儿童版MM-HINT-C）	安静及噪声下长语句	开放式	HINT Pro软件儿童版	6~14岁
普通话噪声下短句测试（BKB-SIN）	噪声下儿童短句	开放式	心爱飞扬普通话言语测听平台	学龄儿童及成人
噪声下声调测试（TINT）	噪声下声调	闭合式	TINT软件	学龄儿童及成人

注：请参照各类材料的使用说明进行测试

附录2　人工耳蜗植入手术知情同意书

患者姓名　　　　　性别　　　　年龄　　　　病案号　　　　　　术前诊断

我知道我的亲属/子女因耳聋需要施行人工耳蜗植入术，手术能使其恢复听力，但我也清楚手术可能出现以下风险：

一、术中风险

1. 可能发生麻醉意外

2. 可能发生心、脑血管意外

3. 可能发生术中出血量大需输血

4. 可能发生面神经损伤致暂时或永久性面神经麻痹

5. 可能发生鼓索神经损伤致术后味觉改变

6. 可能发生鼓膜、外耳道穿孔

7. 可能发生乙状窦、硬脑膜受损

8. 可能发生外淋巴漏、脑脊液漏

9. 可能发生要移动或去除听骨、鼓索神经等中耳组织结构

10. 可能发生电极植入受阻致有效电极不能完全植入或部分电极受损

11. 可能发生因内耳畸形或骨化严重，无法植入电极

12. 可能发生各种意外因素致使中止手术或采取抢救措施

二、术后风险

1. 可能发生皮瓣出血、皮下血肿、颅内血肿

2. 可能发生局部（切口、中耳、内耳）感染、皮瓣坏死、颅内感染

3. 可能发生术后切口瘢痕，装置在耳后皮下隆起

4. 可能发生电极移位或脱出

5. 可能发生皮瓣增厚影响装置使用，需再次手术削薄

6. 可能发生残余听力减退或丧失

7. 可能发生耳鸣、眩晕、平衡障碍

8. 可能发生电极刺激时出现面肌抽搐和其他非听觉刺激

9. 可能发生佩戴体外装置导致皮肤过敏或对植入体内的部件过敏

三、其他风险

1. 可能发生术前期望值与术后效果不一致

2. 可能发生装置故障需手术取出或更换

3. 可能发生难以适应新声音，甚至要求取出

4. 不能接受产生诱导电流的医学治疗，包括：电外科手术、透热疗法、神经刺激疗法、电痉挛疗法、离子放射治疗。做磁共振时可能需再次手术，暂时取出植入体内磁铁

5. 因其他疾病状况所增加的各种风险

6. 目前未知的意外和风险

我们理解以上可能发生的治疗风险并要求手术。

患者家属（父母双方）签字　　　　　与患者关系　　　　　　　　医师签字

　　　　　　　　　　　　　　　　　　　　　　　　　　　年　月　日